“반복긴장손상을 다스리고 싶다면, 오늘 당신은 아주 운이 좋다. 아픈 당신의 몸에 발레리 들론이 제안하는 기법을 쉽게 적용해 볼 수 있다. 동시에 이 책은 나 같은 옛날 사람에게도 새 기술을 한가득 가르쳐줄 수 있을 만큼 깊이가 있다. 이 책의 내용을 더 많은 사람들이 읽고 사용한다면 사람들이 병원에 갈 일은 줄어들고 세상은 더 행복한 곳이 될 것이다. 이 책을 읽기로 한 당신의 선택을 축하하며 통증 없는 삶을 즐기기 바란다.”

- 스티븐 레비턴 _카이로프랙터, 침술사, 영양사, 저술가 (뉴저지주, 티넥)

“들론은 팔과 반복긴장손상에 관한 놀랍고도 포괄적인 자기돌봄 도서를 썼다. 근육뼈대 통증 예방을 위해 사용하기 쉬운 자가 진단 도구와 치료 방법, 유익한 정보를 제공하고 있는 이 소중한 책은 모든 이들의 약장에 반드시 한 권씩 비치되어야 마땅하다.”

- 웬디 라슨 _물리치료학 석사, 물리치료사, 센터포인트 물리치료원 원장 (오리건주, 포틀랜드)

“들론은 우리가 치료하고 약을 쓰도록 배우는 ‘고작 근육 문제들’이 어떻게 통증과 기능장애를 일으키는지 이해하는 데에 또 다른 중요한 초석을 마련했다. 이 책에서 독자/통증 환자는 통증유발점이 일으키는 근막통증을 스스로 치료할 수 있는 포괄적인 접근법을 경험할 수 있게 된다. 우리가 흔히 간과하게 되는 만성통증 환자의 삶을 둘러싼 요인들을 포함한 모든 고려사항들을 다스린다는 점에서 이 책은 실로 포괄적이며 실천하기 쉬운 자가 치료 접근법과 기법을 제시해 준다.”

- 제프리 에이 러츠 _마사지요법사, 공인 근막통증유발점요법사(CMTPT), 전국 근막통증유발점 치료사협회(NAMTPT) 회장

반복긴장손상의 통증유발점요법

팔꿉 · 아래팔 · 손목 · 손통증의 자가치료 워크북

최우석 옮김

Trigger Point Therapy for Repetitive Strain Injury

YOUR SELF-TREATMENT WORKBOOK FOR ELBOW, LOWER ARM, WRIST, AND HAND PAIN

발레리 들론(**Valerie DeLaune, LAc**) 지음

영 문 출 판 사

■ **옮긴이**

최우석 경희양정한의원 원장 (drgenius.co.kr)

Trigger Point Therapy for Repetitive Strain Injury

Your Self-Treatment Workbook for Elbow, Lower Arm, Wrist, and Hand Pain

by Valerie DeLaune, LAc

출판사 주

이 출판물은 다루는 주제와 관련하여 정확하고 권위 있는 정보를 제공하기 위해 제작되었습니다. 출판사는 심리적, 금전적, 법적, 기타 전문적 서비스 제공에는 관여하지 않는다는 점을 분명히 하고 이 책을 판매합니다. 전문가의 조력이나 조언이 필요하다면 해당 기술을 가진 전문가의 서비스를 별도로 구해야 합니다.

반복긴장손상의 통증유발점요법

팔꿉 · 아래팔 · 손목 · 손통증의 자가치료 워크북

2018년 7월 12일 초판인쇄
2018년 7월 20일 초판발행

지은이 : Valerie Delaune
옮긴이 : 최 우 석
발행인 : 박 병 조
발행처 : 도서출판 영문출판사
등 록 : 1987년 12월 21일 제2-419호
주 소 : 서울시 강남구 삼성동 69-1
전 화 : (02) 514-5590, 776-5590
팩 스 : (02) 756-8943
E-mail : yeongmunsa@empas.com
홈페이지 : www.ymsbook.net
정 가 : 20,000 원

ISBN 978-89-7224-437-0 93510

※ 파본은 교환해 드립니다.

목차 (Contents)

서문
(Foreword)

르네 글라디외 프레시프(Renee Gladieux Principe)
— 학사, 마사지요법사, 치료적 마사지 및 보디워크 공인

수백만 명의 사람들이 매일 통증을 안고 살아간다. 그들 중 다수에게는 휴식, 약물, 수술과 같은 표준적인 의료 기법들이 통할 것이다. 그렇지만 그렇게 비싼 기존 치료를 받아도 통증, 우울증, 절망감을 더 느끼게 되는 사람들도 있다.

아마 당신도 기존 치료법으로 효과를 보지 못한 사람들 중 한 명이라서 이 책을 집어 들었을 것이다. 그렇다면 당신이 안고 살아가는 통증이 결국 당신이 일하는 법, 노는 법, 정신없이 바쁜 생활 방식, 혹은 삶에서 일어나는 스트레스에 당신이 반응하는 방식의 직접적인 결과라는 사실을 알게 된다면 어떨까? 당신 스스로 통증을 덜 수 있다는 사실을 알게 된다면 어떨까? 이 책을 통해 발레리 들론이 가르쳐주려고 하는 것이 바로 그런 내용이다.

발레리는 통증이 있는 사람들에게 스스로 치유할 수 있도록 도움을 주는 고귀하고 중요한 전통을 체현하고 있다. 그것은 고통 받는 이들에게 치유자가 줄 수 있는 최고의 선물이다. 발레리는 통증유발점 때문에 일어나는 근막통증에 관한 기존 지식에 큰 공헌을 하고 있다. 그녀는 자신의 환자들과 독자들이 자기 통증을 완화시킬 수 있는 자조적 기법을 가르쳐주기 위해 이해하고 실천하기 쉬운 방식으로 근거에 기초한 이러한 지식을 전수하는 일에 평생을 바쳤다.

하지만 그것이 당신과 같은 근막통증 환자에게 무슨 의미가 있을까? 발레리의 통증유발점 분석을 보면, 전문가가 실시하든 근막통증을 겪고 있는 환자 본인이 실시하든 상관없이 통증유발점요법이라는 것은 전 국민의 건강 의식뿐만 아니라 주류 의학에서도 당당히 한 자리를 차지할 자격이 있다. 반복 스트레스 손상(repetitive stress injury) 환자들에게 실행 가능하고, 비침습적이며 약을 사용하지 않는 방법이 있다는 점을 확인시켜 주고 있는 것이다. 하지만 문제는 1) 통증유발점을 치료할 수 있는 자격을 갖추고, 2) 통증유발점요법을 이해하며, 3) 통증유발점 치료에 조금이라도 경험이 있는 건강요원이 너무 적다는 것이다. 자격을 갖춘 시술자가 부족하기 때문에 당신이 스스로 통증유발점을 치료하는 법을 배우는 것이 아직도 항구적이고 장기적인 통증 완화에 이르는 최선의 방법일 수밖에 없다고 발레리는 주장한다.

발레리의 모든 저작과 마찬가지로, 그녀의 기법은 탄탄하고 용인된 과학적 연구에 기반을 두고 있다. 임상에서의 다년간의 경험을 통해 그녀는 환자들이 치유 과정에 적극적으로 참여하도록 독려하는 현실적인 치유 기법을 만들어 냈다. 그녀의 책은 근막통증을 앓고 있는 사람들을 위한 치유 과정을 모호한 점이 없이 해명하고, 환자들이 자신만의 건강하고 균형 잡인 생활 방식에 도움이 되는 치유법을 찾도록 격려한다. 다른 책들처럼 이 책에서도 발레리는 당신이 자신의 치유에 적극적으로 참여하도록 초대한다.

하지만 자신을 돌아보고 일상 활동을 분석해서 왜 아픈지를 밝혀내기란 쉬운 일이 아니다. 우리는 대부분 매일을 자동 조종 상태로 보내며 우리가 해야 하는 과업을 어떻게 수행하는지에 대해서는 순간적인 관심 이상을 주지 않는다. 그렇지만 시간이 지나면서 반복적인 동작을 하고 급작스런 변화에 반응하다 보면 우리 몸은 거기에 적응하게 되는데 부정적인 방향으로 적응이 일어나는 경우가 흔하다. 그럴 때 우리는 약해지고, 아프고, 운동범위가 제한되었음을 느끼게 된다. 이 책의 첫 몇 장을 읽어보면 당신만의 고유한 통증 주기를 일으키는 데에 역할을 하지만 동시에 당신의 통제 범위 안에 있는 여러 가지 인자들을 찾아낼 수 있을 것이다. 그리고 나머지 장들은 당신의 통증을 지속시키는 활동이 무엇인지 찾아내고 당신에게 통증을 일으키는 특정한 통증유발점에 대해 작업하는 방법을 알려준다.

당신만의 고유한 통증 주기를 이해하고 나면 당신은 그에 대한 대응을 할 수 있게 된다. 하지만 통증에 대처하려면 어떤 선택을 할 수 있는지 알아야 한다. 발레리는 당신이 자신에게 어떤 선택이 있는지, 특히 당신의 건강관리 전문가가 제공하는 정보에는 흔히 빠져 있는 선택권이 무엇인지 알기를 바란다. 통증유발점의 자가치료는 문자 그대로 당신 손끝에 달려 있으며 생활 방식을 바꾸는 것이 통증 없는 삶이라는 목표에 도달하는 비법이라는 점을 당신이 깨닫기를 그녀는 바란다. 또한 통증유발점 때문에 일어나는 근막통증에 대해 가족 주치의와 대화를 나누고, 의사가 약을 처방하거나 당신을 외과의사에게 보내기 전에 통증의 원인으로서 통증유발점을 제외하게 만들 수 있을 정도의 지식을 당신이 갖추기를 바란다. 보건의료체계로부터 당신이 더 많은 것을 얻어낼 수 있는 유일한 방법은 자신을 제대로 이해하는 것뿐이라고 그녀는 주장한다.

앞서 언급했듯이, 근막통증의 원인 중 하나는 반복적인 동작이다. 현대의 일상생활에서 팔에 가해지는 반복적인 스트레스는 피할 수 없는 현실이다. 발레리는 당신의 일상적 동작을 이해하기 쉬운 용어로 풀어서 통증을 일으키거나 통증에 일조하는 요인이 무엇인지 당신이 찾아낼 수 있게 해 준다. 그녀는 이미 많은 사람들이 업무, 여가, 그 밖에 살면서 해야 할 일들을 해 나가는 일상생활 속에서 자기 자신과 자신의 통증을 이해할 수 있도록 도와주었다. 이 책을 통해 당신도 그 도움을 받을 수 있다.

물론 인체에 대해 아직 모르는 것들이 많다. 그렇지만 우리를 움직이게 해 주는 것은 근육이고 우리의 동작이 느려지거나 제한될 때에는 어떤 식으로든 근막 통증유발점이 연관되어 있다는 점을 우리는 분명히 알고 있다. 통증 관리 과학이 발달하면서 우리가 통증유발점에 대해 아는 것도 많아지고 있다. 우리 모두에게 통증유발점이 있고 통증유발점을 치유할 수 있다는 점에서 이것은 좋은 소식이다. 주사나 침술, 스프레이-스트레칭 기법, 지압 등 임상 환경에서 통증유발점을 찾아내고 치유할 수 있을 뿐만 아니라 같은 방식의 직접적인 지압을 통해 스스로 치유할 수도 있는 것이다. 사실 자가치료를 더 많이 할수록 치유도 더 빨라진다.

이 책의 미덕이 바로 거기에 있다. 발레리는 팔에 일어나는 모든 종류의 일반적인 증후군을 밝히고 있다. 통증유발점 자가치료에 관해 그녀는 셜록 홈즈급이기 때문에 당신이 증상의 뒤를 밟아 통증을 일으키는 모든 통증유발점을 찾아내고 지워 버릴 수 있도록 도와줄 것이다.

그러나 통증유발점에 관해 배우는 길은 멀고도 험하다. 당신의 몸에 대해 조금 다른 방식으로 생각할 필요가 있다. 연관통증의 본질을 이해하는 것이 열쇠이다. 근육의 해부학을 이해하면 당신의 동작 패턴을 시각화하는 데에 도움이 된다. 처음으로 지식을 갖추고 의식적으로 몸을 만져 보는 것은 어떤 면에서 탐험과 같다. 탐험을 개시할 때에는 당신이 하루아침에 지금 상황에 이르게 된 것이 아니라는 점을 명심해야 한다. 매듭을 풀려면 시간이 걸린다. 이상적으로는 하루에 몇 분씩 투자해야 한다. 그리고 끝으로 근육 통증을 성공적으로 치유하는 과정에서 근육이 변화하게 됨을 명심하라. 통증은 사라질 수도 있지만 다른 곳으로 옮겨갈 수도 있다. 그렇지 않다면 당신은 틀린 근육을 치유하고 있는 것일 수 있다. 발레리의 책과 함께라면 소거법을 사용해서 쉽게 당신의 통증유발점을 추적할 수 있을 것이다.

이 책의 지침을 읽고 따르면서 당신이 한 가지 깨달음을 얻는다면 부디 당신의 통증을 완화시키는 데에 필요한 모든 단계들을 밟아 나갈 수 있는 힘을 주는 것이 되기를 바란다. 당신은 무력하지 않다. 무력하다고 믿으면 안 된다. 당신의 통증과 통증 치유라는 현실에 대해 스스로 배움으로써 당신은 치유를 이어가고 경험할 수 있는 힘을 얻게 된다.

명심하라. 통증은 비정상이다. 뭔가 잘못되었다는 신호이다. 이 책은 당신이 왜 통증을 겪고 있는지 이해하도록 도와줄 것이다. 또한 통증을 다스리고, 나아가 가급적이면 통증을 줄일 수 있는 단계들을 가르쳐줄 것이다. 당신에게나, 그리고 근막통증을 앓고 있는 모든 사람들에게 이것이 희소식일 것이라고 나는 확신한다.

역자 서문

현대인들은 반복긴장손상에 시달립니다. 몸 여기저기가 아픕니다. 저 또한 예외는 아닙니다. 이에 대한 매우 간단한 해결책은 손이나 공, 폼롤러 등으로 통증유발점을 압박하는 것입니다. 텔레비전이나 신문에 자주 등장하는 내용입니다. 서점에 관련 도서들도 많이 나와 있습니다.

문제는 통증유발점을 제거해도 통증유발점이 또 나타난다는 것입니다. 바로 지속인자 때문입니다. 지속인자를 해결하지 않고 통증유발점만 압박한다고 해서 해결되지 않습니다. 이 책『반복긴장손상의 통증유발점요법』이 다른 책보다 월등히 뛰어난 점으로 바로 이 지속인자를 다룬다는 것을 꼽을 수 있습니다. 지속인자가 정확히 무엇이고, 지속인자를 해결하려면 어떻게 해야 하는지 아시려면 이 책의 "제2부 통증유발점의 발생과 지속 원인: 지속인자"를 반드시 읽으시기 바랍니다. 두 번, 세 번, 여러 번 읽으시고 실천하시기 바랍니다.

주의 말씀을 드립니다. 이 책의 방법은 매우 좋은 방법이며, 위험성이 없는 방법이기는 하지만, 한의학적 · 의학적 평가와 조언 혹은 치료를 대체할 수는 없습니다. 그러므로 예방 차원에서 또는 일상생활을 하는 도중에 생기는 몸 여기저기의 가벼운 불편을 해소하기 위해 이 책을 이용하시는 것은 좋지만, 심각한 상태나 질병 치료의 목적으로 사용하시는 것은 절대 불가하며, 이 경우 반드시 가까운 한의원이나 의원 등에 들르셔서 한의사 · 의사의 정확한 진단을 받고 치료를 받으시면서, 이 책을 보조적으로 사용하시기를 바랍니다.

옮긴이는 책의 번역에 많은 정성을 기울였습니다. 그렇다고 해서 오류가 없을 수는 없을 것입니다. 오류를 발견하신다면 언제든지 연락 주십시오. 다음 쇄에 반영하겠습니다.

오늘도 건강하고 행복한 하루 보내시기 바랍니다. 끝으로 이 책을 번역할 수 있게 해준 박병조 사장님께 감사드립니다.

2018년 6월

역자 대표 **최우석**

감사의 말씀 (Acknowledgments)

인구의 약 38퍼센트가 인생의 한 시점에서 통증을 경험합니다. 일반 의원을 찾는 환자들 중 30퍼센트는 통증유발점으로 인한 통증 때문에 내원하지만(Simons 2003), 아직도 의과대학에서는 근육통이나 통증유발점에 별로 주의를 기울이지 않습니다. 다행히도 몇몇 선구자들이 쉼 없이 통증유발점을 연구하고 연관 패턴 및 다른 증상을 기록했으며, 이 모든 정보를 의료 시술자들과 일반 대중에게 전달했습니다.

재닛 트러벨 박사와 데이비드 사이먼스 박사가 평생 동안 남긴 작업이 없었다면, 그리고 저에게 트러벨 박사와 사이먼스 박사가 쓴 책들을 소개해 주신 저의 신경근육요법 강사 잔 알랑이 안 계셨다면 이 책은 존재할 수 없었을 것입니다. 세 분은 이제 모두 고인이 되셨지만 저와 제 환자들 모두는 그분들의 노고와 헌신에 영원히 감사하리라는 것을 압니다. 그분들의 연구와 헌신적인 가르침 덕분에 안식을 찾은 수십만 명의 환자들을 통해 그분들의 업적은 길이 남을 것입니다.

재닛 트러벨 박사(Dr. Janet Travell)

트러벨 박사는 1901년에 태어났으며 아버지를 따라 의사가 되었습니다. 처음에는 심장학을 전공했지만 아버지처럼 통증 완화에 관심을 갖게 되었습니다. 아버지의 병원에서 근무하다가 코넬대학교 의과대학에서 강의를 했으며 통증유발점 주사를 포함한 새로운 통증 치료법을 연구했습니다. 그녀는 자신의 개인 의원에서 당시 견디기 힘든 허리통증으로 목발을 짚고 계단 몇 개도 걸어 내려가지 못했던 존 에프 케네디 상원 의원을 치료하기 시작했습니다. 텔레비전을 통해 정치인들의 영상이 전국 가정의 거실에 막 나오기 시작했던 시대였기 때문에 대통령 후보는 육체적으로 건강하게 보이는 것이 중요했습니다. 목발을 짚고 나왔더라면 케네디는 아마 대통령 선거에서 졌을지도 모릅니다.

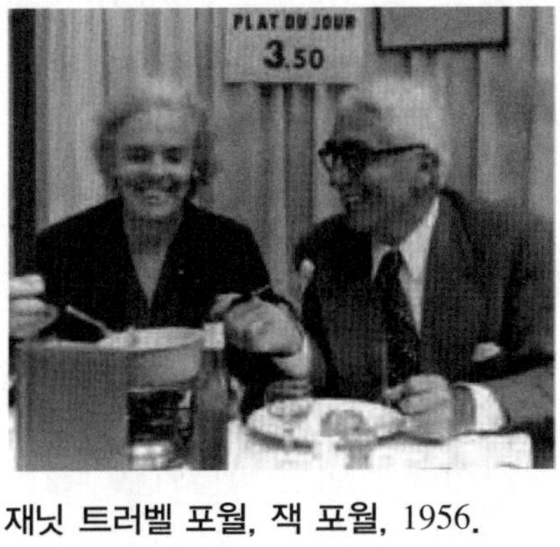

재닛 트러벨 포월, 잭 포월, 1956.
(사진 제공: 버지니아 스트리트)

트러벨 박사는 최초의 여성 백악관 주치의가 되었으며 케네디 대통령 사후에도 백악관에 남아 존슨 대통령을 치료했습니다. 1년 반 뒤에 그녀는 직책을 사임하고 자신에게 열정을 주는 일로 돌아갔습니다. 바로 만성 근막통증에 대해 가르치고, 강의하고, 글을 쓰는 일이었습니다. 그녀는 90대까지도 일을 계속 했으며 1997년 8월 1일 95세를 일기로 작고했습니다.

데이비드 지 사이먼스 박사(Dr. David G. Simons)

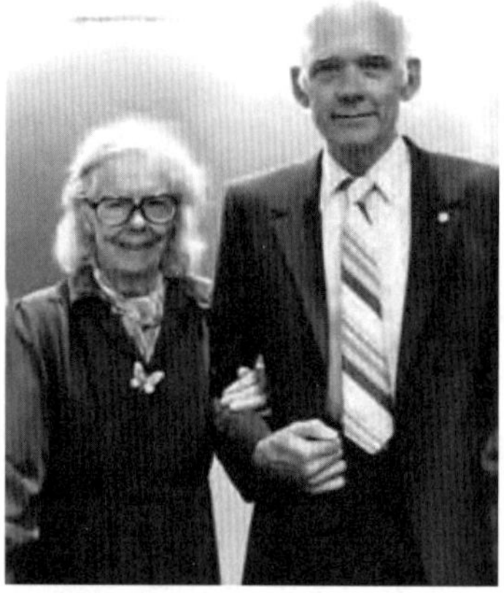

재닛 트러벨 박사,
데이비드 지 사이먼스 박사, 1977.
(사진 제공: 데이비드 지 사이먼스 박사)

항공우주의사로 경력을 시작한 사이먼스 박사는 1960년대에 트러벨 박사가 텍사스주 소재 브룩스 공군 기지에 있는 항공우주의학대학에서 강연을 할 때 그녀를 처음 만났습니다. 그는 곧 트러벨 박사와 협력하여 통증 치료에 관한 세계의 모든 문헌을 연구하기 시작했습니다. 그리고 비록 용어는 다를지라도 통증유발점을 연구하고 있던 소수의 학자들이 있음을 알게 되었습니다. 그는 실험실과 임상에서 통증유발점의 생리를 연구하고 기록했으며 통증유발점을 과학적으로 설명하고자 했습니다. 트러벨 박사와 사이먼스 박사는 의사들을 위한 통증유발점의 원인과 치료법에 관한 두 권의 방대한 저작을 남겼습니다. 사이먼스 박사는 2010년 4월 5일 87세를 일기로 세상을 떠날 때까지 통증유발점의 생리에 관한 연구를 이어갔으며 트러벨 박사와 공저한 통증유발점에 관한 저작을 갱신하고 통증유발점에 대한 연구 논문을 검토했습니다. 또한 근막통증증후군과 통증유발점요법에 대한 이해와 지식을 국제적으로 고취하는 목표를 내세운 데이비드 지 사이먼스 아카데미의 과학 자문 위원회 위원으로 재직했습니다.

그리고 또 감사의 말씀을 전하고픈 분들(Other Thanks)

통증유발점 연구에 기여한 수많은 연구자들이 있으며 여러 의사와 시술자들이 시간을 내어 통증유발점에 대해 배우고 그 지식을 환자들에게 전해 주었습니다. 이처럼 중요한 정보를 공유함으로써 통증 완화에 일익을 담당한 그들 모두에게 감사의 말씀을 전합니다.

편집자 제스 비비, 제스 오브라이언, 진 블롬퀴스트는 책의 구성에 대한 제안을 해 주고 책을 개정할 때마다 나아질 수 있도록 저에게 영감을 주는 큰일을 했습니다. 연관 패턴 시진의 모델이 되어 준 데이비드 햄에게도 감사하고 그림 디자인 작업을 해 준 셰러 올슨에게도 감사합니다. 재닛 트러벨 박사의 딸인 버지니아 스트리트와 사이먼스 박사도 사진을 제공해 주었습니다.

자신에게 어떤 방법이 효과가 있었는지 저에게 알려줌으로써 그 지식을 당신과도 나눌 수 있게 해 준 수천 명의 환자와 시술자들에게도 큰 빚을 졌습니다.

서론
(Introduction)

이 책을 집어든 당신은 분명 팔꿉이나 아래팔, 손목 또는 손에 통증이 자주 일어나거나 통증이 심해서 힘을 제대로 쓸 수 없을 정도일 가능성이 크다. 통증 치료에는 '특효약' 같은 것이 거의 없음을 알아야 한다. 근원적 인자, 즉 지속인자들을 다스리고 통증유발점을 치료하기 전까지는 통증이 재발하게 마련이다. 팔과 손의 통증은 가장 흔한 원인을 제대로 인식하지 못하기 십상이기 때문에 난치 질환이 될 수 있다. 그 원인이란 곧 목, 팔이음부위, 팔, 손에 있는 통증유발점이다.

당신의 건강관리 제공자가 모를 수도 있는 사실
(What Your Health Care Provider May Not Know)

통증유발점에 대해 알아야 할 가장 중요한 점은 통증유발점은 상당히 일관된 패턴으로 다른 곳에 '연관'통증을 일으킨다는 것이다. 예를 들면, 아래팔 가쪽에서 느끼는 통증은 해당 부위 근육〔위팔노근(brachioradialis)〕에서 비롯될 수도 있지만, 목 앞〔목갈비근(scalenes)〕이나 빗장뼈 아래〔빗장밑근(subclavius)〕 혹은 어깨 뒤나 위〔가시아래근(infraspinatus)이나 가시위근(supraspinatus)〕처럼 해당 부위보다 위에 있는 통증유발점에서 비롯된 것일 수도 있다는 것이다. 연관 패턴에 익숙해지면 실제로 통증을 일으키는 통증유발점을 찾을 때 어디에서 시작해야 할지 실마리를 얻을 수 있다.

통증유발점과 연관통증에 관한 지식이 없는 건강관리 제공자는 통증 증후군을 효과적으로 치료하지 못한다. 통증유발점과 연관 패턴에 관한 글이 수십 년간 나왔고 임상에서 통증유발점에 관한 경험이 있는 우리와 같은 사람들은 통증유발점이 실존함을 한 번도 의심한 적이 없었으나 과학적 이중맹검 통제 속임약 실험은 최근에 와서야 통증유발점의 존재를 '확정'할 수 있었다(Shah et al. 2008; Chen et al. 2007). 과학 학술지와 의학 학술지에서 더 많은 통증유발점 연구 결과가 게재되고 있지만 건강관리 제공자들에게는 아직 이 소식이 빠르게 퍼지지 않고 있다.

나는 그전까지 의지할 유일한 방법은 통증을 안고 사는 법을 배우는 것이라는 말을 들었던 수백 명의 환자들을 치료했다. 그들이 그런 말을 들은 이유가 무엇일까? 의사나 다른 건강관리 제공자가 통증유발점에 대해 몰랐거나, 그들이 생각하기에 마사지요법사와 같은 '대체' 시술자들에게 치료를 맡기고 싶어 하지 않았기 때문일 것이다. 다행히도 상황은 바뀌고 있다. 젊은 의사들은 의과대학에서 폭넓은 대체 치료법을 접하고 있으며 다년간 의학에 종사한 의사들 중에도 기존과 다른 치료법을 모색하는 일에 적극적인 사람들이 있다.

통증유발점 치료가 자신의 통증 문제에 최소한 부분적 해결책은 될 것이라는 확신을 갖고 나에게 연락해 오는 사람들이 매우 많지만 통증유발점에 대해 알고 있는 시술자를 찾지 못해 좌절해 버리고 만다. 이 글을 쓰는 지금, 마사지요법사, 물리치료사 등이 통증유발점 치료를 해 본 경험이 있을 가능성이 가장 큰 전문가들이다. 그러나 통증유발점에 대해 안다고 해도 이들 역시 통증유발점을 활성화하고 유지시키는 인자들, 즉 장기적인 통증 경감을 위해 반드시 해소해야 할 지속인자들에 대해서는 별로 배운 바가 없을 것이다. 대부분의 통증유발점 교육에서 심각하게 부족한 것이 이 부분이라고 나는 생각한다.

통증유발점에 관해 직접 배우고 이 책에 나오는 자가 운동을 하는 것이 중요한 것도 바로 이 때문이다. 이 책의 내용을 숙지하면 당신은 당신의 건강관리 제공자보다 통증유발점을 더 잘 치유할 수 있는 기술을 얻을 수 있을지도 모른다. 통증유발점을 이미 알고 있는 사람을 찾지 못하더라도 이 책을 가져가서 시술자에게 통증유발점과 당신의 연관 패턴을 가르쳐라. 많은 사람들이 생각하는 것과 달리 건강관리 사업을 주도하는 것은 소비자의 수요다. 건강보험회사와 지난 15년 동안 부대끼면서 내가 직접 관찰한 결과다. 예전보다 침술, 마사지요법, 수기요법(통증유발점요법, 근막이완, 롤핑, 그와 유사한 형태의 보디워크 등)을 보장하는 보험이 늘었는데 이는 소비자들의 강력한 요구 때문이었다. 또 건강보험회사들은 가입자들이 저렴한 치료법을 활용할 수 있게 하면 장기적으로 자신들의 비용을 아낄 수 있다는 점도 드디어 깨달았다.

내가 걸어온 길(My Background)

나는 1989년 마사지 학교에 입학하여 스웨덴식 마사지를 배웠다. 나는 훌륭한 일반 마사지 기술을 배웠지만 환자의 근육 문제를 해결하려고 할 때에는 성과가 썩 마음에 들지도 않고 제대로 해결이 되지 않아서 괴로웠다. 나는 하트우드 연구소 카탈로그에서 신경근육요법(근막이완이라고 하는 심부조직 마사지와 통증유발점 치료를 결합한 요법)에 관한 강의를 보고 그 설명에 흥미를 느꼈다. 그렇게 참가했던 1991년 잔 알랑의 강의는 환자 치료에 대한 내 접근법을 송두리째 바꾸어 놓았다. 연관 패턴에 관해 배우고 나서부터 나는 꾸준히 문제를 해결할 수 있게 되었고 해결한 사례 중에는 통증을 안고 평생 살아가야 한다고 믿게 된 환자들도 있었다.

수천 명의 환자들을 치료한 다년간의 내 경험을 통해 나는 트러벨 박사와 사이먼스 박사가 탐구한 내용에 내 나름의 탐구 결과를 덧붙이게 되었고 다양한 자가치료 기법을 개발했다. 1999년에 나는 침술학 석사 학위를 받았다. 이후 12년 동안은 통증 증후군과 통증유발점을 침술로 치료하기 위한 전문 기술을 단련했다. 이제 나는 일반 대중과 건강관리 시술자들 모두를 위해 통증유발점에 관한 글을 쓰고 더불어 건강관리 제공자들을 위한 통증유발점 평생 교육 강의와 대중을 위한 자가 요법 강의를 하는 데에 내 시간을 대부분 쓰고 있다.

이 책의 구성(How This Book Is Organized)

이 책을 읽어 나가면서 당신은 근육 문제, 특히 반복 스트레스 손상이 모든 종류의 팔꿈 · 아래팔 · 손목 · 손통증에 매우 중요한 역할을 한다는 점을 알게 될 것이다. 통증에는 통증유발점이 얽혀 있는 경우가 너무나 흔하기 때문에 자가치료 기법을 배우는 것이 장기적인 통증 경감에 긴요하다.

제1부에서는 통증유발점에 대한 배경지식과 함께 왜 통증을 최대한 빨리 치료하는 것이 중요한지 알려준다. 더불어 통증유발점 연구의 최신 동향에 대한 정보도 제공한다. 중추 민감화와 그것이 통증을 신체의 다른 부위로 퍼트리는 방식에 대한 발견은 통증 증후군의 이해와 치료에 매우 중요한 역할을 했다. 또한 제1부에서는 팔꿈 · 아래팔 · 손목 · 손통증의 다양한 원인 및 통증유발점과의 관계를 설명한다.

제2부는 이 책에서 자가치료 기법을 설명하는 첫 부분이다. 당신만의 상황과 증상에 맞는 모든 인자들을 식별해 낼 수 있도록 도와주고 그 인자들을 해결하기 위해 도움이 되는 제안을 제시한다. 만성질환, 급성질환, 감정 인자, 불량한 식사 등 많은 것들이 몸 전반의 통증유발점을 활성화시키고 상태를 지속시킬 수 있다. 팔통증은 거의 대개 만성적으로 나쁜 자세와 인간공학, 그리고 근육과 근육군의 반복적인 사용과 남용으로 인한 반복 스트레스 손상 때문에 일어난다. 이처럼 지속인자들 역시 제3부에서 소개될 자가 압박-스트레칭 기법과 함께 다스려야 팔꿈 · 아래팔 · 손목 · 손통증을 해결할 수 있다.

제3부에서는 잠재적인 통증유발점이 있는 근육들을 찾아내고 이 통증유발점에 압박을 가하는 법, 그리고 근육을 스트레칭하는 법을 알려준다. 제8장에서는 구체적인 치료 지침을 소개하고 제9장에서는 팔꿈 · 아래팔 · 손목 · 손통증의 잠재적 원인으로 생각해볼 수 있는 근육을 알려주는 지침을 제공한다. 제10장부터 제30장에서는 통증을 일으키는 특정 근육을 식별하는 데에 도움을 준다. 특정 통증유발점의 일반적인 증상을 나열하고 해당 통증유발점의 지속인자를 해결하는 유용한 조언을 제공하며 자가치료 기법과 스트레칭 방법을 설명한다.

이 책의 활용법(How to Use This Book)

제1부와 제2부를 읽으면 제3부에서 배우게 될 압박 기법과 스트레칭에 필요한 기초를 다질 수 있을 것이다. 제3부에서 압박 기법과 스트레칭을 하기 시작하면서 제1부와 제2부로 돌아가 보는 것이 도움이 될 것이다. 지속인자에 대한 제2부의 내용이 특히 도움이 될 텐데, 어떤 식으로든 이 지속인자들이 당신의 통증에 연관되어 있을 것이기 때문이다. 통증유발점을 일으키고 악화시키는 요인들을 모두 다스리기 전까지는 통증유발점과 통증유발점으로 인한 통증을 영구적으로 경감시킬 수 없을 것이다.

이는 즉효 약이 아니다! 만성통증을 15분 정도 만에 해결한다거나 간단한 다섯 단계를 통해 통증에서 벗어날 수 있는 방법은 없다. 어떤 기술이나 시술자도 그런 일을 해 줄 수는 없다. 가능하다면 신경근육 마사지요법사나 물리치료사처럼 통증유발점을 치료하는 훈련을 받은 시술자에게 당신의 통증유발점을 찾아 달라고 하고, 이 책은 시술자들의 작업을 보충하는 용도로 쓸 것을 권한다. 내 경험에 따르면 매주 전문가의 치료를 받는 것과 더불어 집에서 자가치료를 실시하는 사람들이 전문가 치료만을 받는 사람들보다 최소 다섯 배 빨리 개선되었다.

안타깝게도 내가 앞서 언급했듯이 당신을 도와줄 전문가를 찾지 못할 수도 있다. 전문가의 지도 없이는 통증유발점을 찾아내는 데에 시간이 더 오래 걸리겠지만 이 책이 있으면 혼자서도 통증유발점을 찾아내기가 훨씬 수월해진다. 책 전체를 읽고 근육에서 통증유발점을 찾아서 통증이 해소될 때까지 규칙적으로 자가치료 기법을 써 보라. 이렇게 스스로 물어보라. “통증을 해소하는 데에 내 시간을 들일 가치가 있는가?” ‘그렇다’고 답한다면 이 책의 정보가 매우 유익할 것이다.

반드시 현실적인 목표를 세워야 한다. 그렇지 않으면 의욕을 잃고 포기할 수도 있다. 자가치료 기법이나 제안을 많이 골라서 대충 서둘러 하는 것보다는 몇 개라도 확실히 하는 편이 낫다. 첫 주에 다섯 개의 근육을 압박하고 스트레칭하며, 사무실 집기를 모두 교체하고, 식단을 바꾸는 일을 모두 해낼 수는 없을 것이다. 과정을 즐길 수 있도록 완급을 조절하고 지속인자들은 시간을 두고 오래 작업하도록 하라.

시술자와 함께 작업한다면 중요도에 따라 어느 것부터 작업해야 할지 우선순위를 정할 수 있도록 도움을 받을 수 있을 것이다. 시술자가 한 번에 너무 많은 주문을 한다면 너무 부담스러워서 우선순위를 정할 필요가 있다고 반드시 이야기하라. 시술자가 환자에게 너무 많은 과제를 주는 일은 쉽사리 일어나며, 갓 학교를 졸업해서 유익한 아이디어와 제안이 넘쳐 나는 시술자라면 특히 더 그렇다.

이 책에도 수백 가지 제안 사항이 나온다. 지속인자에 관한 제2부의 내용이나 당신의 통증 연관 패턴을 유발하는 것으로 보이는 근육에 관한 장에서 “유용한 팁”을 읽을 때에는 당신 상황에 적합하다고 보이는 모든 부분에 강조 표시를 해 두기 바란다. 그런 다음 목표를 달성할 수 있도록 얼마만큼의 시간을 할애할지 계획하라. 통증 해소는 수사 활동과 같다. 통증을 일으키고 또한 해소하는 것은 오로지 당신에게만 있는 독특한 인자들이 조합된 결과이다. 이 책은 통증에서 벗어나는 길을 스스로 발견하는 과정에 필요한 수많은 도구를 당신에게 줄 것이다.

제 1 부

통증유발점과 팔꿉 · 아래팔 · 손목 · 손통증

(TRIGGER POINTS AND ELBOW, LOWER ARM, WRIST, AND HAND PAIN)

팔꿉 · 아래팔 · 손목 · 손통증을 앓고 있다면 진정한 원인은 찾지 못하고 반복긴장손상, 테니스팔꿈치, 골퍼팔꿈치, 힘줄염, 손목굴증후군, 가슴문증후군, 작은가슴근 포착, 윤활낭염 같은 일반용어로 진단을 받을 가능성이 매우 크다. 대개 원인은 한 근육 또는 여러 근육에 있는 통증유발점이지만 진단을 담당하는 시술자는 통증유발점을 잘 모른다. 통증유발점은 대부분의 통증 증후군에서 매우 큰 역할을 담당하므로 통증유발점에 대해 작업하고 지속인자를 제거하면 통증을 상당히 완화하거나 심지어는 완전히 없앨 수 있다.

자가치료 기법을 더 빨리 시작하고 가급적 시술자의 치료 역시 더 빨리 받을수록 더 빨리 나아지는 느낌을 받을 것이다. 통증을 내버려두면 만성통증이 되어 점점 더 치료 효과가 없게 되는 악순환이 일어날 수 있기 때문에 빨리 시작하는 것이 매우 중요하다.

제 1 장

통증유발점이란? (What Are Trigger Points?)

이 장에서는 통증유발점이 무엇인지, 어떻게 만들어지는지, 누르면 어떤 느낌이 드는지를 배운다. 또한 통증유발점이 통증유발점 자체에서 떨어져 있는 부위에 어떻게 연관통증을 일으키는지, 통증 외에도 어떤 증상을 일으킬 수 있는지, 치료하지 않고 두면 어떻게 되는지도 배우게 된다.

통증유발점의 특징(Characteristics of Trigger Points)

근육은 인체에서 가장 큰 기관으로 대개 체중의 50퍼센트를 차지한다. 인체에는 대략 400개의 근육이 있으며(놀랍게도 사람마다 차이가 있다) 이 중 어느 곳에라도 통증유발점이 생길 수 있고, 이 통증유발점은 연관통증과 기능장애를 일으킬 수 있다. 증상으로는 참을 수 없이 고통스러운 통증부터 통증 없는 움직임의 제약 또는 자세의 틀어짐 등이 포함된다.

근육의 매듭, 팽팽한 띠, 압통(Knots, Tight Bands, and Tenderness in the Muscle)

근육은 많은 근육세포(muscle cell), 즉 근육섬유(muscle fiber)가 다발로 묶이고 결합조직에 둘러싸인 것이다. 각각의 근육섬유에는 많은 '근육원섬유(myofibril)'가 들어 있으며 대부분의 뼈대근육(skeletal muscle)에는 대략 1천~2천 개의 근육원섬유가 들어 있다. 근육원섬유 하나에는 근육원섬유마디(sarcomere)들이 꼬리에 꼬리를 물고 이어져 있다. 근육 수축은 근육원섬유마디에서 일어난다.

'근육방추(muscle spindle)'는 근육의 힘살(belly) 안에서 찾을 수 있는 감각수용기(sensory receptor)이다. 근육방추는 신경이 근육으로 들어가는 부위와 근육 내부의 신경 주위에 집중되어 있다. 하나의 근육방추에는 3~12개의 '방추속근육섬유(intrafusal muscle fiber)'가 있는데 방추속근육섬유는 근육 길이의 변화를 감지한다. 체위가 바뀌면 감각신경세포(sensory neuron)를 통해 정보가 중추신경계통으로 전달되며 뇌에서 처리된다. 필요에 따라 '운동종말판〔motor end plate, 신경종말(nerve ending)의 한 종류)〕'이 '아세틸콜린'이라는 신경전달물질〔neurotransmitter, 신경세포(neuron)에서 생산 및 분비되는 화학물질의 일종으로 신경세포 사이의 '연접(synapse)'으로 확산되어 다음 신경세포의 흥분 혹은 억제를 일으킴)〕을 배출한다. 아세틸콜린은 '근육세포질그물(sarcoplasmic reticulum, 각 세포의 일부)'에 이온화 칼슘을 배출하도록 명령한다. 그러면 '방추바깥근육섬유(extrafusal muscle fiber)'에 있는 '근육원섬유마디'가 수축한다. 근육섬유 수축이 더 이상 필요 없어지면, 신경종말은 아세틸콜린 분비를 중단하고 칼슘이 다시 근육세포질그물로 흡입된다. 아직 그 이유가 완전히 밝혀지지는 않았지만, 통증유발점이 있으면 근육섬유가 다시 이완되지 못하게 된다. 만성적으로 수축된 방추바깥근육섬유 무리가 우리들이 근육의 '매듭' 혹은 '팽팽한 띠'라고 대개 느끼는 것이다. 이러한 근육섬유는 이미 수축했기 때문에 쓸 수 없게 되며 통증유발점이 있는 근육을 '강화'할 수 없는 이유도 바로 이 때문이다.

통증유발점을 누르면 대개 심한 압통이 느껴진다. 근육원섬유의 지속적 수축 때문에 민감화 '신경화학물질(neurochemical, 신경계통에 영향을 주는 인체 물질)'이 분비되어 통증유발점을 누르면 통증이 느껴지는 것이다. 통증 강도 수준은 해당 근육에 걸린 압박의 정도에 따라 달라질 수 있다. 또한 제2부에서 다루게 될 지속인자, 즉 감정 인자, 질병, 불면증 등을 포함하는 인자들이 심해질 경우에도 이에 반응하여 통증 강도가 달라질 수 있다.

만성통증이 있는 사람들에게 발견되는 단단하고 뭉친 근육과는 달리 건강한 근육은 대체로 매듭이나 팽팽한 띠가 없으며, 압통도 없고, 근육을 사용하지 않을 때에는 만져 보면 부드럽고 유연하다. 사람들은 흔히 운동을 하고 근력 강화 훈련을 해서 근육이 단단하고 뭉쳐 있다고 하지만 운동을 하더라도 건강한 근육은 사용하지 않을 때에는 부드럽고 유연하다.

연관통증(Referred Pain)

통증유발점은 몸의 해당 부위 혹은 다른 부위의 통증과 연관될 수 있으며 가장 흔한 패턴은 이미 충분히 문서 및 도표로 정리되었다. 이를 가리켜 '연관 패턴(referral pattern)'이라고 한다. 통증유발점이 증상을 느끼는 부위에 위치해 있는 경우는 드물다. 사실 내 경험과 계산에 따르면, 흔한 통증유발점의 26퍼센트만이 (누구에게나 거의 항상 연관 부위로 나타나는) 일차 연관 부위 안이나 언저리에 있는 반면, (연관 부위로 나타나는 경우도 있고 아닌 경우도 있는) 이차 연관 부위 안이나 언저리에 약 45퍼센트, 그리고 (일차와 이차 연관 부위에서 완전히 동떨어진) 먼 곳에 약 55퍼센트의 통증유발점이 있다. 일차 연관 부위에서 찾을 수 있는 26퍼센트의 통증유발점들 중 일부는 대개 덜 흔한 통증유발점이거나 해당 부위의 거의 가장자리에 있다. 때로 한 근육에 다수의 흔한 통증유발점이 존재할 수도 있으나 등세모근과 같이 일차 연관 부위 내에는 오직 한 개의 흔한 통증유발점만 있으며 다른 흔한 통증유발점들은 이차 연관 부위 내에 있거나 통증 연관 패턴과 멀리 떨어져 있다. '이 때문에, 실제로 통증을 느끼는 부위에 작업을 해서 통증유발점을 치료할 수 있을 가능성은 현실적으로 14퍼센트 정도에 불과한 것으로 보인다.'

통증을 느끼는 부위에 작업을 함으로써 실제로 치료가 가능한 통증유발점들은 위팔의 어깨세모근, 머리의 이마근, 몸통의 어깨올림근 · 마름근 · 갈비사이근 · 앞톱니근 · 아래뒤톱니근 · 궁둥구멍근, 다리와 발의 가쪽넓은근 · 장딴지근 · 두덩정강근 · 두덩근 · 장딴지빗근 · 넙다리빗근 · 엄지모음근 · 짧은발가락폄근 · 짧은엄지폄근이다.

언급한 근육 중에는 팔에 있는 것이 하나도 없다는 점에 주목하라. 이는 당신의 팔꿉 · 아래팔 · 손목 · 손의 연관통증은 통증 부위에 작업을 한다고 해서 치료될 수 없다는 뜻이다. 통증을 느끼는 곳에서 떨어진 곳에 있는 통증유발점을 찾아내지 않으면 증상은 나아지지 않을 것이다. 예를 들면, 위팔세갈래근(위팔 뒷부분)의 통증유발점은 (구체적으로 어느 통증유발점이냐에 따라) 위팔의 뒷부분뿐만 아니라 어깨 전체, 팔꿉 가쪽, 아래팔 가쪽과 뒤쪽, 손목 전체, 그리고 때로는 손가락 일부에 통증을 일으킬 수 있다. 이런 통증은 흔히 테니스팔꿈치, 반복긴장손상, 혹은 손목굴증후군으로 오진되기도 한다.

제3부에서는 처음에 어느 근육에 관한 장을 보아야 할지 판단할 수 있도록 도와주는 지침이 있다. 각각의 근육에 관한 장에는 일반적인 통증 연관 패턴에 관한 묘사가 있어서 당신의 통증 패턴과 비교해 볼 수 있다. 이를 통해 통증을 일으키는 통증유발점의 위치를 찾아낼 수 있도록 도움을 받을 수 있다.

통증을 느낀 지 오래되었다면, 나중에 언급할 '중추 민감화(central sensitization)' 때문에 통증 연관이 일반적으로 나타나는 패턴에서 벗어날 수 있다. 또한 한 영역의 여러 근육에 있는 통증유발점이 다른 한 부위의 통증과 연관되면서 연관통증의 실제 근원을 확정하기 힘들어지기도 한다. 이는 일반적 연관 패턴만 고려해서 잠재적 통증유발점의 역할을 결코 배제해서는 안 된다는 뜻이다. 다른 인자들 때문에 흔치 않은 연관 패턴이 나타난 것일 수 있기 때문이다. 초기 통증이 강렬할수록 그와 연관된 감정들도 강렬할 것이고, 통증이 더 오래 지속되었을수록 중추 민감화로 인해 일반적인 연관 패턴에서 이탈했을 가능성도 커진다(Simons, Travell, and Simons 1999).

쇠약과 근육 피로(Weakness and Muscle Fatigue)

통증유발점은 관련 근육에 쇠약을 일으키고 협동(coordination) 능력 손실을 초래할 수 있으며 근육의 사용을 견디지 못하게 될 수도 있다. 많은 사람들이 이러한 증상을 약한 근육을 강화해야 한다는 신호로 받아들이지만 우선 통증유발점을 비활성화시키지 않으면 강화 운동은 통증유발점을 포함한 근육 대신 그 주변 근육이 운동을 하게 만들 가능성이 크고, 이는 통증유발점을 포함한 근육을 더욱 약화시키고 상태를 망가뜨리는 결과로 이어지게 된다.

통증유발점이 있는 근육은 더 쉽게 피로해지고 근육 사용을 멈추었을 때에도 빠르게 이완 상태로 돌아가지 못한다. 더불어 연관통증을 경험하고 있는 부위에 있는 다른 근육들 역시 통증유발점 때문에 긴장되고 약해질 수 있으며 통증에 대한 반응으로 해당 부위가 전반적으로 긴장되는 결과로 이어진다.

다른 증상들(Other Symptoms)

통증유발점은 보통은 근육 문제와 관련 없는 다른 증상을 일으킬 수도 있다. 예를 들면, 손목폄근과 손가락폄근의 통증유발점은 팔꿉 · 아래팔 · 손목 · 손통증을 일으키는 것과 더불어 악력의 약화를 가져올 수 있다. 이로 인해 물건을 갑자기 떨어트리거나 물을 따르거나 마시다가 흘리게 될 수도 있다.

관절의 뻣뻣함, 피로, 전반적인 쇠약, 씰룩거림, 떨림, 특정 부위의 무감각이나 이상한 감각을 느낄 수도 있다. 당신이나 당신의 건강관리 시술자들은 이러한 증상들이 근육의 통증유발점 때문에 일어날 수 있다는 생각을 하기 힘들 것이다.

활성기 대 잠재기(Active Phase vs. Latent Phase)

통증유발점은 얼마나 자극을 받았느냐에 따라 활성기 또는 잠재기 상태에 있을 수 있다. 통증유발점이 '활성기'에 있으면 연관통증이나 여러 감각을 일으키고 운동범위를 제한할 것이다. 통증유발점이 '잠재기'에 있으면 통증은 없이 운동범위 제한과 쇠약만을 일으킬 수 있다. 통증이 더 잦고 강할수록 활성 통증유발점이 많다고 볼 수 있다.

손상(injury)과 같이 근육에 충격이 가해져서 생기는 통증유발점은 처음부터 활성 상태인 경우가 일반적이다. 나쁜 자세나 움직임, 반복 사용, 신경뿌리 자극 또는 제2부에서 다루게 될 다른 지속인자들 역시 활성 통증유발점을 일으킬 수 있다. 활성 통증유발점은 어떤 시점에서 연관통증을 일으키지 않고 잠재기에 들어가기도 한다. 그러나 이러한 잠재 통증유발점은 쉽사리 다시 활성화되며 이 때문에 실제로는 당신이 기억조차 못하는 예전부터 있던 문제가 다시 악화된 것임에도 당신은 새로운 문제가 일어났다고 믿게 될 수도 있다.

잠재 통증유발점은 (반복긴장손상을 포함한) 과사용, 과신장, 근육 오한 등으로 다시 활성화될 수 있다. 제2부에서 다루는 지속인자 중 어떤 것이라도 이전까지 잠재해 있던 통증유발점을 활성화시킬 수 있다. 또한 지속인자는 근육 충격으로 촉발된 새 통증유발점이 발생하기 쉽게 만든다. 잠재 통증유발점 역시 처음에는 활성화되기 전에 서서히 발달할 수도 있으며 우리는 잠재 통증유발점이 있다는 사실조차 모를 수도 있다. 13명의 건강한 사람들에게서 동일한 8개의 근육을 조사한 연구(Simons 2003)에서 두 명은 7개, 한 명은 6개, 3명은 5개, 2명은 3개의 근육에 잠재 통증유발점이 있었고 오로지 한 명만이 8개의 근육 중 어디에도 잠재 통증유발점이 없었다! 이는 대부분의 사람들에게 최소한 몇 개의 잠재 통증유발점은 있으며, 이 잠재 통증유발점들은 쉽사리 활성 통증유발점으로 바뀔 수 있다는 뜻이다. 또한 다른 사람들보다 근육 통증에 관한 문제가 일어나기 쉬운 사람들이 있다는 뜻이기도 하다.

일차 통증유발점 및 위성 통증유발점(Primary and Satellite Trigger Points)

'일차 통증유발점(primary trigger point)' 혹은 '핵심 통증유발점(key trigger point)'은 다른 근육에 '위성 통증유발점(satellite trigger point)' 혹은 '이차 통증유발점(secondary trigger point)'을 일으킬 수 있다. 후자가 형성되는 것은 일차 통증유발점의 연관 영역 내에 있기 때문이다. 반대로 위성 통증유발점이 있는 근육은 일차 통증유발점이 있는 근육을 대체하느라 과부하가 걸리거나, 혹은 일차 통증유발점이 있는 근육의 긴장에 대응하게 될 수 있다. 자가치료를 할 때에는 통증유발점 중에 위성 통증유발점이 있을 수 있으며, 이런 경우 일차 통증유발점을 먼저 치료하지 않으면 효과적인 치료가 안 된다는 점을 주지하기 바란다. 제3부에서는 이런 부분에 관한 지침을 제공한다.

생화학물질 증가(Elevated Biochemicals)

2008년 획기적인 연구(Shah et al.)를 통해 활성 통증유발점 내부와 주변에서 증가한 11가지 생화학물질을 측정할 수 있게 되었다. 여기에는 주로 민감화 물질이며 면역체계 생화학물질인 염증매개체, 신경펩티드, 카테콜아민, 시토카인 등이 있었다. 더불어 표본의 피에이치(pH)는 몸의 다른 부위에 비해 훨씬 산성이었다. 이스베너, 리, 스틴(Issbener, Reeh, and Steen)의 1996년 연구는 국소적으로 산성이 강하면 근육에 급성 손상이 없이도 신경계통의 일부인 감각수용기의 통증 역치 민감도가 낮아짐을 밝혔다. 이는 해당 부위의 피에이치 수준이 더 산성일수록 다른 사람들보다 쉬이 통증을 느끼게 된다는 의미이다. 몸 전체의 산성이 강해지고 앞서 언급한 물질 분비량이 많아진다면 사람들에게서 통증유발점이 발생하기 더 쉬워지는지 아닌지를 밝히기 위한 추가적인 연구가 필요하다.

통증유발점을 방치하면 어떻게 되는가?
(What Happens When You Leave Trigger Points Untreated?)

통증 문제가 일어나면 사람들은 대개 통증이 사라질 때까지 기다린다. '일단 지켜보는' 방법의 문제는 통증유발점을 치료하지 않고 내버려두면 근육에 손상이 일어날 수 있고 결과적으로 중추신경계통에 변화가 일어나 통증의 악순환으로 이어질 수 있다는 점이다. 이렇게 중추신경계통이 개입되기 때문에 만성통증을 겪게 된다고도 설명할 수 있을 것이다.

중추신경계통 민감화(Central Nervous System Sensitization)

우리 몸에 일어나는 급성 스트레스반응의 목적은 우리를 보호하고 우리가 삶에서 뭔가를 바꾸어야 한다는 사실을 알려주려는 것이다. 뜨거운 난로에서 떨어지는 것일 수도 있고, 위험 상황에서 벗어나는 것일 수도 있으며, 손상당한 부위가 나을 시간을 주는 것일 수도 있다. 그러나 통증을 포함한 감정적/신체적 스트레스가 고작 며칠이라 할지라도 장기간 지속되면, 부적응 반응이 일어난다. 중추신경계통, 특히 '교감신경계통'과 '시상하부-뇌하수체-부신축(HPA axis)'에 손상이 일어난다. 이를 중추 민감화라고 한다.

근육에 있는 특정한 유형의 신경 수용기는 척수와 뇌줄기(뇌간)에 있는 회색질의 일부에 위치한 신경세포에 정보를 전달한다. 여기에서 통증이 증폭되고 다른 근육 부위로 전달되면서 결과적으로 처음 영향을 받은 부위를 넘어서 통증 영역이 확대된다. 중추신경계통이 일단 개입하면, 즉 이런 식으로 '민감화'되면 지속적 통증이 이 신경세포에서 장기적 혹은 영구적인 변화를 일으키고 신경전달물질을 통해 주변 신경세포에도 영향을 미친다. 이렇게 되면 정상적으로라면 통증에 대응해야 할 신경계통의 해당 부위가 기능불량을 일으키면서 할 일을 못하게 된다(Borg-Stein and Simons 2002; Niddam 2009; Latremoliere and Woolf 2009). 결과적으로 낮은 수준의 신체적, 감정적 스트레스인자만으로도 통증이 쉽게 유발되며 더 강렬해지고 오래 지속된다. 뼈관절염, 류마티스관절염과 같은 만성염증 상태 역시 중추신경계통 민감화를 일으키면서 통증의 악순환으로 이어진다.

감정적, 신체적 스트레스인자에 장기간 노출되면 중추신경계통 민감화, 그리고 결과적으로 통증이 일어날 수 있지만, 중추신경계통 민감화로 인한 장기간의 통증 자체가 다시 감정적, 신체적 스트레스로 이어질 수도 있다(Niddam 2009). 원래의 스트레스인자 혹은 추가적인 스트레스인자가 없더라도 중추신경계통의 부적응적 변화 자체가 스스로 지속될 수 있으며 통증을 일으킬 수 있다는 것이다(Latremoliere and Woolf 2009).

따라서 통증을 오래 방치할수록 더 많은 신경세포와 근육에 영향이 미치고, 새 부위에 통증이 일어나면서 결과적으로 더 많은 신경세포가 개입되는 식으로 문제가 점점 더 커지게 되면서 통증이 만성적 문제가 될 가능성도 커진다. 최초의 스트레스인자와 지속인자를 해결하는 것을 포함하여 통증을 더 일찍 치료할수록 더 많은 근육과 중추신경계통 변화를 동반하는 영구적인 문제가 될 가능성도 적어진다.

몸의 반대쪽 민감화(Sensitization of the Opposite Side of the Body)

통증이 일어날 다른 이유가 없는데도 몸의 반대쪽에 있는 같은 부위 역시 압통을 느끼게 된다는 점에 놀랄지도 모른다. 절반 이상의 사례에서 몸 반대쪽의 압통이 더 심하다. 최근의 손상이 아니라면 결과적으로 몸의 양쪽이 함께 개입될 가능성이 있다. (예를 들어, 오른쪽 장딴지에 통증을 느낀다면 왼쪽 장딴지에 통증유발점이 있을 가능성이 있다.) 한쪽 팔에 영향을 미치는 모든 요인이 반대쪽 팔에도 영향을 줄 가능성이 있다. 신체 역학이 나빠지거나, 사무실 집기 디자인이 나쁘거나, 과사용 손상으로 인한 직접적인 경로일 수도 있지만 만성 퇴행병, 만성염증, 만성병, 중추 민감화와 같은 간접적인 경로일 수도 있다. 그렇기 때문에 나는 항상 몸의 양쪽에 작업을 하며 당신도 양쪽 모두에 자가치료를 할 것을 권한다.

이러한 관찰 결과는 목과 등의 양쪽 동일한 곳에 바늘전극을 꽂고 근육의 전기활성을 기록한 연구를 통해 뒷받침된다(Audette, Wang, and Smith 2004). 몸 한쪽에서 활성 통증유발점이 자극되면 반대쪽의 동일한 곳에도 근육의 전기활성이 유발되었다. 잠재 통증유발점에서는 같은 결과가 나타나지 않았다. 이는 중추신경계통 민감화라는 개념을 뒷받침하는 것이기도 한데, 중추신경계통 민감화에서는 시간이 지나면서 몸의 반대쪽에 상응하는 통증유발점이 나타나게 되기 때문이다.

통증유발점은 어떻게 생기는가?(How Trigger Points Form)

통증유발점은 갑작스러운 외상이나 손상 후에 생길 수 있지만 점진적으로 발생할 수도 있다. 흔한 발생 인자 및 지속인자로는 기계적 스트레스나 손상, 영양 문제, 감정 인자, 수면 문제, 급성 또는 만성 감염, 기관 기능장애와 질병, 기타 의학적 문제가 있을 수 있다. 제2부에서 이러한 통증유발점의 원인 및 지속인자에 대해 보다 자세히 다룰 것이다.

통증유발점을 형성하는 기전에 관한 최근 이론 중 하나는 '통증유발점 통합 가설(integrated trigger point hypothesis)'이다. 외상이 일어나면 운동종말판에서 아세틸콜린 분비가 대폭 증가하고 근육세포질그물에서 칼슘이 과다하게 분비될 수 있다. 이렇게 되면 근육 일부에 최대 수축이 일어나고 에너지 수요가 극대화되며 국소 순환에 장애가 일어난다. 순환이 손상되면 칼슘 펌프는 근육세포질그물로 다시 칼슘을 빨아들이는 데에 필요한 연료와 산소를 공급받지 못하게 되고 결과적으로 근육은 수축된 상태로 남는다. 민감화 물질이 분비되어 통증을 유발하고 (혈관과 샘의 불수의 기능과 함께 아세틸콜린 분비를 제어하는) '자율신경계통(autonomic nervous system)'을 자극한다. 그 결과, 운동신경종말이 아세틸콜린을 과다 분비하는 양의 되먹임 체계가 만들어지고 근육원섬유마디는 수축된 상태가 지속된다. 근육섬유의 끝 부위(뼈나 근육이 힘줄과 붙는 부분) 역시 압통을 느끼게 되는데 붙는곳이 근육섬유 중심의 수축으로 부하를 받기 때문이다(Simons, Travell, and Simons 1999). 중추신경계통이 민감화되면 다양한 물질이 분비된다. '히스타민'(혈관의 확장과 투과성을 일으키는 화합물), '세로토닌'(혈관을 수축시키는 신경전달물질), '브라디키닌'(말초 혈관을 확장시키고 작은 혈관의 투과성을 증가시키는 호르몬), 그리고 '서브스탠스 P'(통증 역치 통제에 관여하는 화합물) 등이다. 이러한 물질은 신경계통을 자극하여 국소적으로 더 많은 아세틸콜린 분비를 일으키며 기능장애의 순환이 영구적으로 이어지게 만든다(Borg-Stein and Simons 2002). 이러한 악순환은 근육섬유에서 수축된 부분이 외부 개입으로 다시 신장될 때까지 계속된다. 불안과 신경성 긴장은 또한 자율신경계통 활성을 증가시키고, 이는 일반적으로 통증유발점과 관련 증상을 악화시킨다(Simons 2004).

또 다른 최신 이론은 '근육방추 이론(muscle spindle theory)'이다. 이 이론은 통증유발점의 주원인이 근육방추 염증에 있다고 전제한다(Partanen, Ojala, and Arokoski 2009). 근육에 과부하가 걸리면 통증 수용기가 척수반사 경로(척수반사 경로는 근육방추와 연결되어 있다)를 통해 '뼈대방추운동(skeletofusimotor)' 단위를 활성화시킨다. 통증이 계속되면 지속적 수축과 피로 때문에 뼈대방추운동 단위가 소진되고 방추바깥근육섬유에 '경축(무징후 연축)'이 일어나 통증유발점에서 느끼게 되는 '팽팽한 띠'가 만들어진다. 근육방추 자체의 혈액 공급이 나빠지기 때문에 대사를 통해 만들어지는 염증 생성물의 분비는 근육방추 내부에 농축되고 이는 염증 지속으로 이어진다.

결론(Conclusion)

통증유발점은 누르면 압통이 있고 통증유발점을 구성하는 여러 구축은 근육에 난 작은 혹처럼 느껴진다. 건강한 근육에는 통증유발점이 없으며 눌러도 압통이 없다. 통증유발점을 치료하지 않고 내버려두면 중추신경계통에 장기적인 변화가 일어나면서 통증유발점–통증–근육 손상의 순환이 지속적으로 되풀이될 수 있다. 통증유발점은 통증 외에 다른 증상도 일으킬 수 있으며, 이러한 점을 고려해야 어떤 근육에 통증유발점이 있는지 확인하는 데에 도움이 된다. 연관 패턴이 일반적인 패턴에서 벗어나서 통증유발점을 확정하기 힘든 경우라면 특히 이러한 점이 중요하다.

다음 장에서는 통증유발점요법, 그리고 의사를 찾아가야 할 경우에 대해 배워 볼 것이다.

제 2 장

통증을 안고 살 필요가 없다 (You Don't Need to Live with Pain)

만성통증 문제를 일으킬 가능성이 커지기 전에 가급적 빨리 통증유발점을 치료하는 것이 중요하다. 이 장에서는 신속한 치료의 중요성을 설명하고 치료를 통해 무엇을 기대할 수 있는지, 언제 건강관리 제공자의 상담을 받아야 하는지에 관해 몇 가지 지침을 준다. 제3부에서는 자가치료에 관한 일반적 지침을 개략적으로 제시하고 팔꿈 · 아래팔 · 손목 · 손통증에 관여하는 통증유발점을 치료하는 법을 가르쳐준다.

통증은 나을 수 있다(Pain is Treatable)

사람들은 흔히 자신들의 부모와 같은 증상이 있으면 그것은 유전인 것이기 때문에 그러한 증상을 안고 살아가는 법을 배우는 방법밖에 없을 것이라고 짐작한다. 그렇지만 나는 아무리 유전 질환이라 하더라도 증상은 나아질 수 있다는 전제로 작업에 임한다. 당신은 식습관, 운동 습관, 스트레스 상황에 대처하는 방법, 심지어 자세와 몸짓까지 부모님에게서 많은 것들을 배운다. 그리고 이것들이 모두 당신의 건강에 영향을 미칠 수 있다.

나는 내가 도울 수 없는 사람이 있다고도 전제하지 않고, 카이로프랙터, 자연의학의사, 외과의사와 같은 다른 전문가에게 맡겨야만 하는 사람이 있다고도 생각하지 않는다. 당신의 지병을 안고 살아가는 법을 배워야 한다는 말을 듣게 된다고 해도 바꿀 수 있다고 가정하라. 최소한 현재 가능한 모든 치료법을 다 써 보기 전까지는 말이다.

즉각적인 치료의 중요성
(The Importance of Prompt Treatment)

환자들에게서 너무나 자주 이런 말을 듣는다. "저는 통증이 저절로 없어질 것이라고 생각했습니다." 때로 증상이 며칠 만에 사라지고 다시는 재발하지 않기도 한다. 그러나 통증이 저절로 사라지기를 더 오래 기다릴수록 더 많은 근육들이 만성통증과 기능장애라는 연쇄반응에 얽혀 들게 된다. 근육이 다치면 통증유발점이 생겨나고 통증과 기타 증상이 나타나는 연관 부위가 아프기 시작하면서 뻣뻣해지고 다시 위성 통증유발점이 만들어진다. 위성 통증유발점은 다시 또 다른 곳의 통증과 연관되고 이런 과정이 되풀이된다. 통증이 잠시 좋아질 때도 있지만 통증유발점이 잠재기에 들어갔을 뿐이고 언제라도 다시 활성화되어 통증과 다른 증상을 유발할 수 있다.

제1장에서 설명했던 것처럼 결국 중추신경계통 민감화가 일어날 것이다. 통증유발점을 방치하면 문제는 점점 더 복잡해지고, 통증은 더 심해지고, 장애는 더 심각해지고, 더 괴로워지며, 치료에 걸리는 시간은 더 길어지고 비용이 더 들게 된다. 게다가 오래 참고 버틸수록 완전히 나을 가능성은 낮아진다. 즉, 통증유발점이 다시 만성적으로, 주기적으로 활성화될 가능성이 커진다.

통증 주기 끊기(Breaking the Pain Cycle)

아프기 시작하면 그 부위가 긴장된다. 그러면 더 아파지고 근육은 더 긴장되면서 통증의 악순환이 고조된다. 통증유발점 자가치료, 스트레칭, 찜질이나 얼음찜질, 카이로프랙틱 치료, 정골의학 치료, 마사지, 초음파, 동종요법, 생체되먹임, 통증유발점 주사, 상담, 심지어 진통제에 이르기까지 통증유발점을 치료하고 지속인자를 제거하는 데에 도움이 되는 모든 종류의 개입이 이러한 고리를 깨는 데에 도움이 된다.

사람들은 내가 아스피린이나 이부프로펜 같은 진통제의 도움을 받는다고 하면 대개 깜짝 놀라는데, 사실 가능한 한 빨리 통증 주기를 끊을 수 있는 것이라면 무엇이든 증상이 악화되지 않고 다른 근육에 영향을 미치지 않게 막아 줄 수 있다. 더불어 진통제는 치료 초기 단계에 통증이 극심한 경우, 참고 견딜 만하게 해 준다. 그렇지만 통증의 강도가 낮아졌다고 해서 통증유발점이 사라진 것은 아니라는 점을 명심하기 바란다. 여전히 가급적 빨리 치료법을 찾아야 한다. 진통제는 통증을 덜어 주기는 하지만, 진통제를 장기적인 해결책으로 생각하는 것이 아니라면 문제의 근원 또한 해결해야 한다.

근이완제는 통증유발점 때문에 생긴 통증에는 효과가 제한적이다. 근육 연축이 통증의 원인이 아니기 때문이다. 또한 이러한 약물은 (통증유발점이 있는 약해진 근육을 보상 또는 보호하기 위해 수축되는 근육인) '보호 덧대(protective splinting)'가 되어 주는 근육의 긴장부터 풀어 버린다. 이렇게 보호 덧대가 사라지면 통증유발점이 있는 근육에 걸리는 부하가 커지면서 통증이 더해진다.

통증유발점요법의 작용 원리(Why Trigger Point Therapy Works)

통증유발점 마사지와 자가치료는 근육세포가 산소와 영양소를 더 많이 흡수해서 대사 노폐물을 다시 제거하게 해 준다. 이것이 곧 정상적인 세포 대사 과정이다. 또한 통증유발점에 압박을 가하고 이미 아픈 것보다 근육을 조금만 더 아프게 하면 몸에서 통증 억제 물질인 엔도르핀 등이 분비되면서 통증 주기가 끊어진다.

통증유발점요법을 하려면 시간이 얼마나 걸리는가? (How Long Will Therapy Take?)

통증유발점요법을 시작할 때 사람들은 흔히 나에게 이렇게 묻는다. "얼마나 걸립니까?" 내 어림짐작으로는 증상이 오래될수록, 어떤 종류든 의학적 증상이 많을수록, 중추 민감화를 통해 더 많은 근육들이 얽혀 들게 된다. 치료가 더 복잡해지고 시간도 더 오래 걸린다는 뜻이다. 완벽하게 건강하고 최근에 당한 가벼운 손상밖에 없다면 장기적인 치료는 필요 없을 것이다.

증상이 낫기까지 걸리는 시간을 결정하는 주요인으로는 당신이 얼마나 자가치료를 부지런히 하는지, 제2부에서 논의할 지속인자를 얼마나 정확히 찾아내고 제거해 내는지의 문제가 있다. 서론에서 언급했듯이 내 경험에 따르면 매주 전문가의 치료를 받는 것과 더불어 집에서 자가치료를 실시하는 사람들은 전문가의 치료만 받는 사람들보다 최소 다섯 배 빠르게 개선 효과를 보았다. 트러벨 박사와 사이먼스 박사는 다음과 같이 말했다. "환자에게 행해지는 치료는 최소화하되 환자가 할 수 있는 것들을 가르치는 데에 노력을 집중해야 한다. … 환자가 〔자신의 증상 관리에〕 더 많은 통제력을 행사할수록 신체적으로나 감정적으로나 더 나아진다"(1992, 549).

환자의 두 번째, 혹은 세 번째 치료가 끝날 때쯤이면 나는 환자에게 몇 번의 치료가 더 필요한지를 꽤 정확히 알려줄 수 있다. 환자의 의학적 상태, 근육의 느낌, 자가치료와 지속인자 해결의 성실성, 그리고 첫 몇 주간 호전 정도를 기준으로 삼는 방법이다. 당신이 시술자를 만나고 있다면 몇 주가 지나고 나서 시술자에게 얼마나 오래 그리고 자주 봐야 할 것 같은지 평가해 달라고 요청하라. 지금까지 봐온 것을 바탕으로 잡은 대체적인 감은 말해 줄 수 있을 것이다.

호전되기 전에 악화되는 소수의 사람들이 있는데 대부분은 증상이 복잡한 사례이다. 혹은 통증이 이리저리 옮겨 다닐 수도 있고, 가장 심각한 부위가 나아져서 그 다음으로 심각한 부위를 더 많이 의식하게 되었기 때문에 통증이 옮겨 간 것처럼 느낄 수도 있다. 자가치료가 불편하다면 치료 횟수를 줄이거나 누르는 힘을 줄여 보는 식으로 불편함을 누그러뜨릴 수 있는 방법을 찾아보라. 통증과 기타 증상에 관한 일기나 기록을 남기는 것도 도움이 된다. 제9장에는 복사해서 통증을 기록하는 데에 쓸 수 있도록 인체의 윤곽을 그려 놓은 페이지가 있다. 이렇게 하면 증상에서 어떤 변화도 감지하지 못하는 기간이 있더라도 개선이 되고 있는지 확인하는 데에 도움이 된다. 또한 가까운 사람으로부터 평가를 받아 보라. 대개는 당신이 의식하지 못하더라도 그 사람들이 당신의 운동 능력과 활동 수준이 개선되었음을 더 잘 눈치챈다.

내가 도움을 주지 못했던 환자들은 몇몇 사례에 불과했는데, 그 환자들은 전문가라는 전문가는 다 만나보고 나서도 거의 도움을 받지 못한 상태여서 좌절하고 있었고(이해할 만하다) 내가 몇 번 치료하지도 않았으나 나아지고 있었는데도 포기하고 말았다. 치료 초기 단계에 호전되기 전에 조금 나빠지면 포기하고 싶은 마음이 들 수 있다. 처음에는 상태가 나빠진다고 해도 어떤 치료든 효과가 없다고 결론 내리기 전에 조금 시간을 두고 지켜볼 것을 권한다. 대부분의 전문가들은 다양한 기법을 다룰 줄 알기 때문에 한 가지가 안 통하면 다른 방법을 써 볼 수 있다. 시술자가 모든 것을 척척 알아내서 처음 한두 번의 치료 만에 엄청나게 나아질 수 있다고 기대하는 것은 비현실적이다. 시술자가 당신의 몸을 알아 가고 당신이 몸을 어떻게 쓰는지 관찰할 시간을 주도록 하라. 그렇지만 시술자가 별로 신경을 쓰지 않는다거나 당신에게 시간을 들이지 않는 것 같다면 반드시 당신이 낫도록 더 많은 관심을 기울여 줄 다른 사람을 찾아보라.

언제 건강관리 제공자를 만나러 가야 하는가? (When Should You See a Health Care Provider?)

이 책의 자가치료 기법을 써 보아도 나아지지 않는다면 건강관리 제공자를 만나러 가야 한다. 통증유발점이 아닌 다른 것이 팔꿉 · 아래팔 · 손목 · 손통증의 원인이거나 원인 중 하나일 수 있다. 엑스레이와 엠아르아이(MRI) 및 여러 진단 검사를 통해 인대나 힘줄의 째짐, 긴장골절과 같이 통증의 원인이 되는 상태를 찾아낼 수 있을 것이다. 통증유발점으로 인한 연관 증상들은 보다 심각한 다른 상태들과 유사할 수도 있고 그러한 상태와 동시에 일어날 수도 있다. 문제의 궁극적 원인을 확인하려면 조사가 필요할 수 있으며, 이를 통해 가장 효과적인 치료법을 결정할 수 있을 것이다.

통증과 함께 다음과 같은 증상 중 하나라도 몸의 어떤 부위에 나타난다면 심각한 상태가 아님을 확인하기 위해 즉시 의사를 찾아가도록 하라:

- 극심한 통증이 갑자기 시작되었다거나 외상 손상과 함께, 특히 사고 당시 소리가 들리면서 통증이 시작되었다.
- 통증이 2주 이상 지속되었다.
- 시간이 지나면서 통증이 더 심해지거나 증상이 달라진다. (변화가 있다는 것은 다른 더 심각한 원인이 있다는 표시이다.)
- 통증과 함께 발적, 열, 심한 부기, 평소와 다른 감각이 일어난다.
- 발진이나 궤양이 발생하고서 낫지 않는다.
- 경련이 난다.
- 혈액순환이 나빠지고, 통증과 함께 정맥류가 나타나며, 다리 · 발 · 팔 · 손이 차가워진다.

당신의 건강관리 제공자가 부디 중증 질환을 배제하기를 바란다. 구조적 손상이나 만성 상태로 인한 통증으로 진단받았다면 통증유발점 자가치료와 지속인자의 치료 및 제거를 조합해서 통증 전부 혹은 대부분을 완화할 수 있을 것이다. 당신이 건강관리 제공자에게서 어떤 진단을 받게 되든 나의 일반적인 치료 원칙은 동일하다. 모든 근본 원인을 최대한 찾아내서 제거하고 통증유발점을 치료하는 것이다.

결론(Conclusion)

이 장에서 배워야 할 가장 중요한 점은 당신이 반드시 통증을 안고 살아갈 필요가 없다는 것이다. 지금 당신의 시술자는 전혀 모르고 있다 하더라도 다양한 치료 방법이 있다. 이부프로펜과 같은 진통제, 혹은 찜질이나 냉찜질도 통증 주기를 끊는 데에 도움이 될 수 있지만, 통증유발점 치료와 지속인자 제거의 대안은 되지 못한다. 치료 기간은 각자의 의학적 상태, 그 상태의 지속 기간, 자가치료와 지속인자 탐색 및 해결에 전념하는 정도에 따라 달라진다. 호전되기 전에 악화될 수도 있지만 놀랄 필요는 없다. 상기한 증상 중 하나라도 있거나 이 책의 자가 요법이 도움이 되지 않는다면 의료 제공자를 찾아가라.

다음 두 장에서는 팔꿉 · 아래팔 · 손목 · 손통증의 구체적인 유형들을 다루고 통증유발점이 관련 증상을 일으키고 지속시키는 데에 어떤 역할을 하는지 알아볼 것이다.

제 3 장

팔꿉통증과 아래팔통증
(Elbow and Lower Arm Pain)

팔꿉 · 아래팔 · 손목 · 손통증 사례의 대부분은 취미 활동이나 업무 관련 활동, 스포츠 관련 활동으로 인한 반복 사용 손상에서 온다. 만성 팔통증에서 외상 손상은 더 낮은 비율을 차지하며 구조적 이상의 비중은 더 작다. 팔꿉과 아래팔의 통증을 기술하기 위해 흔히 사용되는 용어로는 테니스팔꿈치(가쪽위관절융기염), 골퍼팔꿈치(안쪽위관절융기염), 팔꿈치머리윤활낭염, 가슴문증후군 등이 있다. 이 증상들은 전적으로 혹은 부분적으로 통증유발점이 일으키는 연관통증 및 타이트함 때문에 일어난다. 통증이 처음에는 외상 손상 때문에 시작되었다고 하더라도 손상의 결과로 통증유발점이 형성되었을 수 있으며, 영구적인 완화를 위해서는 치료가 필요하다.

테니스팔꿈치/가쪽위관절융기염
(Tennis Elbow/Lateral Epicondylitis)

팔꿉에서 가쪽에 뼈가 튀어나온 부분['위관절융기(epicondyle)']에 생기는 통증을 보통 '테니스팔꿈치'라고 이름하며 '가쪽위관절융기염(lateral epicondylitis)'이라고도 한다. 이 증상은 흔히 테니스를 치다가 처음 나타났고 힘줄의 염증 때문에 일어나는 것으로 생각되었기 때문에 그런 이름이 붙었다. 최근 수십 년간 압도적 다수 사례에서는 컴퓨터 사용이 주범일 가능성이 크다. 현재 대부분의 의학 문헌은 안타깝게도 통증유발점의 역할을 아직 인정하지 않고 있다. 힘줄의 염증은 드물다는 사실은 이제 인정받고 있음에도 말이다. '가쪽위관절융기염'의 징후, 증상, 원인은 팔꿉관절 양쪽에 있는 관련 근육에 있는 통증유발점의 징후, 증상, 원인과 동일하다.

가쪽위관절융기 부위에서 통증을 유발하는 통증유발점은 다음과 같은 순서로 진행될 가능성이 크다. 손뒤침근(제25장), 위팔노근(제24장), 긴노쪽손목폄근(제24장), 손가락폄근(제24장), 위팔세갈래근(제19장), 팔꿈치근(제19장), 위팔두갈래근(제23장)과 위팔근(제28장). 괄호 안에 언급된 각 근육 장들을 자가치료에 참고하면 가쪽위관절융기염을 해소할 수 있을 것이다.

골퍼팔꿈치/안쪽위관절융기염
〔Golfer's (or Thrower's) Elbow/Medial Epicondylitis〕

팔꿉에서 안쪽에 뼈가 튀어나온 부분에 생기는 통증을 보통 골퍼팔꿈치 또는 투수팔꿈치라고 이름하며 '안쪽위관절융기염(medial epicondylitis)'이라고도 한다. 가쪽위관절융기염과 마찬가지로 현재 대부분의 의학 문헌은 통증유발점의 역할을 아직 인정하지 않고 있다.

안쪽위관절융기의 연관통증은 위팔세갈래근(제19장), 큰가슴근(제11장), 작은가슴근(제21장), 앞톱니근(제12장), 위뒤톱니근(제15장)에 있는 통증유발점에 의해 나타날 수 있다. 손목굽힘근과 손가락굽힘근(제27장) 및 손목폄근과 손가락폄근(제24장)에 있는 모든 통증유발점도 조사해 보는 것이 좋다. 이 근육들이 타이트해지면 통증에 일조할 수 있기 때문이다.

팔꿈치머리윤활낭염(Olecranon Bursitis)

팔꿉에서 뾰족하게 튀어나온 부분('팔꿈치머리(olecranon)')이 부으면서 통증이 있다면 윤활주머니(윤활낭, bursa)라고 하는 액체가 들어 있는 주머니 안의 염증 때문일 가능성이 크다. 이 상태는 충격 손상 혹은 책상과 같은 단단한 표면에 팔꿉을 반복적으로 기대는 동작 때문에 생길 수 있다. 충격 손상으로 인한 부기는 반복 손상으로 인한 부기보다 부위가 더 크며(따라서 더 눈에 잘 띌 가능성이 크고) 위팔세갈래근 파열 때문에 생긴 것일 수 있다. 팔꿈치머리 주변이 부었다면 팔꿉을 기대지 말고(팔꿉을 기대는 자세 자체가 애초에 인간공학적으로 나쁘다!) 얼음찜질을 해 보도록 하라. 침술과 트라우밀 연고(Traumeel ointment, 아르니카와 다른 성분이 들어간 동종요법 연고)를 써 보는 것도 도움이 된다. 위팔세갈래근 파열이 아니라고 진단해 줄 수 있거나 바늘로 윤활주머니에서 과도한 윤활액을 제거해 줄 수 있는 건강관리 제공자를 찾아가야 할 수도 있다.

위팔세갈래근과 위뒤톱니근의 통증유발점 역시 팔꿈치머리에 연관통증을 일으킬 수 있지만 부기는 동반되지 않는다. 통증유발점이 팔꿈치머리윤활낭염과 동시에 생길 수 있으며 거의 항상 충격이나 반복 사용으로 인한 손상 때문에 일어난다는 점을 명심하라. 위팔세갈래근의 통증유발점과 타이트함 때문에 근육이 손상을 입기 쉬운 상태가 된다.

가슴문증후군(Thoracic Outlet Syndrome)

'가슴문증후군(흉곽출구증후군)'은 특정한 병명이라기보다는 여러 증상 묶음을 가리키는 용어이지만 건강관리 제공자들은 흔히 특정 상태를 말하는 것처럼 이 용어를 사용한다. 어떤 증상들을 이 질환으로 규정할 수 있는 것인지, 원인이 무엇인지에 대해서는 대부분의 의학 문헌들에서 여전히 폭넓은 이견과 혼란을 겪고 있다. 가슴문증후군 통증은 목, 어깨, 아래팔, 손에서 느낄 수 있으며 무감각, 저림, 쇠약을 동반한다. 통증유발점이 목갈비근의 비정상적 긴장의 원인 중 하나이며 가슴문증후군, 보다 정확히는 '거짓가슴문증후군(pseudo-thoracic outlet syndrome)'의 주원인일 수 있다는 점은 흔히 간과된다.

트러벨과 사이먼스(1999, "제20장 목갈비근")는 '가슴문증후군'이라는 용어의 사용에 관해 길게 논의한 바 있는데, 당신의 건강관리 제공자가 이 진단명을 썼다면 해당 장을 읽어보고 그들과 이 정보를 공유할 것을 강력히 권장한다. 당신에게 통증유발점이 숨어 있을지 확인해 보기 위해 숙련된 시술자에게 다음 문단에 열거된 근육 전부를 검사해 달라고 요청할 만한 가치는 틀림없이 있다. 당신이 수술을 고려하고 있다면 특히 그렇다. 수술로 가슴문증후군이 성공적으로 치료될 확률은 50퍼센트 미만인데, 통증유발점을 고려하지 않았거나 통증유발점이 해소되지 않았기 때문일 가능성이 크다. 수술이 실패하면 이어서 다른 문제들이 발생하는 경우도 흔하다. 완전한 해소를 위해서는 외과적인 교정이 필요한 해부학적 이상이 있는 환자들이 소수 있을 수도 있지만 대부분의 환자들은 비수술적 개입의 성공률이 더 높다.

목갈비근(제20장), 큰가슴근(제11장), 넓은등근(제17장), 큰원근(제18장), 어깨밑근(제16장)은 모두 가슴문증후군 증상과 닮은 연관통증을 일으킬 수 있으며 여러 개의 통증유발점이 발생한 경우라면 특히 헷갈릴 수 있다. 등세모근(제10장), 작은가슴근(제21장)의 통증유발점 역시 가슴문증후군으로 진단되는 연관통증을 유발할 수 있다. 반드시 이 근육들을 '모두' 검사해 보라. 빗장밑근(제11장)이 커지면서 첫째갈비뼈가 들려서 빗장밑정맥을 압박할 수 있으므로 이 근육의 통증유발점도 확인하고, 카이로프랙터나 정골의학의사를 만나서 첫째갈비뼈를 조정할 필요가 있는지 확인해 보라.

가시위근(제13장)과 가시아래근(제14장)의 통증유발점도 검사해 보라. 위성 통증유발점이 위팔세갈래근(제19장)과 큰가슴근(제11장), 작은가슴근(제21장), 손목폄근(제24장)에 발생하는 경향이 있다. 어깨올림근에 있는 통증유발점 역시 가슴문증후군으로 진단받는 연관통증을 유발할 수 있으며 목빗근과 머리널판근에도 역시 관련된 통증유발점이 있을 수 있으며 어깨세모근 또한 위성 통증유발점을 발생시킬 수 있지만 이 근육들이 직접적으로 팔꿉 · 아래팔 · 손목 · 손통증을 일으키는 것은 아니기 때문에 이 책에서는 다루지 않는다. 이런 근육이 포함된 통증유발점 도서에 관해서는 "참고 자료(Resources)" 항목을 보기 바란다.

팔꿉 손상(Elbow Injuries)

팔꿉이 갑자기 잘못된 방향으로 꺾이면(젖힘) 관절 안과 주변에 있는 인대 및 기타 구조에 손상이 일어날 수 있다. (추락이나 직접 타격과 같이) 손상을 일으킨 힘이 일정 정도 이상으로 크다면 팔꿉관절이 탈구될 수 있으며 보통 위팔뼈나 자뼈, 노뼈에 골절이 동반되기도 한다. 안쪽곁인대(ulnar collateral ligament) 삠(염좌) 또한 무거운 물건을 반복적으로 던지는 것과 같은 상당히 격렬한 반복 동작 때문에 일어날 수 있다.

이러한 문제를 일으키는 외상 손상 혹은 반복 사용 손상을 당했다면 통증유발점이 형성되었을 가능성이 있으며 만성통증을 예방하기 위해서는 치료가 필요하다. 또한 일부 뼈들의 정렬이 흐트러졌을 수도 있기 때문에 카이로프랙터나 정골의학의사의 교정이 필요할 수도 있다.

결론(Conclusion)

통증유발점이 통증의 근원이든 손상의 결과로서 생겼든지 간에 통증유발점은 모든 종류의 팔꿉통증과 아래팔통증에 개입되어 있을 가능성이 크다. 제9장의 통증 길잡이를 보고 증상을 느끼는 부위에 따라 어느 근육의 통증유발점을 조사해야 할지 확인하라. 통증유발점은 무감각과 저림을 유발할 수도 있으므로 통증뿐만 아니라, 이런 증상을 느끼는 '모든' 부위를 검사하도록 하라.

어깨나 위팔, 팔꿉에 어떤 문제가 있든 각각의 근육과 통증유발점을 눌러 주고 스트레칭하는 것과 더불어 잠자리에서 다음 사진들 중 하나처럼 자세를 잡고 누우면 도움이 될 것이다.

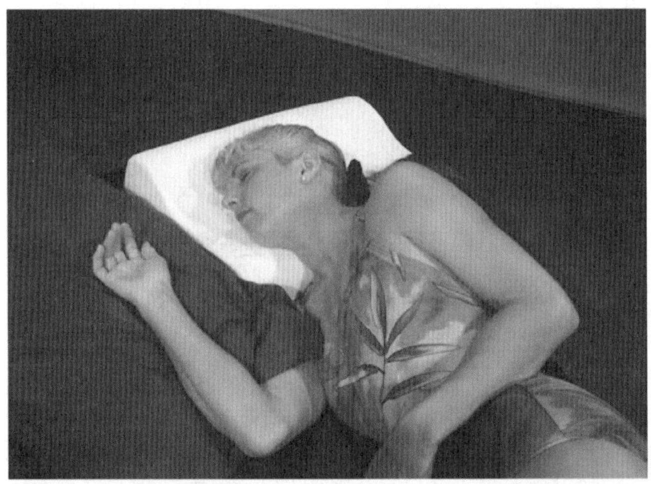

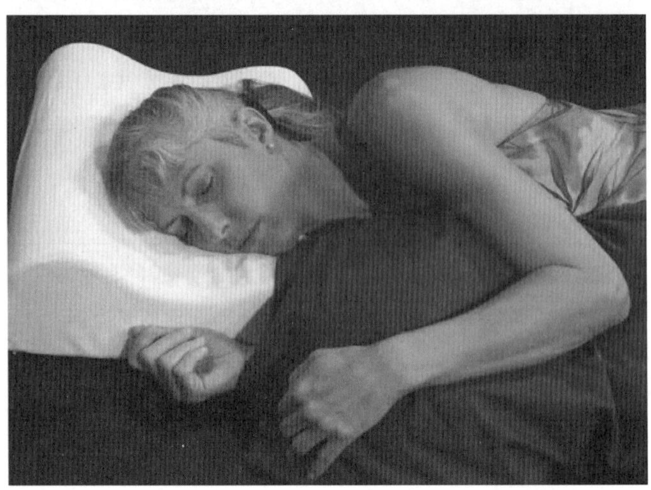

제 **4** 장

손목, 손, 손가락의 통증 (Wrist, Hand, and Finger Pain)

손목, 손, 손가락의 통증이 외상 손상 때문에 생긴 것이 아니라면, **'반복긴장손상'**의 결과로 일어났을 가능성이 크다. 반복긴장손상은 작업이나 취미 혹은 운동과 관련된 반복적 과사용 움직임 때문에 일어난 통증을 가리키는 일반용어이다.

컴퓨터 사용이 늘어나면서 아래팔에 있는 근육 통증유발점으로 인한 연관통증 환자 숫자도 크게 증가했다. 환자들은 흔히 손목과 손의 통증을 호소하고 그에 따라 **'손목굴증후군**(carpal tunnel syndrome)'으로 오진을 받을 수 있다. 이들은 대개 고정기를 착용하게 되는데, 어느 정도 통증 완화 효과는 있겠지만 통증유발점이 일으킨 문제 자체는 해결되지 않는다.

손목, 손, 손가락의 통증을 일으키는, 드물지만 다른 원인으로 손목 윤활낭염, **드퀘르뱅 건초염**(de Quervain's tenosynovitis), **방아쇠손가락/방아쇠엄지**(trigger finger/trigger thumb), **뒤퓌트랑구축**(Dupuytren's contracture), **헤베르덴결절**(Heberden's node)이 있다. 통증유발점과 관련된 근육의 타이트함을 치료하면 이러한 증상 해소에도 도움이 되거나 최소한 동반되는 통증을 최소화할 수 있다.

반복긴장손상 [Repetitive Strain Injury (RSI)]

통증유발점 형성을 야기하게 되는 근육의 반복적 과사용은 팔의 통증 및 기타 증상 발현의 대부분을 차지한다. 따라서 통증유발점을 치료하면 팔 · 팔꿉 · 손목 · 손 · 손가락통증의 상당수를 해결할 수 있다. 제3장에서 다루었던 상태들과 마찬가지로 현재 대부분의 의학 문헌은 통증유발점의 역할을 아직 인정하지 않고 있다. 반복긴장손상의 징후, 증상, 원인은 관련 근육에 있는 통증유발점의 징후,

증상, 원인과 동일하다.

손목굴증후군(Carpal Tunnel Syndrome)

손목굴증후군은 가슴문증후군(제3장 참고)과 함께 발생할 수 있다. 또는 손목굴증후군의 증상이 통증유발점으로 인한 증상과 비슷하게 나타날 수도 있는데, 이런 경우는 '거짓손목굴증후군'이라는 더 적절한 이름이 붙는다. 손목굴은 손바닥 쪽 손목 바로 아래의 굽힘근지지띠(flexor retinaculum)와 손목굴의 나머지 3면을 형성하고 있는 여덟 개의 손목뼈로 되어 있다. 손목굴을 관통하는 아홉 개의 긴 굽힘근힘줄 중 하나가 붓거나 퇴행할 경우, 또는 어떤 이유에서 손목굴이 좁아지는 경우, 정중신경이 눌리거나 포착될 수 있다. 이렇게 되면 손과 손가락에서 작열감이나 무감각, 저림, 쇠약, 근육 손상 등이 야기될 수 있다.

'진짜' 손목굴증후군은 진동 도구의 사용이나 이전의 손상(부기를 야기한 손목 골절이나 삠과 같은 손상)에 의해 발생하는 것 같다. 손목굴이 작아서 문제가 일어나기 쉬운 체질인 사람들도 있다. 뇌하수체 과다활동, 갑상샘저하증, 류마티스관절염, 혹은 임신이나 폐경기의 체액 저류와 같은 구조적 인자들이 일정한 역할을 할 수도 있다.

손목굴증후군 진단은 사실 대부분 '오진'이며, 실제로는 통증유발점 때문에 일어난 증상이다. 손목굴증후군 진단을 받았다면 목갈비근(제20장), 작은가슴근(제21장), 위팔두갈래근(제23장), 위팔근(제28장), 부리위팔근(제22장), 손목폄근, 손가락폄근, 위팔노근(제24장), 손목굽힘근, 손가락굽힘근, 원엎침근(제27장), 긴손바닥근(제26장), 엄지모음근과 엄지맞섬근(제29장)을 검사해 볼 필요가 있다.

작은가슴근이 통증유발점이나 다른 원인 때문에 만성적으로 긴장되어 있고 그 힘줄이 겨드랑동맥(axillary artery)과 팔신경얼기(brachial plexus)를 조이는 상태인 '작은가슴근 포착(pectoralis minor entrapment)'이 손목굴증후군으로 오진될 수 있으며, 이는 손목굴 수술로는 해결되지 않는다. 팔신경얼기 포착은 반지손가락과 새끼손가락, 손등, 아래팔 가쪽, 엄지손가락의 손바닥 쪽, 집게손가락, 가운데손가락에 무감각과 불편한 감각을 일으킨다. 작은가슴근(제21장)과 더불어 위팔두갈래근(제23장), 부리위팔근(제22장), 등세모근(제10장)과 관련된 통증유발점도 조사해 보라.

수술을 생각하고 있다면 반드시 직접 통증유발점을 치료해 보도록 하라. 확실히 성공할 수 있도록 숙련된 시술자의 도움까지 받는다면 이상적일 것이다. 수술은 성공률이 낮은데, 아마도 통증유발점에서 비롯되는 증상들을 원인으로 보지 않기 때문일 가능성이 크다.

손목 윤활낭염(Wrist Bursitis)

윤활액으로 가득 찬 윤활주머니(윤활낭)라고 하는 주머니는 손목의 경우, 손등 일부에서부터 아래팔로 약간 올라가는 부위까지 걸쳐 있는데, 여기에 염증이 생기고 부을 수 있다. 가장 흔한 원인은 야구, 배드민턴, 테니스, 사이클링과 같은 운동 활동이지만 모든 종류의 반복긴장손상이 손목 윤활낭염을 일으킬 수 있다. 증상으로는 손등 쪽 손목에 덩이나 부기가 생기며 자전거를 탈 때처럼 손목을 뒤로 젖힌 상태에서 손에 무게가 실리면 통증이 생긴다. 통증 부위에 얼음을 대고 증상을 악화시키는 활동을 피하거나 최소화하라. 팔과 손의 모든 통증유발점을 치료하라. 침술과 트라우밀 연고가 도움이 될 것이다. 윤활주머니에서 과도한 윤활액을 주사기로 제거해 줄 수 있는 건강관리 제공자를 찾아갈 필요가 있을 수도 있다.

삠과 골절(Sprains and Fractures)

엄지손가락은 뒤로 젖혀지면 쉽게 삘 수 있는데 손을 지나치게 펼친 상태로 떨어지거나 스키나 농구 등 신체 접촉이 있는 스포츠 활동을 하다가 일어날 수 있다. 노뼈나 자뼈, 손목뼈, 손가락뼈 골절 역시 같은 이유로 생길 수 있다. 진단을 받으려면 엑스레이 혹은 엠아르아이를 찍어 보아야 할 수 있다. 얼음찜질, 휴식, 고정 등이 필요할 수 있다. 통증 및 외상용 아르니카, 트라우밀, 한약이 도움이 될 수 있다. 통증유발점은 어떤 손상의 결과로든 형성될 수 있기 때문에 부기가 가라앉거나 석고붕대를 풀고 난 후에 통증유발점을 살살 치료하기 시작하라.

드퀘르뱅 건초염(De Quervain's Tenosynovitis)

드퀘르뱅병, 드퀘르뱅 증후군으로도 알려진 '드퀘르뱅 건초염'은 원엎침근(제27장)과 긴엄지벌림근이 엄지손가락 쪽 손목에서 교차하는 부위를 둘러싼 결합조직에 생기는 염증을 말한다. 대개 엄지손가락에 충격을 주는 활동, 정원 가꾸기와 같이 반복적으로 물체를 쥐는 활동, 혹은 라켓을 사용하는 운동이나 카누, 볼링, 골프와 같은 운동을 하다가 증상이 발생한다. 류마티스관절염과 같은 염증성 질환도 건초염을 촉발할 수 있다. 그러나 통증유발점도 동일한 활동들을 통해 발생하고 악화될 수 있기 때문에 통증만으로 진단을 내려서는 안 된다. 엄지손가락 쪽 손목 전체가 붓는다면 드퀘르뱅 건초염일 수 있다. 얼음찜질을 해 보고 아래팔(제24 · 25 · 27 · 28장)과 엄지손가락(제29장)의 통증유발점을 치료하라.

방아쇠손가락과 방아쇠엄지(Trigger Finger and Trigger Thumb)

손가락이 주먹을 쥔 모양으로 '움직일 수 없는' '방아쇠손가락'은 손바닥과 손가락 사이의 주름에서 엄지손가락 넓이만큼 위에 있는 손바닥 쪽 힘줄의 걸림 때문에 일어난다. 엄지손가락이 접힌 상태로 움직일 수 없는 '방아쇠엄지'는 엄지두덩 혹은 엄지손가락과 집게손가락 사이의 손샅(finger web)에 있는 굽힘근힘줄이나 그 주위에 있는 압통 부위 때문에 야기될 수 있다. 방아쇠손가락의 원인은 불분명하나 손바닥이 비교적 뾰족한 물체에 반복해서 눌리면 일어날 수 있는 것으로 보인다. 통증유발점이 직접적인 원인이 아닐 수도 있지만, 손목굽힘근과 손가락굽힘근(제27장), 엄지모음근과 엄지맞섬근(제29장)에서 방아쇠손가락과 방아쇠엄지 해결에 도움이 될 수 있는 자가치료 기법을 참고하라.

뒤퓌트랑구축(Dupuytren's Contracture)

'뒤퓌트랑구축'은 손바닥의 결합조직이 섬유화되고 두꺼워지면서 결과적으로 손가락이 수축되고 굽는 증상이다. 반지손가락과 새끼손가락이 가장 흔하게 영향을 받으며 증상이 서서히 진행됨에 따라 가운데손가락도 영향을 받게 된다. 집게손가락과 엄지손가락은 영향을 받는 경우가 드물다. 영향을 받는 손가락과 맞닿은 손바닥 부위에 결절이 형성되며, 처음에는 만지면 아프다. 뒤퓌트랑구축이 상당히 진행된 경우 손바닥이 수축되면서 평면에 손을 평평하게 대지 못하게 되지만 통증은 시간이 지나면서 줄어드는 편이다. 뒤퓌트랑구축은 남성이나 알코올중독, 당뇨병, 간질이 있는 사람들에게 더 빈발하며 대개 중년층, 즉 30대 후반부터 50대 초반의 사람에게 발병하는 편이다.

긴손바닥근의 타이트함과 통증유발점이 결절과 섬유띠 발생의 인자가 되는데, 이는 이 근육이 손바닥 피부 조직에 작용하기 때문이다. 긴손바닥근(제26장)에 자가치료 기법을 실시하면 결절 형성 진행을 막을 수 있을지도 모른다. 손목굽힘근과 손가락굽힘근(제27장)에도 시도해 보라. 침술도 도움이 될 수 있다. 결절 부위에 매화침을 쓰거나 긴손바닥근 및 손목굽힘근과 손가락굽힘근에 침을 놓는 것도 성공적이었다.

현재 외과 지침에 따르면 손바닥을 평평하게 펼 수 있다면 치료를 받을 필요가 없는 것으로 간주한다. 일상 활동에 거슬릴 정도로 증상이 진행되면 외과의사를 찾아가라.

헤베르덴결절(Heberden's Nodes)

'헤베르덴결절'은 손가락끝에 가까운 관절(먼쪽손가락뼈사이관절)의 한쪽에 단단하고 콩알만 한 결절이 생기는 증상이다. 처음에는 만지면 아프지만 시간이 지나면서 통증은 줄어든다. 헤베르덴결절은 여성, 특히 폐경 3년 이내의 여성에게 흔히 발생한다.

헤베르덴결절이 있다면 뼈사이근(제30장)의 통증유발점이 시작 인자일 수 있으므로 이곳을 조사한다. 통증유발점이 비활성화되면 압통이 즉시 사라지며, 시간이 지나면서 결절 자체도 사라질 수 있다.

결론(Conclusion)

통증유발점이 통증의 근원이든 손상의 결과로서 생겼든지 간에 통증유발점은 모든 종류의 손목통증과 손통증에 개입되어 있을 가능성이 크다. 제9장의 통증 길잡이를 보고 증상을 느끼는 부위에 따라 어느 근육의 통증유발점을 조사해야 할지 확인하라. 통증유발점은 무감각과 저림을 유발할 수도 있으므로 통증뿐만 아니라 이런 증상을 느끼는 '모든' 부위를 검사하도록 하라.

제 2 부

통증유발점의 발생과 지속 원인: 지속인자

(WHAT CAUSES TRIGGER POINTS AND KEEPS THEM GOING: PERPETUATING FACTORS)

재닛 트러벨 박사와 데이비드 지 사이먼스 박사(1983)에 따르면 "복수의 지속인자를 바로잡지 않고 근막통증증후군을 치료한다면 환자는 치료와 재발의 끊임없는 순환에 빠져들 수밖에 없을 것이다. … 보통 한 가지 스트레스가 [통증유발점을] 활성화하고 다른 요인들이 지속시킨다. 몇몇 환자들의 경우, 이러한 지속인자가 매우 중요해서 지속인자들을 제거하면 국소치료를 전혀 받지 않고도 통증이 완전히 사라지기도 한다."(103)

여기에서는 통증유발점을 활성화하고 지속시키는 일반적인 원인들을 전체적으로 살펴보고 팔꿉 · 아래팔 · 손목 · 손통증을 없애는 데에 도움이 되는 지속인자를 다스리는 법에 관해 여러 가지 제안을 한다. (제3부에서는 개별 근육에 관한 각각의 장들에서 각 근육에 맞는 구체적인 제안을 추가적으로 할 것이다.) 각 장을 읽으면서 신체 역학, 식단, 그 밖의 지속인자들이 어떻게 통증에 일조하는지 알아 가기를 권한다. 대개 여러 인자들이 관여하고 있으며 당신은 아마 여태까지 이런 요인들이 통증을 일으키고 있다는 사실을 몰랐을 것이다. 흔히 지속인자는 기계적 스트레스인자, 손상, 척주 부정렬, 영양소 결핍, 나쁜 식습관, 음식알레르기, 감정 인자, 수면장애, 급성 혹은 만성 감염, 호르몬 불균형, 기관 기능장애,

질병 등이 있다.

지속인자를 다스릴 때에는 과정이 너무 부담스럽지 않도록 자기에게 맞게 적당히 진도를 조절해야 한다. 시간을 두고 당신의 지속인자를 처리하도록 하라. 필요한 변화를 한 번에 일으킬 수는 없을 것이다. 지속인자들을 다스리기 시작하면서 제3부에 나오는 자가치료 기법도 시작해 보기 바란다. 통증유발점에 압박을 가하면 일시적으로 혹은 장기적으로 통증과 다른 증상들이 완화될 것이다. 하지만 이렇게 한다고 해서 근본적인 지속인자가 해결되지는 않을 것이다. 통증유발점요법으로 일시적 완화가 일어나지만 증상이 금세 재발한다면 통증유발점이 한 가지 인자는 맞지만 영구적으로 나아지려면 지속인자들을 다룰 필요가 있을 것이다.

제 5 장

신체 역학
(Body Mechanics)

당신이 앉고, 서고, 걷고, 달리고, 움직이면서 일반적으로 근육을 다루는 방식은 통증유발점이 만들어지고 지속되느냐 아니냐에 지대한 영향을 미친다. 팔꿉, 아래팔, 손목, 손의 경우, 자세, 인간공학, 근육 사용 방식에 주의를 기울이면 치유에 크게 속도가 나고 장기적인 완화에도 도움이 된다. 올바른 머리 위치를 잡는 법만 배워도 통증유발점 치료에 결정적인 차이가 난다. 거북목 자세가 손끝까지 이르는 연관통증을 일으키는 통증유발점을 초래하고 지속시킬 수 있기 때문이다. 손상을 즉시 치료하면 통증유발점 형성을 예방하는 데에 도움이 될 수 있다. 또한 척주 부정렬이나 뼈대계통의 다른 문제들뿐만 아니라 오래된 손상을 치료하는 것 역시 통증유발점의 지속을 막는 데에 도움이 될 수 있다.

기계적 스트레스인자 (Mechanical Stressors)

디자인이 나쁜 의자나 작업대에 앉는다거나, 적절한 준비운동 없이 운동을 하거나, 뼈대 비대칭과 같은 만성적인 기계적 스트레스인자는 통증유발점을 악화시키는 자기 지속적 악순환을 일으키게 된다. 이것들은 팔꿉·아래팔·손목·손통증에 관여하는 통증유발점의 가장 흔한 원인이자 지속인자이다. 다행히 이것들 중 대부분은 거의 항상 바로잡을 수 있으며, 이것들을 최소화하거나 제거하는 것이야말로 당신이 통증의 악순환을 깨기 위해 할 수 있는 가장 중요한 일들 중 하나이다.

근육 남용(Abuse of Muscles)

스포츠 활동은 부적절하게 준비운동을 하거나, 특정 근육은 과다사용하면서 다른 특정 근육은 과소사용하거나, 신체 부위에 직접적인 충격을 받거나, 긴장과 삠(염좌)을 당하거나, 힘줄이 파열되거나, 골절이 일어나는 등 다양한 인자 때문에 통증유발점을 일으킬 수 있다. 일주일에 하루나 이틀만 격렬하게 운동하는 '주말 전사'라면 특히나 이러한 문제에 취약하게 된다.

자세가 온몸에 영향을 미칠 수 있다. 의자나 소파에 구부정하게 앉거나 침대에서 책을 읽으면 손, 손가락, 다리, 발끝까지 온갖 근육들이 고생하게 된다. 근육 남용은 (물건을 올바르지 못한 자세로 들어 올리는 등) 나쁜 신체 역학, (쉬지 않고 책상 앞에 앉아 있거나 서 있는 등) 장기간의 부동자세, (의자에 앉아 다리로 의자를 이리저리 움직이는 것과 같은) 반복적 동작, (쪼그려 앉기와 같이) 오랜 시간 동안 불편한 자세로 있기 등이 포함된다. 아래에 소개하고 있는 자가치료 기법이 근육 남용 예방에 도움이 될 것이다.

자가치료 기법: 운동을 할 때에는 올바르게 훈련하고 준비운동을 하라. 각 활동을 하기에 앞서 적절히 스트레칭을 하고 여러 동작에 맞게 준비훈련을 해서 모든 근육을 키워 놓도록 하라. 그리고 반복 횟수와 무게를 서서히 늘리는 식으로 손상의 위험을 줄여라.

자가치료 기법: 자주 휴식하라. 장시간 앉아 있거나 서 있어야 할 때에는 자주 쉬도록 하라. 한 가지 요령은 방에 멀찍이 타이머를 설정해 놓는 것이다. 타이머를 끄려면 자리에서 일어나야 하니까 말이다. 한 가지 활동, 특히 어깨, 아래팔, 손의 반복적 동작이 필요한 활동을 너무 오래 하지 않도록 다양한 활동을 하라.

자가치료 기법: 당신의 신체 역학을 제대로 알아라. 반드시 (아래에서 이야기할) 적당한 지지대에 등을 대고 똑바로 앉도록 하라. 허리가 아니라 무릎을 써서 올바르게 물건을 드는 법을 배워라.

몸에 맞지 않는 가구(Misfitting Furniture)

몸에 맞지 않는 가구는 근육통의 주요 원인 중 하나로, 특히 직장에서 그러하며, 특히 반복긴장손상을 일으키는 경우가 많다. 직장이나 집에서 책상 또는 컴퓨터 앞에 앉을 때에는 근육에 상당한 스트레스가 가해지며 온몸에 영향이 미칠 수 있다. 하지만 사무실 환경을 개선하기 위해서 허리 지지대(lumbar support), 전화용 헤드셋(headset), 원고걸이와 같이 대개는 돈이 많이 들지 않는 방식으로도 당신은 많은 일들을 할 수 있다. 컴퓨터 모니터를 두꺼운 책자를 받쳐서 적당한 높이로 올려놓는 것만으로도 큰 차이가 생긴다. 이런 도구들을 제때 갖춰 놓으면 가능한 한 많이 사용할 수 있게 될 것이다.

자신에게 맞는 사무실 가구 마련하기
(Get Office Furniture That Fits You)

몸에 맞지 않는 가구를 고치거나 바꾸는 것은 통증유발점, 특히 팔과 손에 영향을 주는 통증유발점들을 완화시키기 위해 당신이 할 수 있는 가장 쉬운 일 중 하나이다. 일단 한번 작업을 해 놓으면 자가치료의 일부로 매일 혹은 자주 뭔가를 할 필요가 없어진다. 물론 여전히 자기 자세에는 신경을 써야겠지만 가구를 바꿈으로써 의식하지 않고도 역효과를 낳는 자세 습관들을 바로잡는 편이 훨씬 쉽다. 인간공학을 전문으로 하는 회사와 계약해서 당신의 작업장을 방문해 사무실 환경을 평가해 달라고 하는 것도 좋다. 이들이 여러 가지 조정을 해 줄 수 있으며 당신 몸에 맞는 가구를 고르는 데에도 도움을 줄 것이다. 당신 고용주가 비용 지출을 꺼릴 수도 있겠지만 나쁜 작업장 환경 때문에 건강 문제가 생긴다면 결국 작업 시간 손실과 산업재해 보상 청구로 나중에 돈을 쓰게 되는 것은 매한가지이다. 고용주가 돈을 내주겠다고 하지 않으면 당신이 돈을 직접 들여서라도 해 보라. 통증이 사라지는 것에 비하면 비용이 대수겠는가?

의자: 당신의 팔꿉과 아래팔은 적당한 높이의 작업대 혹은 팔걸이와 수평으로 놓여 있어야 한다. 팔걸이는 몸을 한쪽으로 기울이지 않고도 팔꿉을 지지할 수 있을 만큼 충분히 높아야 하지만 어깨가 들릴 정도로 너무 높아서도 안 된다. 팔걸이 덮개는 단단해야 한다. 무릎은 책상 아래로 들어갈 수 있어야 하며 의자는 등받이에 기댈 수 있을 만큼 충분히 책상과 가깝게 붙여야 한다. 좋은 의자는 허리 부위와 등 부위를 동시에 지지해 준다. 앉는 부분은 넓적다리가 앉는 부분 앞부분에 눌리지 않고도 발이 바닥에 평평하게 닿을 정도로 낮아야 하지만 볼기 부위에 모든 압박이 가해질 정도로 높아서도 안 되며 궁둥이가 들어앉을 수 있도록 살짝 오목해야 한다. 바닥에 발을 댈 수도 없고 책상과 컴퓨터에 맞게 적당한 높이로 앉을 수도 없다면 넓적다리뒤근육에 가해지는 눌림을 피하기 위해 발받침을 써야 할 수도 있다. 120달러 정도면 주변에서 조절 가능한 훌륭한 의자를 구할 수 있을 것이다.

컴퓨터 모니터: 컴퓨터 모니터는 당신의 정면에 있어야 하며 눈보다는 살짝 낮은 높이에 위쪽이 뒤로 살짝 기울어져 있어야 한다. 종이를 보면서 작업을 한다면 원고걸이를 모니터 옆에 붙여서 머리를 숙이거나 옆으로 너무 멀리 돌리지 않고도 최대한 정면만 보면서 작업할 수 있도록 하는 것이 좋다. 모니터가 올바른 높이에 오도록 모니터 아래에 편람이나 책을 받쳐서 모니터를 높여도 좋다. 화면에 눈부심이 일어나거나 화면 때문에 눈이 거슬리지 않도록, 또한 조명이 적당하도록 사무실 환경을 검토하라.

키보드와 마우스: 키보드 받침이 있다면 높이 조절이 가능한 것이 좋다. 아래팔은 바닥과 평행해야 하며 손목은 곧게 뻗어야 한다. 손목 받침을 쓰는 것도 좋다. 나는 소위 '마우스 손상(mouse injury)'이라고 하는 경우를 많이 보았는데, 이는 제대로 된 팔 지지대 없이 장기간에 걸쳐 컴퓨터 마우스를 사용할 때 일어나는 팔과 어깨의 통증을 내가 부르는 표현이다.

헤드셋: 전화기용 헤드셋은 팔과 손에까지 영향을 줄 수 있는 목통증과 등통증을 상당히 완화시켜 줄 수 있다. 전화기용 어깨 받침만으로는 충분하지 않으며 손에 전화기를 잡고 있으려고 하다 보면 결국은 어느 시점에서 머리와 어깨 사이에 수화기를 껴안고 있게 된다. 이는 목과 등세모근에 무리를 준다. 직장에서나 집에서나 휴대전화용으로나 반드시 모든 전화에 헤드셋을 사용하라.

허리 지지대: 허리 지지대는 어깨가 앞으로 말린 자세를 바로잡는 데에 도움이 된다. 대부분의 카이로프랙틱 시술소에는 다양한 두께의 허리 지지대가 있다. 자가용과 집에서 자주 앉는 의자용으로 허리 지지대를 하나 구할 것을 권한다. 등 지지대 없는 곳에는 어디에도 앉지 말도록 하라. 지지대가 없으면 어깨와 등이 앞으로 쏠린 자세로 앉게 되기 때문이다. 스포츠 행사나, 야유회, 그리고 그 밖에 등 지지대가 없는 장소에 갈 때에는 크레이지 크리크(Crazy Creek) 상표의 의자나 유사한 제품을 챙겨 가서 최소한의 지지대를 마련하도록 하라. 대부분의 큰 스포츠 제품 제조사를 통해 구할 수 있다. 40달러 정도 밖에 하지 않으며 등을 위해서는 충분히 할 만한 투자다. 게다가 가벼워서 운반하기도 좋다. 아니면 역시나 운동구 상점에서 구할 수 있는 가벼운 접이식 의자도 괜찮다.

침실 가구 (Bedtime Furniture)

당신은 아마도 인생의 1/3 정도 되는 시간을 침대에서 보내게 되기 때문에 베개와 침대가 당신에게 잘 맞는 것이 극히 중요하다. 소파나 의자에서 자는 일은 반드시 피해야 한다.

베개: 베개가 발포 고무 혹은 다른 탄성이 있는 소재로 되어 있어서 머리가 이리저리 흔들린다면 얼른 갖다 버려라! 베개가 일으키는 이런 진동 때문에 등과 목의 통증유발점이 악화되며, 이어서 어깨, 팔, 손에까지 영향이 미칠 수 있다. (다만, 메모리폼 베개는 괜찮다.) 베개는 척주가 일렬이 되는 높이에서 머리를 받쳐 주어야 하며 옆으로 돌아누워도 편해야 한다. 카이로프랙틱 시술소에는 대개 디자인이 잘된 베개를 갖추고 있다. 나는 여행할 때 항상 내 베개를 챙겨 간다. 편히 잘 수 있는 베개를 확보해 놓을 수 있고 공항에서 발이 묶였을 때에도 유용하다.

침대: 너무 푹신한 침대는 여러 가지 근육 문제를 일으킬 수 있으며 팔과 손도 예외는 아니다. 침대가 너무 푹신하다는 것을 깨닫지 못할 수도 있다. 사람들은 흔히 자기가 쓰는 매트리스는 충분히 딱딱하다고 우기지만 좀 더 질문을 해 보면 통증이 특히 심할 때에는 바닥에 매트를 깔고 자면 나아진다고 인정한다. 바닥에 캠핑 매트를 깔고 일주일 동안 자 보라. 나아지는 기분이 들면 얼마를 들여서 샀든, 다른 사람에게는 얼마나 효과가 좋았든 상관없이 매트리스가 충분히 딱딱하지 않은 것이다. 사람마다 맞는 매트리스가 다르다. 순면으로 된 요는 매우 딱딱해서 아주 잘 맞는 사람들이 있다. 매트리스는 수명이 기껏해야 5년에서 7년 정도이며 이 기간이 지나면 교체해야 한다. 배우자가 자신보다 몸무게가 더 많이 나간다면 그쪽으로 굴러가지 않게 자기도 모르게 신경을 쓰고 있다는 점 역시 생각해보아야 한다. 매트리스 중에는 부부 각자에게 맞는 단단한 정도를 맞춰 줄 수 있는 것들도 있다.

의복(Clothing)

의복의 종류와 착용 방식에 따라 통증유발점이 발생하고 지속될 수 있다는 사실을 알면 놀랄 수도 있겠다. 몸에 꽉 끼는 옷은 순환을 저해할 수 있기 때문에 직접적으로 통증유발점을 만든다. 다행히도 아래에 나온 자가치료 기법에서 볼 수 있듯이 의복은 쉽게 고칠 수 있는 문제이다.

자가치료 기법: 알맞은 신발을 고르고 보조기를 구비하라. 하이힐, 카우보이 부츠 등 굽이 높은 신발은 신지 말라.

발 뒤침(supination, 발 가쪽에 체중이 더 많이 실림)이나 엎침(발 안쪽에 체중이 더 많이 실림)을 꼭 교정해야 하는 있는 사람들도 있지만, 신발 안에 발 지지물을 넣으면 거의 모든 사람들에게 유익할 수 있다. 신발이 적당한 발바닥활 지지가 되는 경우는 거의 없으며, 이는 위쪽으로 몸 전체의 근육에 영향을 미치게 된다. 내가 좋아하는 비교정 보조기는 수퍼피트(Superfeet) 제품들이다. 깊은 발꿈치 컵(heel cup)은 엎침과 뒤침을 막아 주며 발바닥활도 훌륭하게 떠받쳐 준다. 수퍼피트 제품으로는 저렴하고 직접 잘라서 쓸 수 있는 양산형 안창(insole)과 같이 다양한 모델들과 함께 적당한 가격의 맞춤형 안창도 있다. 이 제품들은 다양한 신발에 지지물이 되어 줄 수 있다. 제품에 관한 자세한 사항은 superfeet.com에서 찾아보기 바란다. 교정용 보조기가 필요할 것 같으면 발전문가(podiatrist)를 찾아가도록 하라.

자가치료 기법: 헐렁한 옷을 입어라. 꽉 끼는 옷은 순환을 저해하고 근육 문제를 일으킬 수 있다. 내가 대략적으로 가늠하는 방법은 옷이 살갗에 자국을 남기면 너무 끼는 옷이며 적절한 순환을 방해한다는 것이다. 양말, 벨트, 허리띠, 브래지어, 넥타이 등이 너무 꽉 끼지 않는지 점검해 보라. 특히 꽉 끼는 브래지어와 넥타이는 팔과 손에 통증유발점을 발생시키고 지속시킬 수 있다.

자가치료 기법: 핸드백이나 소형 배낭을 알맞게 갖고 다녀라. 핸드백을 갖고 다닌다면 한쪽 어깨가 아니라 상체를 가로질러 비스듬히 찰 수 있을 만큼 끈이 긴 핸드백을 쓰고 내용물은 가볍게 하라. 소형 배낭을 쓴다면 끈을 양쪽 어깨에 걸치도록 하라. 핸드백이나 소형 배낭을 한쪽 어깨로만 걸치면 핸드백이나 소형 배낭이 아무리 가벼워도 끈이 흘러내리지 않도록 한쪽 어깨를 최소한 조금이라도 들어 올려야 한다. 한쪽 어깨를 자꾸 추켜올리면 그쪽 팔 전체의 근육에 영향을 주게 되는 것이다.

거북목 자세(Head-Forward Posture)

거북목 자세는 온몸에 통증유발점을 발생시키고 지속시킬 수 있지만, 특히 목갈비근에 영향을 주게 된다. 목갈비근에는 흔히 손목굴증후군이나 가슴문증후군으로 오진되는 팔통증과 손통증의 원인이 되는 통증유발점이 있는 경우가 빈번하다. 머리를 만성적으로 앞으로 내밀고 있는지 확신이 없다면 자연스러운 자세로 서서 당신의 옆모습을 살펴보면서 몸통보다 머리가 앞으로 나와 있는지 확인하라.

머리가 어깨보다 더 많이 앞으로 나와 있을수록 통증유발점이 더 많이 발생할 가능성도 크다(Marcus et al. 1999). 자세 운동(postural exercise)을 하면 거북목 자세를 없애는 데에 도움이 된다.

자가치료 기법: 허리 지지대를 사용하라. 자동차나 책상 앞, 컴퓨터 앞, 식사나 TV 시청을 하면서 앉아 있을 때 자세가 나쁘면 거북목 자세가 생기거나 지속될 수 있다. 어디에 앉든 좋은 허리 지지대를 쓰면 나쁜 앉는 자세를 바로잡는 데에 도움이 되고 궁극적으로는 거북목 자세를 바로잡을 수 있다.

자가치료 기법: 자세 운동을 하라. 올바른 자세를 잡고 거북목 자세를 줄이려면 양발을 10 센티미터 가량 벌리고 양팔은 엄지가 앞쪽으로 보이게 하고 몸 옆에 두고 선다. 허리를 고정시키기 위해 볼기에 힘을 주고 숨을 들이쉬면서 (엄지손가락이 뒤로 향하도록) 팔과 어깨를 가쪽과 뒤쪽으로 돌리면서 어깨뼈를 등 뒤에서 서로 모은다. 이 자세를 유지한 상태로 어깨를 아래로 내리면서 숨을 내쉰다. 귀가 어깨와 일직선이 되도록 머리를 뒤로 당기고 정상적으로 호흡하면서 6초간 이 자세를 유지한다.(머리를 움직일 때에는 머리를 젖히거나 숙이지 말고 입을 벌리지도 말라.) 긴장을 풀되 자세를 풀고 나서도 좋은 자세를 유지하도록 노력하라. 이 자세를 유지할 때 불편하거나 뻣뻣함을 느낀다면 체중을 발꿈치에서 발바닥 앞쪽으로 옮겨 보라. 이렇게 하면 머리가 어깨를 넘어 뒤쪽으로 움직인다. 이 운동을 하루 중에 자주 되풀이하면 좋은 자세가 잡힌다. 매 한두 시간마다 하라. 온종일에 걸쳐 여섯 번 하는 것이 한꺼번에 여섯 번 하는 것보다 낫다(Travell and Simons 1983).

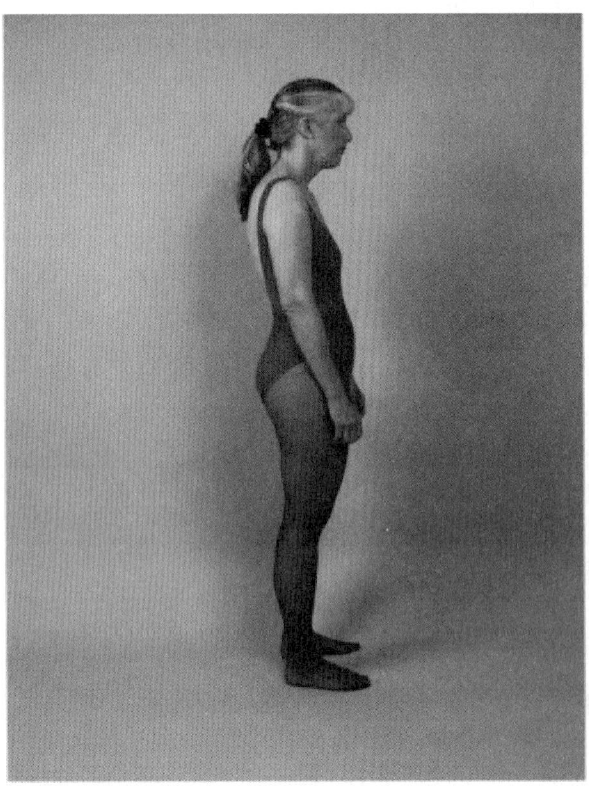

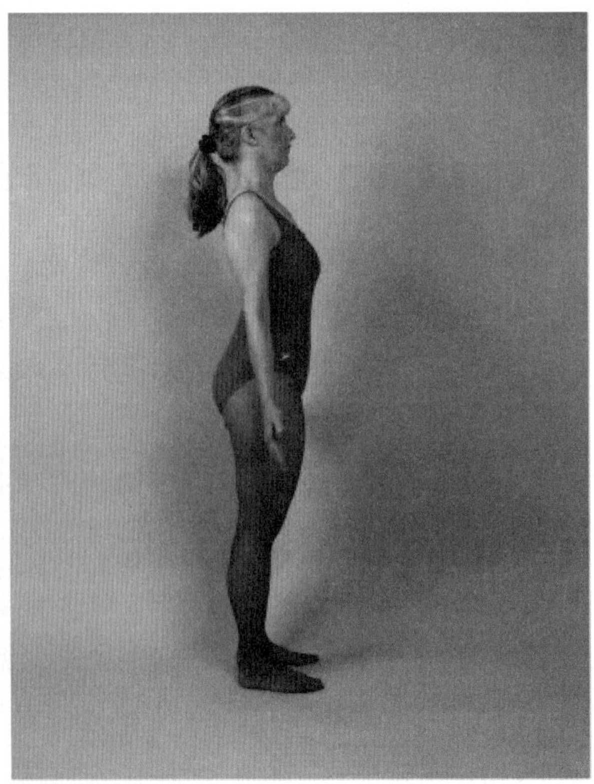

뼈대 비대칭(Skeletal Asymmetries)

더 짧은 위팔이나 (골반의 왼쪽이나 오른쪽이) 더 작은 반골반(hemipelvis) 등을 포함하는 뼈대 비대칭은 팔꿉이나 아래팔, 손목, 손에 통증유발점을 발생시킬 수 있다. 다행히도 뼈대 비대칭은 팔걸이나 인간공학적인 가구에 패드를 덧대거나 작은 볼기 쪽의 앉는 부분에 패드를 덧대는 식으로 큰돈을 들이지 않고 비침습적으로 바로잡을 수 있다.

손상(Injuries)

손상은 일반적으로 통증유발점의 가장 흔한 시작 인자이며 특히 어깨나 위팔, 손 근육의 가장 흔한 인자 중 하나이다. 건강한 근육은 사용하지 않을 때에는 유연하지만 동작을 위해 힘을 쓰면 단단해진다. 쉴 때에도 근육이 단단하다면 운동을 하더라도 건강하지 못한 식으로 뻣뻣한 것이다.

나는 고무줄과 막대기의 비유를 즐겨 사용한다. 갑작스러운, 예기치 못한 힘이 막대기에 가해지면 막대기는 손상되기 십상인데, 뻣뻣한 근육의 경우도 마찬가지이다. 이때에 힘은 추락이나 교통사고 같은 것이다. 하지만 고무줄에 갑작스러운 힘이 가해지면 힘을 흡수하기 위해 늘어나는데, 유연하고 건강한 근육도 마찬가지이기 때문에 손상의 가능성이 훨씬 적다. 의식하지 않더라도 근육이 뻣뻣해지거나 굳을 수 있다. 잠재 통증유발점이 운동범위를 어느 정도 제한할 수 있는데 누구에게나 잠재 통증유발점은 있기 때문이다. 잠재 통증유발점이 있는 근육은 갑작스러운 힘이 가해지면 손상되기 쉽다.

새 손상(New Injuries)

손상을 처음 당했을 때 치료하면 통증유발점이 형성되기 전에 미리 예방할 수 있고 통증의 악순환을 피하는 데에도 도움이 된다. 얼마 경과되지 않은 손상에 관한 작업에 정통한 침술사나 마사지요법사를 찾아가라. 카이로프랙터나 정골의학의사를 찾아가야 할 수도 있다.

수술과 흉터(Surgeries and Scars)

수술을 하면 흉터조직이 남을 가능성이 큰데 흉터조직이 통증유발점을 지속시킬 수 있다. 흉터조직은 두 엄지손가락을 사용해 흉터를 서로 반대 방향으로 문지르는 기법인 교차 마찰 마사지(cross-friction massage)를 열심히 하면 어느 정도 없앨 수 있다. 그렇지만 대부분의 사람들은 통증 때문에 자기 흉터에 그렇게 열심히 작업을 하려고 하지 않는다. 아마도 시술자를 찾아가서 도움을 구해야 할 것이다. 침술은 흉터조직을 치유할 수 있으며 그 부위 주변의 통증유발점이 일으키는 통증을 없애는 데에도 도움을 준다. 나는 교차 마찰 마사지와 침술을 둘 중 하나만 쓰기보다는 함께 사용하는 것을 권한다.

급성 손상과 수술 후 회복을 위한 자가치료 기법

(Self-Help Techniques for Acute Injuries and Postsurgery Recovery)

RICE:

- **Rest(휴식).** 해당 부위를 충분히 쉬게 한다.

- **Ice(얼음).** 얼음은 부기를 줄여 주고 멍을 예방하는 데에도 도움이 되며 해당 부위로의 혈류를 증가시켜 준다. 찬찜질(냉습포)을 할 수도 있다.(1갤런 비닐봉지에 얼음과 찬물을 넣으면 효과가 좋다.) 아래팔, 손목, 손이라면 냉기를 견딜 수 있을 만큼 오랫동안 얼음물에 그 부위를 담그고 있어도 된다. 물에서 팔이나 손을 꺼냈다가 필요하면 다시 넣어도 된다. 최소 48시간 동안 얼음을 댔다가 뗐다가 하라.

- **Compress(압박).** 에이스(ACE) 반창고와 같은 것들을 사용해서 해당 부위를 압박하라. (물론 순환을 방해할 정도로 단단하지는 않게 해야 한다!) 이 기법은 의료 제공자가 별도의 지시를 내리지 않는 한 급성 손상에만 사용해야 한다.

- **Elevate(올림).** 출혈과 부기를 줄이기 위해 해당 부위를 높이 올려라.

또한,

- 피부를 부드럽게 마사지하면서 심장 쪽으로 쓰다듬으면 순환이 나아진다.
- 교차 마찰 마사지와 침술은 부기와 멍이 사라진 후 흉터조직을 치유하고 줄여 주는 데에 도움이 된다.

구입:

- 동네 건강식품 상점에서 아르니카나 트라우밀 연고 혹은 구강 동종요법제를 구입하라.
- 외상에 좋은 한약재가 있다. 동네 침술사에게서 구할 수 있을 것이다. 자연의학의사들 역시 약초와 외상 세트가 있을 것이다. 갑작스러운 급성 손상에 대비해서 혹은 수술이 예정되어 있다면 약장에 구비해 놓아라. 손상 직후에 즉시, 그리고 가급적 수술 직후에 시작하는 것이 가장 효과가 좋다.

뼈대 부정렬과 척주 문제
(Skeletal Misalignments and Spinal Problems)

척주가 만성적으로 부정렬인 상태라면 타이트함과 통증 때문에 근육에 가해지는 스트레스로 통증유발점이 형성될 수 있으며 손끝까지 팔 전체에 영향이 미치게 된다. 어깨, 팔꿉, 손목, 손가락 관절의 부정렬로 고생할 수도 있다. 애초에 타이트한 근육 때문에 야기되는 경우가 보통이기 때문에 영구적 완화를 위해서는 뼈대 교정과 더불어 마사지나 침술을 병행할 필요가 있을 수 있다.

뼈대 교정은 카이로프랙터나 정골의학의사가 실시할 수 있지만 팔다리의 뼈를 교정할 수 있는 의사를 찾도록 하라. 척주 교정만 하는 의사들도 있기 때문이다. 처음 방문하면 엑스레이를 찍고 척주나 다른 부위를 진단할 것이다. 이미 엑스레이 사진을 찍었다면 추가 비용이 들지 않고 엑스레이를 두 번 찍느라 방사선에 노출되지 않도록 엑스레이 사진을 가져가라.

척추사이원반 탈출이나 팽윤으로 인한 만성통증 역시 온몸에 통증유발점을 형성시킬 수 있다. 척추사이원반 팽윤이나 탈출은 특히 매화침과 같은 침술로 성공적으로 치료할 수 있지만 빠르게 호전되지 않는다면 수술을 고려해 봐야 할 수도 있다. 척추 수술은 워낙 정교해져서 여러 수술은 꽤 사소한 시술이 되었고, 수술 다음 날이면 일어나 걸을 수 있을 정도이다. 만약 협착증이 있다면 침술이 통증에는 도움이 되겠지만 협착증에는 도움이 되지 않기 때문에 수술이 최선의 선택일 수도 있다. 어떤 수술에나 일정한 위험은 따르기 때문에 담당 외과의사와 의논해서 수술에 대해 제대로 이해하도록 하라. 여전히 확신이 없다면 다른 외과의사의 의견도 구해 보라. 척추사이원반 문제와 협착증은 엠아르아이로 확진할 수 있다. 수술을 받았는데도 통증이 계속된다면 통증유발점이 원인일 가능성이 크므로 영구적인 호전을 경험하려면 치료가 필요하다. 여전히 호전되지 않는다면 통증은 신경뿌리를 압박하는 수술 후 흉터조직 때문일 수 있으므로 의사의 확진을 받을 필요가 있다.

뼈돌기와 좁아진 척추사이원반 공간 역시 만성통증을 유발하면서 통증유발점을 형성시킬 수 있다. 그렇지만 전체 모집단에서 추출한 무작위 표본을 보면 뼈돌기나 좁아진 척추사이원반 공간이 있지만 통증을 경험하지 않는 많은 사람들을 볼 수 있다. 또한 뼈돌기나 좁아진 척추사이원반 공간이 없지만 통증을 경험하는 많은 사람들도 볼 수 있다. 따라서 시술자가 그렇게 짐작하더라도 이런 것들이 문제의 원인이라고 짐작하지 말라.

나는 통증유발점이 문제의 모든 원인은 아닐지라도 최소한 원인의 일부라고 전제하고 출발하며, 그에 따라 치료한다. 환자가 빠르게 호전되지 않는다면 다른 문제가 진행되고 있다는 것을 알 수 있다. 그러면 엑스레이나 엠아르아이로 진단해 줄 수 있는 사람에게 부탁한다.

결론(Conclusion)

신체 역학과 관련된 지속인자를 해결하려면 근무 환경부터 우선 바꿔라. 특히 일, 취미, 운동을 하면서 몸을 어떻게 쓰는지 살펴보고 새 운동을 과하게 하지 않도록 하라. 운동을 하기 전과 후에 스트레칭을 하라. 어떤 자세를 하고 있는지 살펴보고 올바른 자세를 잡고 이완하는 법을 다시 배우기 시작하라. 처음에는 당신 상황과는 무관하다고 생각했던 것들이 통증의 강도와 빈도를 극적으로 줄여 줄 수 있다. 자가치료 기법이 효과가 없다면 어떤 자가치료 기법이 당신에게 가장 중요한지 알아내거나 맞춤형 교정 기구를 갖출 수 있게 해 줄 건강관리 전문가와 상담하라.

다음 장에서는 영양과 기타 식사 관련 지속인자에 대해 논의할 것이다.

제 6 장

식사
(Diet)

통증유발점의 지속은 먹고 마시는 것들과 상당한 관계가 있다. 영양 섭취를 개선하고, 물을 충분히 마시고, 특정한 음식과 음료, 물질들을 멀리하면 통증유발점 악화를 크게 줄일 수 있으며 팔꿉 · 아래팔 · 손목 · 손통증의 강도와 빈도 역시 줄일 수 있다.

영양 결핍(Nutritional Deficiencies)

영양소 섭취를 개선하면 증상을 줄일 수 있는지 확인하는 일은 간단하고 비교적 돈도 적게 든다. 트러벨 박사와 사이먼스 박사(1983)는 환자 중 거의 절반에게 통증유발점으로 인한 통증과 기능장애를 영구적으로 경감하기 위해 비타민 결핍 치료를 실시해야 함을 발견했다. 그들은 비타민 결핍이야말로 해결해야 할 가장 중요한 지속인자 중 하나라고 믿었다. 영양소가 더 많이 결핍된 상태일수록 온갖 종류의 증상이 더 많이 나타난다.

'영양소 부족'은 정상 범위에서 하위 25퍼센트 내 수준인 경우를 가리키는데, 미묘한 임상징후와 증상이 나타날 수 있다. 대부분의 건강관리 제공자들은 비타민이나 무기질 섭취 수준이 낮아도 결과가 '정상' 범위 내에 있으면 별 문제가 없다고 한다. 그러나 영양소 부족은 만성통증을 유발하고 지속시킬 수 있다. 영양소 부족을 일으키는 데에는 여러 인자가 있으며, 영양소 섭취가 부적절하거나, 영양소 흡수 능력이 손상되거나, 영양소 활용이 불충분하거나, 신체에서 영양소 필요량이 증가하거나, 영양소가 지나치게 빨리 몸에서 빠져나가거나, 영양소가 몸에서 너무 빨리 파괴되는 등의 이유가 있다.

무엇을 먹을 것인가?(What to Take)

비교적 건강한 식사를 한다고 해도 보충제는 필요할 수 있다. 토양의 회복을 위해 여러 작물을 돌아가며 재배하기보다는 한 지역에서 한 작물만 되풀이해서 심은 결과 여러 지역의 농토에서 양분이 이미 고갈되었다. 화학비료와 살충제 사용 역시 작물과 토양에 악영향을 미치기 때문에 음식이 우리에게 필요한 모든 영양소를 항상 제공해 주는 것은 아니다. 식품의 장거리 운송 또는 장기간 보관 역시 영양가를 고갈시킨다. 작물 수확 시기와 소비 시기 사이에 너무 큰 시간 간격이 생기는 것이다. 대부분의 사람들, 특히 이 장의 후반부에 나오는 고위험군에 속하는 사람들은 적절한 영양소 섭취를 위해 멀티비타민이나 멀티미네랄 보충제를 먹을 필요가 있다.

의사가 당신의 상태를 보고 그래도 괜찮다고 판단한 경우가 아니라면 보충제를 과다 복용해서는 안 된다. 비타민 A, 비타민 D, 비타민 E, 엽산 같은 특정 비타민을 과다 복용하면 도리어 해로우며 결핍과 유사한 증상을 일으킬 수도 있기 때문이다. 개인 맞춤형 보충제 프로그램을 만들어 주는 시술자와 작업하는 것도 좋다. 건강관리 제공자 중에는 어떤 결핍인지 진단해 주는 시험을 실시해 줄 수 있는 사람들이 있다. 어떤 사람들은 특정 영양소를 흡수하지 못하기 때문에 대량 복용이나 주사가 필요한 경우도 있기 때문이다. 예를 들면, 비타민 B_{12}를 흡수하지 못한 사람들은 적당량을 얻기 위해 근육 내 주사를 맞아야 한다.

아래 항목에서는 통증유발점 지속에 관여할 가능성이 가장 큰 영양소들을 다룰 것이다. 영양소에 관한 다른 궁금증이 있거나 여기에서 다루는 영양소에 관해 더 자세한 정보를 얻고 싶다면 의사 제임스 에프 벌치와 영양 컨설턴트 필리스 에이 벌치가 쓴『영양 치유를 위한 처방전(Prescription for Nutritional Healing)』(Balch and Balch 2000)이 훌륭한 참고서가 될 것이다. 이 책에는 비타민, 무기질, 아미노산, 항산화제, 효소에 관한 정보가 담겨 있으며 각각을 얻을 수 있는 식품 목록이 있다. 흔한 장애에 관한 부분에서는 각각의 증상을 치료하는 데에 유익한 보충제의 목록이 있다.

자가치료 기법: 보충제를 복용하라. 비타민 중에는 다른 비타민이 함께 있어야 최적의 흡수와 효과를 발휘하는 것들이 있기 때문에 좋은 멀티비타민 보충제와 멀티미네랄 보충제를 먹으면 필요한 조합을 만들어 낼 수 있다. 무기질이 포함된 멀티비타민 보충제를 복용한다면 무기질이 충분히 들어 있는지 성분표를 확인하기 바란다. 그렇지 않다면 멀티미네랄도 따로 복용해야 할 수도 있다. 또한 아래에 나열된 비타민이나 무기질이 있는 보충제를 먹어야 할 수도 있다. 트러벨 박사와 사이먼스 박사(1983)는 통증유발점 치료에 가장 중요한 보충제가 수용성 비타민인 비타민 C, 비타민 B_1, 비타민 B_6, 비타민 B_{12}, 엽산과 무기질인 칼슘, 마그네슘, 철, 칼륨임을 발견했다. 비타민 D의 중요성은 비교적 최근에 밝혀졌다.

언제 보충제를 먹어야 하는가?(When to Take Supplements)

비타민은 음식과 함께 먹어라. 음식에 들어 있는 물질과 결합해야 흡수가 되는 영양소들도 있기 때문이다. 비타민이나 약초는 아프지 않을 때 먹는 것이 가장 좋다. 다만 질병 퇴치를 위해 만든 약초는 예외이다. (질병을 미연에 방지하는 법에 관한 제언은 제7장의 "급성 또는 만성 감염"을 참고하라.) 모든 증상이 가라앉고 나면 정상적인 보충제 섭취 계획을 재개해도 된다.

소화 기능 손상과 영양 흡수장애 (Impaired Digestive Function and Nutrient Malabsorption)

소화계통이 제대로 기능하지 않는다면 다음과 같은 증상들이 나타날 것이다. 방귀, 트림, 복부팽만, 위액역류, 속쓰림, 설사, 변비, 가는 대변, 대변에 음식이 소화되지 않고 나옴, 과식하지 않음에도 체중 증가. 장기간 동안 소화효소나 염산을 섭취하는 것은 소화 불량에 좋은 해결책이 아니다. 몸의 자연적인 소화 기능 일부를 빼앗아 갈 수 있기 때문이다. 대신 몸이 제대로 일을 할 수 있도록 고쳐야 한다. 자연의학의사, 침술사, 약초의는 당신에게 소화 문제가 있는지 확인해 줄 수 있다. 이런 전문가들은 당신의 건강 문제뿐만 아니라 체질에 따라서 식단을 추천해 줄 수도 있고 몸의 균형을 되찾기 위해 약초를 처방해 줄 수도 있다.

소화계통을 쉬게 해 주는 방법으로 단식을 추천하기도 하지만 도리어 소화계통에 무리를 주게 된다. 장 청소를 하고 싶다면 약초와 차전자피를 쓰되 식사는 끊지 마라. 또 다른 오해는 날 음식과 통곡물이 가장 건강한 음식이라는 것이다. 사실은 (지나치지 않게) 조리해야 화학적인 분해 반응이 시작되기 때문에 소화계통이 그만큼 덜 힘들게 일해도 된다. 소화 문제가 있다면 흰쌀과 흰 빵이 통곡물 제품보다 쉽게 소화된다. 소화 기능이 낫기 시작하면 시술자가 당신 몸 상태를 보고 적당한 음식을 추천해 줄 수도 있다.

만성 설사라면 영양소가 충분히 흡수될 만큼 오래 장에 머무르지 않게 된다. 설사의 원인을 찾아서 제거해야 한다. 침술, 약초, 식단 변경을 통해 대개는 성공적으로 이런 문제를 해결할 수 있다.

약초를 너무 많이 먹거나 자신의 건강 상태나 체질에 맞지 않는 약초를 먹어서 소화계통이 손상된 사람들을 많이 보았다. 대부분의 약초는 자격을 갖춘 시술자의 지도에 따라서 복용해야 한다. 친구나 가족에게는 유익한 약초가 당신에게는 맞지 않을 수도 있다.

고위험군(High-Risk Groups)

고령이거나 임신이나 수유 중이거나 빈곤하거나 우울증이 있거나 중병이 있거나 알코올 및 기타 약물 남용을 하고 있다면 영양소 부족 위험이 더 크다. 식사에서 중요한 식품군이 빠져 있거나 식사장애가 있어도 영양소 부족일 가능성이 크다. 일반적으로 균형 잡혀 있거나 영양소가 풍부한 식사를 하는 사람들은 우리 중에 많지 않다. 가공 식품을 많이 먹는다면 금세 준비한 음식에 비해 영양소가 많이 들어 있지 않다는 점을 명심하기 바란다.

채식주의와 영양(Vegetarianism and Nutrition)

대부분의 사람들은 엄격한 채식주의를 고집해서는 안 된다. 동물성 식품에 들어 있는 비타민 B_6은 식물에서 발견되는 비타민 B_6 유형보다 조리 및 보관 시에 손상이나 유실될 가능성이 더 적기 때문이다. 또한 비타민 B_{12}는 유제품을 포함한 동물성 단백질에서만 구할 수 있다. 양조효모 역시 비타민 B_{12}를 포함한 특별한 기질에서 자라지 않은 효모에는 비타민 B_{12}가 없다.

자가치료 기법: 단백질 섭취를 늘려라. 채식주의자라면 최소한 유기농 달걀은 먹도록 하라. 고단백질 공급원이 되어 줄 것이다. 채식주의자들은 대개 식단에서 (단백질의 구성 성분인) '아미노산'의 균형을 최적화하는 음식 조합을 잘 찾아내지 못한다. 설령 조합을 만들어 낸다고 해도 일주일에 한 번이나 한 달에 두어 번 고작 달걀 몇 개 혹은 생선 한 조각만 추가하는 식으로 고품질의 동물성 단백질을 다시 식단에 추가하고 몇 달이 지나면 기분이 나아진다고 보고하는 사람들이 많다.

비타민(Vitamins)

비타민 C와 비타민 D, 비타민 B의 충분한 섭취가 통증유발점 해소에 중요하다. 비타민 B 복합체들은 몸에서 흡수되고 사용되려면 서로에게 의존해야 하기 때문에 반드시 함께 복용해야 한다.

비타민 C(Vitamin C)

비타민 C는 운동 후 쑤심을 줄여 주고 모세혈관을 강화한다. 모세혈관이 약해지면 쉽게 멍이 든다. (힌트: 어떻게 생겼는지 기억이 나지 않는 멍이 있다면 너무 쉽게 멍이 드는 것이다.) 비타민 C는 결합조직인 '콜라겐'과 뼈 형성에 필수적이며 신경전달물질인 노르에피네프린과 세로토닌 결합에도 필요하다. 몸의 스트레스반응에도 필요하며 면역체계 기능에도 중요한 역할을 담당하고 감염이 일으키는 통증유발점의 과민성을 줄여 준다. 비타민 C는 음식알레르기 때문에 일어나는 설사에도 도움이 되지만 과다 섭취를 하면 설사나 비특이요도염을 일으킬 수도 있다.

비타민 C 결핍의 초기 증상은 쇠약, 졸음증, 과민성, 관절과 근육의 모호한 욱신거리는 통증, 쉽게 멍듦이며 체중 감소가 일어나는 경우도 있다. 심각한 결핍증(괴혈병)에 걸리면 잇몸이 붉어지면서 붓고 쉽게 피가 나며 이가 흔들거리거나 빠지기도 한다. 그러나 과일과 채소를 충분히 섭취할 수 있는 대부분의 나라에서는 이런 증상은 드물다. 비타민 C 결핍은 흡연자, 알코올중독자, 노년층(조직 내 비타민 C 함량은 나이가 들면서 적어진다), 우유만을 주로 섭취하는 (대개 6개월에서 12세 사이의) 영아, 만성 설사 환자, 정신질환자, 격렬한 다이어트를 하는 사람들에게서 흔히 나타난다.

자가치료 기법: 비타민 C를 충분히 섭취하라. 감귤류, 신선한 즙, 생 브로콜리, 생 방울다다기양배추, 콜라드그린, 케일, 순무 잎, 구아버, 생 피망, 양배추, 감자 등이 좋은 공급원이다. 현재 하루에 400밀리그램이 넘는 비타민 C를 섭취하면 몸에서 사용되지 않는다고 알려져 있으며 일일 섭취량이 1000밀리그램이 넘으면 신장 문제가 있는 사람들에 신장결석 위험이 증가하기 때문에 비타민 C 대량 복용은 불필요하다(Simons, Travell, and Simons 1999, 207). 에스트로겐이나 경구피임제를 복용하는 여성들은 하루 500밀리그램을 복용해야 할 수 있다. 비타민 C는 제산제와 함께 섭취하면 안 된다. 비타민 C는 아스코르빈산인데 제산제의 목적은 산을 중화시키는 것이기 때문에 제산제는 결과적으로 비타민 C의 효과가 없게 만든다.

비타민 B_1(Vitamin B_1)

비타민 B_1(티아민)은 정상적인 신경 기능과 근육세포 내의 에너지 생산에 필수적이다. 통증과 온도 변화에 둔감해지고 떨림을 감지하지 못하게 되는 것이 비타민 B_1 결핍 증상이다. 잠자리에서 장딴지가 저리거나 약간 부기가 있거나 변비가 생기거나 피로감을 느낄 수도 있다. 비타민 B_1은 몸에서 갑상샘호르몬을 적정량만큼 생산하는 데에 필요하다.(이 주제에 관해서는 제7장의 "기관 기능장애와 질병"을 참고하라.) 알코올 남용은 비타민 B_1 흡수를 감퇴시키며, 간 질환 역시 흡수를 저해한다. 제산제, 홍차에 들어 있는 타닌, 마그네슘 결핍 역시 흡수를 저해할 수 있다. 비타민 B_1은 수용성이기 때문에 이뇨제를 복용하거나 물을 지나치게 많이 마시면 너무 빨리 배출될 수 있다. 비타민 B_1은 음식을 섭씨 100° 이상에서 가열하는 등 조리 과정에서 파괴될 수 있다.

자가치료 기법: 비타민 B_1을 충분히 섭취하라. 순살 돼지고기, 콩팥, 간, 쇠고기, 계란, 생선, 콩, 견과류, 겉껍질과 싹이 붙어 있는 통곡물 일부가 좋은 공급원이다.

비타민 B_6(Vitamin B_6)

비타민 B_6(피리독신)은 신경 기능, 에너지 대사, 아미노산 대사, 통증 지각에 큰 영향을 주는 노르에피네프린과 세로토닌을 포함한 신경전달물질 합성에 중요하다. 비타민 B_6 결핍은 빈혈, 비타민 B_{12} 흡수 및 저장 능력 저하, 비타민 C 배출 증가, 니아신 합성 장애 등이 있다. 또한 호르몬 불균형으로도 이어질 수 있다. 비타민 B_6 결핍은 다른 비타민 B 결핍 증상으로 나타나게 되는데 나머지 비타민의 올바른 기능을 위해 비타민 B_6이 필요하기 때문이다. 나이가 들거나 고단백 식사를 할수록 비타민 B_6이 더 많이 필요하다. 흡수장애의 일종인 열대스프루와 알코올 복용은 인체의 비타민 B_6 흡수를 저해한다. 경구피임제를 복용하면 비타민 B_6 섭취를 늘려야 하며 당뇨병의 전조 증상인 포도당 내성 저하가 나타날 수 있다. 비타민 B_6을 보충하지 않으면 이는 우울증으로 이어질 수 있는데 특히 우울증 병력이 있다면 가능성이 커진다. 코르티코스테로이드 사용, 알코올 과다 복용, 임신이나 수유, 항결핵제, 요독증, 갑상샘과다증 역시 비타민 B_6 섭취 필요량을 증가시킨다.

자가치료 기법: 비타민 B_6을 충분히 섭취하라. 간, 콩팥, 닭고기(살코기), 넙치, 참다랑어, 서양 호두, 콩가루, 흰 강낭콩, 바나나, 아보카도 등이 좋은 공급원이지만 동물성 비타민 B_6은 식물성보다 조리 혹은 보존에서 손실이 덜 된다는 점을 명심하라. 효모, 순살 돼지고기, 달걀노른자, 통밀에도 비타민 B_6이 어느 정도 들어 있다.

비타민 B_{12}(Vitamin B_{12})

비타민 B_{12}(시아노코발라민)는 엽산과 함께 몸에서 적혈구 및 위장관에서 볼 수 있는 것과 같은 빠르게 분열하는 세포를 생산하기 위해, 그리고 특정 신경섬유 일부를 구성하는 지방산 합성을 위해 반드시 섭취해야 한다. 또한 비타민 B_{12}는 지방과 탄수화물 대사에 필요하다. 이 비타민이 결핍되면 근육과 통증유발점을 포함한 모든 조직에서 가용 산소의 양이 줄어드는 중증 빈혈 증상이 기능장애와 통증 증가의 악순환에 더해 일어난다. 비타민 B_{12}가 결핍되면 비특이성 우울증(일시적이지 않으며 특정 사건이 원인이 아닌 우울증), 피로감, 소음이나 감촉에 대한 과민반응, 통증유발점 취약성 증가로도 이어질 수 있다. 일부 약물 중에는 비타민 B_{12} 흡수를 방해할 수 있으며 비타민 C를 장기간 과다 복용해도 같은 증상이 일어날 수 있다.

자가치료 기법: 비타민 B_{12}를 충분히 섭취하라. 동물성 제품과 특수한 기질에서 배양한 주조용 효모가 비타민 B_{12}의 유일한 공급원이다. 극단적 채식주의자들은 반드시 이 비타민이 포함된 보충제를 복용해야 한다.

엽산염(Folate)

합성 형태일 때에는 엽산으로 알려진 엽산염 역시 비타민 B 복합체의 또 다른 구성원이다. 엽산염이 결핍되면 쉽게 피로해지고, 수면의 질이 떨어지며, 의욕이 떨어지고, 우울해질 수도 있다. 또한 하지불안증후군, 광범위 근육통, 설사, 팔다리 감각 상실 등이 나타난다. 쉽게 추위를 느끼며 기초체온이 섭씨 37° 이하로 약간 떨어지는 등의 증상도 나타날 수 있다. 또한 엽산염이나 비타민 B_{12} 결핍으로 적혈구가 정상보다 비대해지는 거대적혈모구빈혈이 나타날 수도 있다.

미국에서 실시한 연구 결과, 백인 중 최소 15퍼센트, 아프리카계 미국인과 라틴계 미국인의 경우 최소30퍼센트가 엽산염 부족을 겪고 있다고 한다. 한 가지 문제는 식품에 함유된 엽산염의 50퍼센트에서 95퍼센트가 가공 및 조리 과정에서 파괴되기 때문에 엽산염 공급원인 식품이 풍부한 식단이라고 하더라도 그 혜택은 제대로 얻지 못할 수도 있다는 것이다(Simons, Travell, and Simons 1999).

엽산염은 소화계통에서 활성화된 형태로 전환되지만 완두콩, 콩, 산성 식품이 이러한 전환 과정을 저해하기 때문에 엽산 공급원이 되는 식품들과는 따로 먹어야 한다. 엽산염 결핍 위험이 더 큰 집단으로는 노년층, 장 질환자, 임신 및 수유 중인 여성, 약물 및 알코올 상습 복용자가 있다. (아스피린과 같은) 항염증제, 이뇨제, (피임제 및 에스트로겐 기반 호르몬대치치료에 쓰는) 에스트로겐, 항경련제와 같은 일부 약품 또한 엽산을 고갈시킨다.

자가치료 기법: 엽산염을 충분히 섭취하라. 가장 좋은 공급원은 푸른 잎채소, 양조효모, 내장육, 과일, 브로콜리나 아스파라거스와 같이 살짝 조리한 채소 등이다. 아스코르빈산(비타민 C)과 마찬가지로 엽산 보충제는 제산제와 함께 섭취해서는 안 된다. 또한 엽산이 제대로 흡수되려면 비타민 B_{12}를 충분히 섭취해야 하며 둘 중 하나만 보충하다 보면 나머지 하나가 심각하게 결핍된 상태가 드러나지 않을 수 있다.

비타민 D(Vitamin D)

비타민 D는 칼슘과 인의 흡수와 활용에 필요하다. 성장과 갑상샘 기능에 필요하며 근육 약화를 막아 주고 심장박동을 통제해 준다. 암, 뼈관절염, 뼈엉성증(골다공증), 칼슘 결핍 예방에도 중요하다. 비타민 D의 미량 결핍은 식욕 부진, 입과 목구멍의 작열감, 설사, 불면, 시력 문제 및 체중 감소로 나타날 수 있다. 만성 근육뼈대통증을 겪는 환자의 90퍼센트 가까이가 비타민 D 결핍을 겪고 있는 것으로 추산된다(Heath and Elovic 2006).

자가치료 기법: 비타민 D 공급원으로는 연어, 넙치, 정어리, 참다랑어, 계란 등이 있다. 또 다른 공급원으로는 유제품, 민들레 잎, 간, 귀리, 고구마 등이 있다. 보충제를 섭취한다면 비타민 D_3 형태나 어유 캡슐을 선택하도록 하라.

비타민 D_3은 피부가 태양의 자외선에 노출되면 피부에서 합성된다. 불행하게도 햇볕을 충분히 쬐지 않는 사람들이 많으며, 특히 겨울철에 햇볕이 거의 들지 않는 위도나 기후에 사는 사람들이 그러하다. 얼굴과 팔을 15분씩 일주일에 세 번 햇볕에 노출시키면 몸에서 충분한 양의 비타민 D가 합성된다. 사람마다 필요한 노출 시간은 차이가 있으며 지리적인 위치에 따라 달라지기 때문에 개인적으로 조사를 해 보고 피부과의사와의 상담을 통해 당신에게 적정량이 얼마인지 확인할 필요도 있다.

무기질(Minerals)

칼슘, 마그네슘, 칼륨, 철은 근육의 정상적 기능에 필요하다. 철은 산소를 근육섬유에 전달하는 데에 필요하다. 칼슘은 신경종말에서 아세틸콜린을 분비하는 데에 필수적이며 칼슘과 마그네슘은 근육섬유 수축에 필요하다. 칼륨은 근육섬유가 다음 수축에 빨리 준비할 수 있게 해 주며, 칼륨이 결핍될 경우 운동이나 다른 신체적 활동을 할 때에 근육의 아픔을 일으킬 수 있다. 이 무기질이 하나라도 결핍되면 통증유발점의 과민성이 증가할 수도 있다. 칼슘, 마그네슘, 칼륨은 하나가 증가하면 나머지가 고갈되기 때문에 반드시 함께 복용해야 한다.

소금 역시 중요한 무기질이다. 식단에서 완전히 제외하지는 말아야 하며, 특히 땀을 많이 흘린다면 그렇다. 특정한 질환 때문에 의사가 따로 지시를 하지 않는 한 식단에는 반드시 어느 정도의 소금이 필요하다. 나트륨, 칼슘, 마그네슘, 칼륨이 불충분하면 근육 경련이 일어날 수 있다.

칼슘(Calcium)

텀스(Tums)나 기타 제산제는 칼슘 보충제를 대체할 수 없다. 칼슘 흡수에 필요한 위산을 중화시키기 때문이다. 제산제를 반드시 복용해야 한다면 몇 시간 전이나 후에 칼슘-마그네슘 보충제를 복용해야 흡수를 극대화할 수 있다. 칼슘 흡수에는 비타민 D_3이 필요하다. 뼈엉성증을 예방하려면 최소한 폐경 몇 년 전부터 칼슘을 복용하는 것이 특히 중요하다.

고혈압에 처방되는 칼슘통로차단제는 혈관 평활근과 심장근육의 근육세포질그물의 칼슘 흡수를 저해한다. 뼈대근육에서도 마찬가지일 수 있기 때문에 칼슘통로차단제는 통증유발점을 악화시키고 치료를 더 어렵게 할 수 있다. 칼슘통로차단제를 복용하고 있다면 다른 약품으로 바꿀 수 있는지 의사에게 물어보라. 침술, 식단 변화, 운동, 그 밖에 당신의 상황에 맞는 어떤 방법을 통해서든 고혈압의 근본 원인을 치료하는 방향을 고려해 보라.

자가치료 기법: 칼슘을 충분히 섭취하라. 연어, 정어리, 기타 해산물, 푸른 잎채소, 아몬드, 아스파라거스, 당밀, 양조효모, 브로콜리, 양배추, 캐럽, 콜라드그린, 민들레 잎, 무화과, 개암, 케일, 켈프, 겨자 잎, 귀리, 파슬리, 말린 자두, 참깨, 두부, 순무 잎 등이 좋은 공급원이다. 유제품과 유장(乳漿) 역시 좋은 공급원이지만 섬유근통이 있거나 한의학에서 '습(濕)한 체질'로 진단받았다면 이것들을 섭취해서는 안 된다.

마그네슘(Magnesium)

건강한 식사를 한다면 이미 마그네슘은 충분히 섭취하고 있을 것이다. 결핍이 있다면 아마도 흡수장애, 신장 질환, 체액 손실 및 전해질 손실 때문일 것이다. 마그네슘은 격렬한 신체 활동 이후에 고갈되지만 마그네슘을 적정량 섭취하면서 적당량의 운동을 한다면 세포 대사 효율을 개선하고 심폐 능력을 키워 줄 것이다. 알코올 섭취, 이뇨제 복용, 만성 설사, 불화물 및 아연과 비타민 D 과다 복용은 몸의 마그네슘 필요량을 증가시킬 수 있다.

자가치료 기법: 마그네슘을 충분히 섭취하라. 마그네슘은 거의 모든 식품에 들어 있지만 특히 육류, 생선, 해산물, 사과, 살구, 아보카도, 바나나, 당밀, 양조효모, 현미, 무화과, 마늘, 켈프, 라이머콩, 수수, 견과류, 복숭아, 동부콩, 참깨, 두부, 푸른 잎채소, 밀, 통곡물에 많이 들어 있다. 유제품 역시 좋은 공급원이지만 섬유근통이 있거나 한의학에서 '습한 체질'로 진단받았다면 이것들을 섭취해서는 안 된다. 운동선수라면 마그네슘 보충제를 추가로 섭취해야 할 수도 있다.

칼륨(Potassium)

지방, 정제 설탕, 소금이 많이 함유된 식단은 칼륨 결핍을 일으키며 완하제나 이뇨제 일부도 같은 증상을 일으킨다. 설사 역시 칼륨을 고갈시킨다. 빈뇨가 있고 특히 오줌이 밝은 황색이 아니라 투명하다면 칼륨을 섭취해 보라. 빈뇨는 칼륨 결핍을 유발하며, 다시 칼륨 결핍은 빈뇨를 일으키기 때문에, 자기 지속적인 악순환이 일어날 수 있다.

자가치료 기법: 칼륨을 충분히 섭취하라. 과일(특히, 바나나나 감귤류), 감자, 푸른 잎채소, 맥아, 콩, 렌틸콩, 견과류, 대추, 말린 자두가 좋은 공급원이다.

철(Iron)

철 결핍은 빈혈을 일으킬 수 있는데 보통 심한 월경, 치핵, 장출혈, 과다한 헌혈, 궤양 등으로 인한 혈액 과다 손실 때문에 일어난다. 철 결핍은 장기(長期) 질환, 제산제 장기 복용, 소화 불량, 커피나 홍차 과다 섭취, 이부프로펜과 같은 비스테로이드항염제의 과다 복용 등으로 일어날 수도 있다. 철 결핍의 초기 증상으로는 피로, 지구력 저하, 조금 추운 환경에 노출될 때 체온 유지 능력 저하 등이 있다. 월경을 하는 미국 여성의 9퍼센트에서 11퍼센트가 철 부족을 겪으며 세계 전체로 보면 약 15 퍼센트에 달한다(Simons, Travell, and Simons 1999).

철 부족을 겪고 있다고 믿는다면 의사를 찾아가라. 의사 처방이 없이는 멀티비타민이나 멀티미네랄에 들어 있는 것 이외의 철 보충제를 복용해서는 안 된다. 철 과다 복용과 연관된 건강 위험 요소가 있기 때문이다. 또한 감염이나 암이 있다면 철 보충제를 복용하면 안 된다. 몸은 세균으로부터 철을 지키도록 철을 저장하는데, 이는 암의 경우에는 특정 세포의 암세포 처치 기능을 저해할 수 있다.

자가치료 기법: 철을 충분히 복용하되 과다 복용하지 마라. 철은 비타민 C와 함께 복용할 때 가장 잘 흡수된다. 대부분의 사람들은 음식만으로도 철 섭취량을 개선할 수 있다. 계란, 생선, 간, 육류, 가금류, 푸른 잎채소, 통곡물, 아몬드, 아보카도, 비트, 당밀, 양조효모, 대추, 달걀노른자, 켈프, 강낭콩, 라이머콩, 렌틸콩, 수수, 파슬리, 복숭아, 배, 말린 자두, 호박, 건포도, 참깨, 콩 등이 좋은 공급원이다. 우유와 기타 유제품에 들어 있는 칼슘이나 칼슘 보충제는 철 흡수를 방해할 수 있으므로 칼슘 보충제와 철 보충제는 따로 복용해야 한다.

물(Water)

충분한 물을 마시는 것은 중요하다. 물이 몸의 윤활액이기 때문이다. 당신 같으면 윤활유도 넣지 않은 차를 운전하겠는가? 탈수는 특히 이뇨제를 복용하거나 이뇨 효과가 있는 커피 및 기타 음료를 많이 마시는 사람들에게 흔히 나타난다. 증류수나 빗물은 마시지 말라. 비증류수에 포함된 무기질이 필요하기 때문이다. 생수를 마신다면 증류되었거나 무기질이 어떤 식으로든 제거되지 않았는지 수원을 확인하도록 하라. 현재 생수업은 규제가 제대로 되지 않고 있기 때문에 회사에 대한 조사를 직접 해야 한다.

자가치료 기법: 물을 충분히 마셔라. 하루에 약 2리터의 물을 마시고 몸이 비대하거나 땀이 많이 난다면 더 많이 마셔라. 100파운드(45킬로그램)가 넘는 사람들을 위한 대략적인 계산법은 다음과 같다. 몸무게를 1/2로 나누고 해당되는 온스만큼의 물을 매일 마셔라. 당신이 140파운드(63킬로그램)라면 70온스(2리터)를 마시면 되는 것이다. 밖이 덥다면 1리터 정도를 더 마시고 운동 중과 직후에는 특히 물을 더 마셔라. 물을 너무 많이 마시면 안 된다. 비타민 B_1(티아민) 및 기타 수용성 비타민을 고갈시키기 때문이다. 또한 찬물보다는 실온의 물이 좋다. 찬물을 마시면 물을 데우기 위해 위장이 에너지를 써야 하므로 소화계통에 부담을 준다.

부적절한 식사(Improper Diet)

통증유발점을 악화시키는 음식 섭취가 흔하고도 중요한 지속인자 중 하나다. 체질과 건강 상태, 음식알레르기에 따라 특정 음식을 피하면 통증 완화에 굉장히 도움이 된다.

아래에 제시한 음식이나 물질을 최소한 2개월간 피하면서 침술 치료나 한약 및 기타 보충제 섭취를 함께 하면 어떤 특정 음식을 배제할 때 도움이 되는지 확인할 수 있다. 많은 사람들이 잠시 동안, 대개 1주일 정도는 특정 음식이나 물질 섭취를 중단하지만 차이가 없다고 판단하고, 다시 해당 물질을 섭취하기 시작한다. 아니면 음식, 음료, 물질이 자신에게 너무 중요해서 이것들을 포기하기보다는 통증이나 다른 질환을 안고 사는 편을 택하기도 한다. 짧은 시험 기간 이후에 결론에 도달하는 것은 문제를 일으키는 어떤 물질을 계속 섭취하겠다고 합리화하는 방법일 뿐이다.

피해야 할 음식이나 음료(Foods and Drinks to Avoid)

좋아하는 음식이나 음료를 포기하기가 꺼려질 수 있다. 하지만 이 부분을 읽어보고 목록에 포함된 음식들이 최소한 통증의 부분적인 원인일 수 있다는 것만은 생각해보기를 바란다. 그러면 당신은 보다 지혜롭게 스스로 통증을 없애는 데에 얼마나 전념할지를 결정할 수 있다.

카페인(Caffeine)

카페인은 때로 '카페인 경축'이라고 하는 근육섬유의 지속적 구축을 일으키며 근육긴장과 통증유발점 민감도를 증가시키기 때문에 통증도 덩달아 커진다. 근육세포질그물에서 칼슘의 과다 분비를 유발하며 근육세포질그물의 칼슘 이온 재결합을 저해한다. 트러벨 박사와 사이먼스 박사(1983)는 하루에 150밀리그램 이상의 카페인(일반 커피로 450그램 정도)을 섭취하면 카페인 경축이 일어날 수 있다는 것을 발견했다. 사람에 따라서는 더 적은 양으로도 일어날 수 있다고 나는 짐작한다. 일일 섭취량을 계산할 때에는 차, 탄산음료, 기타 음료 및 복용하는 모든 약물에 들어 있는 모든 카페인을 계산하도록 하고 에스프레소 및 이와 유사한 음료에는 보다 농축된 카페인이 함유되어 있음을 명심해야 한다.

알코올, 담배, 마리화나(Alcohol, Tobacco, and Marijuana)

알코올은 혈청과 조직의 엽산염 함량을 감소시킴으로써 통증유발점을 악화시킨다. 비타민 C 요구량은 증가시키면서 비타민 C 흡수 능력은 약화시킨다. 담배 역시 비타민 C 요구량을 증가시킨다.

한의학에서 카페인과 알코올은 심하게 '기(氣)의 정체'를 일으킨다고 한다. 기라는 오래된 개념은 서양의학 용어로 쉽게 옮길 수 없다. 기는 몸의 온갖 부위에 이르는 14경맥과 낙맥을 흐르는 에너지라고 여겨진다. 기는 피와 림프를 움직인다. 기의 흐름이 막히면(정체되면) 통증과 질병이 일어난다. 신체 작용에 대한 현대적 이해에 바탕을 두면, 기는 우리가 숨 쉬고 살아갈 수 있도록 생물에서 일어나는 전기충격, 신경전달물질, 호르몬, 체액, 세포 대사 등을 포함하는 생화학적 과정을 가리킨다고 볼 수 있다. 제1장에서 읽었듯이 체액이 제대로 움직이지 않고, 세포 대사가 제대로 되지 않으며, 신경전달물질이 정상적으로 작동하지 않으면 통증유발점이 형성된다. 이는 기의 정체로 통증이 일어난다는 생각과 기라는 개념을 뒷받침한다.

마리화나 역시 정체시키는 속성이 커서 한 번 피우고 나면 약 석 달 동안 몸 안에 머무른다. 정체는 통증의 한 원인이 된다. 따라서 이런 물질을 하나라도 섭취하면 통증 수준이 높아진다.

음식알레르기(Food Allergies)

환경과 음식에 연관된 알레르기항원들에 노출되면 몸이 히스타민을 분비하며 이는 통증유발점을 지속시키고 치료를 더 어렵게 한다. 외식, 여행, 다른 사람의 집에서 식사를 하다 보면 알레르기항원이 있는 음식을 피하기가 어렵다. 가능하다면 대안으로서 먹을 수 있는 음식을 챙겨 다니도록 하라.

자가치료 기법: 음식 알레르기항원 자가 검사를 하라. 음식 알레르기항원 검사는 몇 가지 방법이 있다. 가장 좋은 방법 중 하나는 제거 다이어트이다. 수상쩍은 음식을 모두 제외한 다음 한 번에 한 개씩 더하다가 음식을 돌아가면서 먹어보는 것이다. 이 기법에 대한 지침은 『영양 치유를 위한 처방전』(Balch and Balch 2000)의 "알레르기" 항목에서 찾을 수 있다. 그러나 대부분의 사람들은 이 접근법을 취하기를 꺼린다. 자신의 식단에 대해 매우 엄격해야 하고 한 달 동안 꼼꼼하게 음식 일지를 기록해야 하기 때문이다. 대안으로 『영양 치유를 위한 처방전』에서 제시하고 있는 간단한 검사가 있다. 몇 분 동안 앉아서 긴장을 풀고 나서 1분 동안 맥박을 재고 검사하려는 음식을 먹는다. 15분에서 20분간 가만히 있다가 다시 맥박을 잰다. 맥박이 1분에 10회 이상 늘었다면 한 달 동안 해당 음식을 식단에서 뺐다가 다시 검사해 보라. 또 다른 방법은 음식 알레르기항원용 혈액 검사이다. 자연의학의사나 다른 시술자가 검사를 해 줄 수 있다.

결론(Conclusion)

영양 섭취를 개선하고, 식단을 바꾸고, 해로운 음식·음료·흡입 물질을 피하는 데에는 시간이 좀 걸리겠지만 우선 멀티비타민과 멀티미네랄 보충제를 먹고 물을 충분히 마시는 것부터 시작하면 된다. 어떤 음식을 피해야 하는지 알아내면서 이 장에서 다룬 비타민과 무기질이 풍부한 음식들로 대체하기 시작하라. 단백질을 충분히 섭취하라.

다음 장에서는 감정 인자, 수면 문제, 급성 및 만성 감염, 호르몬 불균형, 기관 기능장애 및 질병 등 통증유발점을 유발하고 지속시킬 가능성이 큰 나머지 지속인자들을 다룬다.

제 7 장

다른 지속인자
(Other Perpetuating Factors)

통증유발점을 지속시키는 다른 인자들 역시 언급할 가치가 있다. 이런 것들이 당신의 팔꿉 · 아래팔 · 손목 · 손통증에 중요한 역할을 할 수 있기 때문이다. 불안과 우울 같은 감정 인자, 수면장애, 급성 또는 만성 감염, 호르몬 불균형, 기관 기능장애와 질병 등이 모두 통증유발점의 형성과 지속에 개입될 수 있다. 이런 상태 중 일부는 진단을 위해 검사실검사(laboratory test)가 필요할 수도 있으므로 이런 인자들이 통증유발점을 일으키는지를 확인하기 위해 의사와 작업을 해야 할 수도 있다.

감정 인자(Emotional Factors)

감정 인자는 다른 건강 상태와 마찬가지로 통증 유발과 지속에 큰 원인이 될 수 있다. 제1장의 내용을 상기해 보면 감정적, 신체적 스트레스인자에 장기간 노출되면 중추신경계통 민감화로 이어지고 통증이 일어날 수 있으며 지속적 통증은 그 자체도 중추신경계통 민감화로 이어지면서 감정적, 신체적 스트레스로 이어질 수 있다(Niddam 2009). 중추신경계통이 민감화되면 낮은 수준의 신체적, 감정적 스트레스인자만으로도 통증이 쉽게 촉발되고 통증이 강렬해지고 오래 지속된다는 점을 명심하라(Latremoliere and Woolf 2009).

현대 의학이 감정 인자의 역할을 인정했다는 점은 고무적이지만 의사들은 환자가 "그냥 스트레스를 받고 있을 뿐"이라고 치부하는 경우가 너무나 흔하다. 진료가 끝나도 신체적 증상은 제대로 평가받지도, 해결되지도 못한 채로 남는다. 통증과 우울증에 관해서는 특히나 더 그렇다. 너무 오래 통증을 안고 살면 당연히 피로하고 우울하고 불안함을 느끼게 된다. 반대의 경우도 마찬가지이다. 너무 오래 우울하고 불안하고 피로하다면 통증이 발생할 수도 있다. 스트레스와 감정 인자는 질병의 원인이자 결과일 수 있으며 다른 인자와 같은 방식으로 이것들을 해결해야 한다는 점을 인정하는 것이 중요하다.

우울증(Depression)

이상할 만큼 혼자 있고 싶은 욕구가 생기고 좋아하던 활동에도 흥미가 사라지고 업무 능률도 떨어지며 외모나 위생에도 무심해진다면 경미하고 일시적인 상황 의존 우울보다 심각한 상황일 수 있다. 우울증의 임상 증상으로는 불면, 식욕 감퇴, 체중 감소, 발기부전, 성욕 감퇴, 흐린 시력, 슬픈 기분, 자살 및 죽음에 대한 생각, 집중력 저하, 기억력 감퇴, 우유부단, 중얼거림, 남들의 의견에 부정적 반응 등이 있다. 이런 증상에는 분명 다른 이유가 있을 수 있으며 이 증상 중 어떤 것도 우울증이라고 단정할 수 있는 것은 아니다. 여러 증상들의 숫자와 조합에 따라 임상적으로 우울증 진단을 내릴 수 있는 것이다. 그러나 어떤 이유로든 자살과 자해 충동을 느낀다면 즉시 도움을 청해야 한다.

우울증은 통증 문턱값을 낮추며 통증의 양을 늘리며, 통증유발점요법에 대한 반응에도 부정적 영향을 미친다. 우울증 치료에는 약물을 포함한 다양한 접근법이 있다(아래를 참고하라). 항우울제는 급성 증상에는 도움이 될 수 있지만 부작용이 있는 항우울제가 많다. 게다가 일부 약물은 증상을 일으키는 근본 조건을 악화시키기 때문에 악순환이 뒤따른다.

불안(Anxiety)

극도로 불안하다면 최소한 근육 중 일부가 긴장되어 있고 결과적으로 통증유발점이 생길 가능성이 크다. 등, 어깨, 볼기근이 긴장되어 있으면 중추 민감화를 통해 간접적으로, 또는 다리까지 이어지는 연관 패턴을 통해 직접적으로 영향을 미칠 수 있다.

자가치료 기법: 감정 인자에 관해 도움을 구하라. 우울하거나 불안하다면 통증 회복 속도를 높이기 위해 이런 증상을 해결해야 한다. 안타깝게도 중증 우울증, 불안, 만성 피로, 극심한 통증을 앓고 있는 사람들은 자신의 치유에 동참할 기력조차 없는 경우가 많다. 몸에 좋은 음식을 요리하거나 침대 밖으로 나갈 기력조차 내기 힘들 수 있으며 걷기와 같은 가벼운 운동조차 할 수 없을 수도 있다. 이런 것들을 해야 기분이 나아지기 시작할 수 있는데 말이다. 상담자나 건강관리 시술자와의 약속에 나가기 힘들 수도 있다. 이것이 당신 모습 같다면 자신을 더 잘 챙겨 줄 수 있는 수준까지 갈 수 있도록 할 수 있는 모든 일을 해야 한다. 동종요법제를 복용하거나, 침술 치료나 상담을 받거나, 혹은 이 책에 나오는 자가치료 기법을 실시해야 한다는 뜻일 수 있다. 위의 제안을 실시할 만큼 기분이 좋아질 때까지 항우울제나 진통제를 복용해야 할 수도 있다. 이런 것들 중 하나만 하더라도 옳은 방향으로 나아가고

기력과 관점을 개선시키는 데에 도움이 된다.

내가 한의학과 동종요법을 좋아하는 이유 중 하나는 육신을 감정과 떼어놓고 생각지 않는다는 점이다. 이런 치유 체계는 진단을 내릴 때 신체적, 감정적 증상을 모두 고려하며 두 가지 유형의 증상을 동시에 치료한다. 침술은 부작용도 없고 반응도 대개 빠르게 나타난다. 동종요법과 약초는 이증요법 처방 약과 마찬가지로 처방이나 복용량이 잘못되면 부작용이 있을 수 있으므로 훈련된 전문가와 상담하는 것이 중요하다. 우울증이나 불안을 치료하기 위한 보다 상세한 조언은 이 책의 범위를 넘어서지만 이 주제에 관해 훌륭한 자가치료 서적들을 많이 구할 수 있다. 이 장의 뒷부분에 나오는 "기관 기능장애와 질병"에서 갑상샘 항목 또한 참고하라. 갑상샘 문제 역시 진단으로는 드러나지 않는 우울증의 원인일 수 있기 때문이다.

자가치료 기법: 충분한 운동을 하라. 운동을 하면 기분 조절 및 다양한 신체 기능에 중요한 역할을 한다고 알려진 신경전달물질인 세로토닌 수치가 높아진다. 걷기와 심호흡은 긴장, 불안, 우울증 완화에 큰 도움이 된다. 하루에 10분씩만 걷더라도 매우 유익하다. 특히 야외에서 걸을 수 있다면 더욱 유익하다.

자가치료 기법: 언제 긴장하고 있는지 살펴보고 이완하라! 특히 스트레스를 받고 있을 때 어깨가 들리거나 근육이 팽팽해지는지 살펴보라. 1분 동안 마음속으로 몸을 평가하면서 어느 부위에 긴장이 있는지 살펴보라. 긴장된 부위에 이르면 그때마다 숨을 깊이 들이쉬었다가 숨을 내쉬면서 해당 부위를 이완하라. 하루에 몇 번씩 이렇게 하라. 특정 부위를 긴장하고 있는 습관을 깨기 위해 자신을 재교육해야 할 수도 있다.

수면 문제(Sleep Problems)

수면장애, 잠에서 자꾸 깨는 현상, 수면 부족 등이 모두 통증유발점을 지속시킬 수 있으며 통증유발점과 수면 부족은 모두 통증에 영향을 줄 수 있다. 이 문제를 해결하는 첫 단계는 팔꿉·아래팔·손목·손통증이 시작되기 전부터 수면 문제가 있었는지 생각해보는 것이다. 그랬다면 수면 문제의 원인이 되는 근본 인자를 반드시 해결해야만 한다.

자가치료 기법: 통증을 치료하라. 잠자리에서 통증 때문에 방해가 된다면 통증 때문에 잠에서 깼을 때 제3부에서 설명하고 있는 자가치료 기법을 활용하여 작업하라. 통증이 가라앉으면 다시 잠들 수 있게 해 줄 것이다. 자가치료를 위해 제3부에서 설명하고 있는 자가치료용 공을 사용한다면 공을 깔고 잠들지 않도록 하라. 순환을 너무 오래 중단시켜서 통증유발점을 악화시킬 수 있기 때문이다.

자가치료 기법: 환경을 점검하라. 너무 덥거나 추워서 잠을 잘 못 자고 있는 것인지 확인하라. 다행히도 이 문제는 상대적으로 쉽게 해결할 수 있다. 소음 때문에 잠에서 깬다면 귀마개를 착용해 보라.

내가 좋아하는 귀마개는 맥스 필로우 소프트 실리콘 귀마개(Mack's Pillow Soft Silicone Earplugs)다. 밤늦게 컴퓨터를 하거나 텔레비전을 보는 것도 뇌를 과잉 자극해서 잠들거나 푹 잠자기 어려울 수 있다.

밤에는 알레르기항원에 노출되지 않도록 하라. 대부분의 사람들은 다른 곳에도 서식하지만 대개 침구류에 서식하는 집먼지좀진더기에 알레르기가 있다. 저렴한 해결책은 베개와 매트리스에 비닐 덮개를 씌우는 것이다. 새털 이불이나 베개를 쓴다면 재채기나 눈 가려움과 같이 전형적인 알레르기 증상을 보이지 않는다고 하더라도 깃털에 알레르기가 있을 수 있다. 매트가 헤졌을 수도 있고 매트리스나 베개가 당신 몸에 맞지 않을 수도 있다. 보다 자세한 정보나 조언에 관해서는 제5장의 "몸에 맞지 않는 가구" 항목을 참고하라.

자가치료 기법: 침술, 약초, 보충제를 써 보라. 침술과 한약재는 정신이 너무 과민하거나 선잠을 자거나 자주 깨거나, 일찍 일어나서 다시 잠들지 못하거나, 생생하고 두려운 꿈을 꾸거나, 폐경기에 있다면 특히 도움이 될 수 있다. 빈뇨 증상 때문에 수면이 방해받는다면 침술과 약초를 써 보고, 칼륨 섭취를 늘려 보라. 잠들기에 문제가 있다면 식사를 개선하고 보충제를 써 보고 물을 충분히 마셔라. 다만 잠들기 전에는 너무 많이 마시지 마라! 잠들기 전에 칼슘-마그네슘 보충제를 먹는 것도 좋으며 특히 쥐도 함께 난다면 도움이 된다.

자가치료 기법: 카페인과 알코올을 끊어라. 카페인과 알코올은 수면을 방해하고 깊이 잠들지 못하게 할 뿐만 아니라 통증유발점을 악화시킨다(제6장 참고). 카페인을 아침에만 마신다고 해도 밤의 수면 패턴을 방해할 수 있다. 카페인을 끊기로 했다면 다양한 금단 증상을 경험할 수 있으며 첫 며칠 동안은 힘들 수 있다. 기력이 일정해지고 카페인 없이도 아침을 활기차게 시작할 수 있을 것 같은 기분이 들 때까지는 약 2주 정도가 걸릴 것이다.

자가치료 기법: 더 많이 쉬고 이완하라. 지속적으로 스트레스를 받거나 자신을 너무 몰아붙여서 쉬거나 낮잠을 자기보다는 지칠 때까지 버틴다면 부신이 과도한 아드레날린을 분비하면서 잠을 방해할 수 있다. 자연의학의사가 부신 기능 확인을 위해 침 검사를 실시할 수 있다. 잠이 들 때까지 심호흡을 해 보라.

급성 또는 만성 감염(Acute or Chronic Infections)

감염은 숙련된 건강관리 제공자들조차 간과하기 쉬운 통증유발점 지속인자이다.

급성 감염(Acute Infections)

감기나 독감과 같은 급성 질병은 초기에 잡아야 통증유발점의 지속을 피할 수 있다. 통증유발점이 질병에 의해 활성화될 수 있으므로 특히 섬유근통, 코곁굴염(부비동염), 천식, 반복적 감염과 같은 질병은 초기 진압이 중요하다. 병에 걸리면 치료와 치유가 몇 달씩 늦어질 수 있다.

자가치료 기법: 아프지 마라. 생활 방식을 바꾸고 예방 관리를 하면 질병에 걸릴 확률을 낮출 수 있다. 아프기 시작하면 에키네시아, 한약인 감모령이나 은교, 적절한 동종요법제(예를 들면 독감에 오실로코시넘) 등을 복용하라. 이런 약초와 약을 집에 구비해 두고 질병의 징후가 나타나자마자 복용하라. 질병의 첫 단계가 지나가면 필요한 약초나 약은 당신의 증상에 따라 달라질 것이기 때문에 시술자와 상담해야 한다.

만성 감염(Chronic Infections)

코곁굴 감염(부비동 감염), 요로 감염, 단순헤르페스(입술헤르페스, 생식기헤르페스, 띠헤르페스)와 같은 만성 감염은 통증유발점을 지속시키므로 팔꿉 · 아래팔 · 손목 · 손통증과 전반적인 통증유발점이 영구적으로 나으려면 만성 감염을 해결 또는 관리해야 한다.

코곁굴 감염과 요로 감염은 항생제로도 보통 모든 병원체를 죽이지 못하기 때문에 감염이 반복되고 다 낫지 않기 십상이다. 그러나 항생제는 빠르게 작용한다는 장점이 있기 때문에 나는 대개 항생제와 다른 치료법, 예를 들면 침술, 약초, 동종요법제 등을 병행하는 것을 추천한다. 이렇게 하면 감염을 최대한 빠르고 완전하게 날려 버릴 수 있으며 만성 질환이 되는 것을 막아 준다. 요로 감염은 반드시 즉시 치료해야 한다. 비처방 이증요법 약품, 한약재, 덩굴월귤 추출액이나 즙(무가당) 등을 써 볼 수 있지만, 즉시 증상이 호전되지 않으면 의사를 찾아가라. 요로 감염은 금세 생명에 위협이 되는 신장 감염이 될 수 있다.

다양한 보충제, 약초, 약물이 재발성 헤르페스 감염에 사용되며 당신에게 더 잘 맞는 방법이 있을 것이다. 되풀이해서 감염이 발생한다면 면역체계를 손상시키고 있는 것이 알레르기인지, 감정적 스트레스인지, 아니면 다른 무엇인지 알아내야 한다. 때로 헤르페스 발진은 몸이 급성질환과 싸우고 있다는 첫 신호가 된다. 위에서 언급한 치료제들을 복용해야 한다는 신호일 수 있는 것이다.

기생충 감염(Parasitic Infections)

광절열두조충, 편모충, 아메바는 통증유발점을 지속시킬 가능성이 가장 큰 기생충들이다. 광절열두조충과 편모충은 장의 내층에 상처를 입혀 양분 흡수 능력을 손상시키고 비타민 B_{12}를 소모한다. 아메바는 장에서 몸의 다른 부분으로 전달되는 독소를 생산한다. 광절열두조충은 날 생선에 들어 있을 수 있다. 편모충은 냇가에서 민물을 마시다가 걸릴 가능성이 크지만 대변을 보고나서 손을 씻지 않는 감염자를 통해 전달되기도 한다. 특히 감염자가 음식을 조리하거나 손과 입이 접촉하는 다른 행위를 할 때 전달될 수 있다.

만성 설사가 있다면 기생충 검사를 해 볼 만하다. 그러나 검사가 비싸며 서로 다른 기생충에는 서로 다른 검사가 필요하다. 보다 저렴한 대안은 그레이프프루트 씨 추출물이나 백두옹(한약재)과 같은 약초로 의심되는 기생충 감염을 치료해 보고 증상이 나아지는지 지켜보는 것이다. 그러나 혈변이 있다면 즉시 의사와 만나 심각한 질병이 아닌지 확인해야 한다.

항칸디다 식단을 섭취한 많은 사람들이 기분이 나아졌다고 보고하며 어쨌든 더 건강한 식단인 것은 맞다. 식단의 기본은 모든 형태의 당질(단순 및 가공 탄수화물), 발효 음식, 효모, 버섯, 일부 치즈를 피하는 것이다. 그레이프프루트 씨 추출물, 오레가노 기름, 에키네시아, 백두옹 및 다양한 복합 성분이 포함된 칸디다 제거 약초 제품이 시중에 많이 있다. 이것들 중 대부분은 유익한 장내 균주 역시 죽이기 때문에 항생제 복용 이후와 마찬가지로 치료 이후에 좋은 복합유산균 보충제를 먹어야 한다.

기관 기능장애와 질병
(Organ Dysfunction and Disease)

갑상샘저하증(hypthyroidism), 대사저하증(hypometabolism), 저혈당(hypoglycemia), 당뇨병, 통풍과 같은 기관 기능장애와 질병은 통증유발점을 유발하고 지속시킬 수 있다. 다스리기 가장 곤란한 지속인자들이지만 통증 완화에는 반드시 필수적이다.

갑상샘(Thyroid)

(대사저하증 혹은 갑상샘 기능부전으로도 알려진) 무증상 갑상샘저하증과 갑상샘저하증은 통증유발점을 만들고 지속시킨다. 갑상샘 기능이 떨어지는 사람들은 아침강직과 통증을 경험하고 팔이음부위가 약해진다. 무증상 갑상샘저하증과 갑상샘저하증의 증상으로는 추위(및 때로 더위) 불내성, 수족냉증, (특히 춥고 비오는 날) 근육통, 변비, 월경 문제, 체중 증가, 피부 건조, 피로, 졸음증 등이 있다. 근육은 만져 보면 딱딱하게 느껴지며 갑상샘저하증이 있는 사람이 갑상샘 보충제를 먹는다고 해도 통증유발점이 생기기 쉬운 편인 것으로 보이는데, 아마도 갑상샘이 건강할 경우 몸에서 생산되었을 정확한 분량만큼 미세하게 맞춰서 복용하기 힘들기 때문인 것 같다.

일부 연구에 따르면 무려 여성 중 17퍼센트, 남성 중 7퍼센트가 무증상 갑상샘저하증을 앓고 있는 것으로 보고되었다(Simons, Travell, Simons 1999). 일반적 증상과 달리 무증상 갑상샘저하증이 있는 사람들 중에는 마르고, 신경질적이며, 지나치게 활동적인 경우가 있어서 시술자도 대사저하증일 가능성을 고려하지 못할 수 있다.

갑상샘 기능이 떨어지는 사람들은 비타민 B_1(티아민)이 부족할 수 있다. 갑상샘 관련 약물 복용을 시작하기에 앞서서 비타민 B_1이 들어 있는 보충제를 복용해 보고 갑상샘호르몬 수치가 정상으로 돌아오는지 보라. 이미 약품을 복용 중이며 비타민 B_1을 먹기 시작한다면 갑상샘항진증 증상이 나타날 수 있고, 이럴 경우 투약량을 조정해야 한다. 비타민 B_1이 부족하다면 갑상샘 약품을 복용하기 시작하면 급성 비타민 B_1 결핍 증상이 나타날 수 있으며 약물 불내성으로 오해할 우려가 있다. 비타민 B_1 결핍을 해결하면 약물 불내성도 함께 사라질 것이다. 갑상샘호르몬 요법 시작 전과 진행 중에 비타민 B_1을 보충해야 결핍을 피할 수 있다. 갑상샘저하증의 경우 몸 전체에서 칼륨이 부족하며 갑상샘항진증일 때에는 칼륨 수치가 높다. 따라서 칼륨 섭취량도 조정해야 한다.

흡연은 갑상샘호르몬의 활동을 저해하며 모든 관련 증상을 악화시킬 수 있다. 리튬, 항경련제, 글루코코르티코이드 스테로이드, 요오드를 함유한 약품과 같은 의약품 역시 갑상샘호르몬 수치에 영향을 미칠 수 있다. 갑상샘저하증 진단을 받았고 다른 약품을 복용 중이라면 복용 중인 약품 중에서 문제가 될 만한 것이 있는지 의사나 약사와 상의해 보라.

자가치료 기법: 집에서 자신의 갑상샘 기능을 검사하라. 갑상샘 기능을 확인하는 자가 검사법은 기초체온을 측정하는 것이다. 잠에서 깨어 이불 밖으로 나가기 전에 10분간 겨드랑에 온도계를 끼고 있으라. 남성과 폐경 후 여성의 겨드랑 정상 체온은 섭씨 36.7°다. 폐경기 이전 여성의 경우 배란 이전에는 섭씨 36.4°이고 배란 이후에는 섭씨 36.9°다. 이보다 체온이 낮다면 의사와 상담하라.

자가치료 기법: 제대로 된 검사를 받아라. 대개 의사들은 처음에는 갑상샘자극호르몬(TSH) 수치만 검사한다. 당신이 무증상 갑상샘저하증이라면 검사 결과는 정상일 것이다. 방사면역측정은 두 가지 특정 갑상샘호르몬, 즉 T3과 T4의 수치를 측정하며 당신의 갑상샘 기능의 보다 완전한 전체 상황을 보여준다. 우울증이 있다면 항우울제를 복용하기 전에 반드시 갑상샘 수치를 검사해 달라고 하라. 갑상샘 기능장애가 우울증의 원인일 수 있기 때문에 갑상샘만 바로잡으면 우울증도 해소되어 항우울제를 복용할 필요도 없어지고 그 부작용을 겪을 필요도 사라진다. (특히 남자 환자의 경우) 항우울제를 복용한 지 꽤 시간이 지나서야 갑상샘저하증이 있다는 것을 알게 된 경우가 두 명 이상 있었다.

저혈당(Hypoglycemia)

저혈당은 혈당 수치가 비정상적으로 낮은 상태를 가리킨다. 대개 당뇨병과 관련이 있지만 흔하지 않은 원인들도 있다. 식사가 늦어질 때 일어나는 저혈당 반응(공복저혈당, fasting hypoglycemia)은 보통 간이나 부신, 뇌하수체에 문제가 있다는 표시이다. 건강한 사람이라면 한두 끼를 놓치거나 미룬다고 저혈당증이 일어나지는 않는다. 식후 저혈당(반응저혈당, reactive hypoglycemia)은 보통 고탄수화물 식사를 하고 두세 시간 이후에 일어나며 스트레스를 많이 받고 있을 때 일어날 가능성이 크다. 가능하다면 원인을 정확히 규명하고 해결할 필요가 있다.

저혈당 진단을 받았다면 아마도 원인을 정확히 알고 있으며 반응저혈당인지 공복저혈당인지도 알 것이다. 중요한 점은 두 유형 모두 통증유발점을 만들고 지속시키며 치료를 어렵게 만든다는 사실이다. 두 유형 모두 발한, 떨림, 심장박동수 증가, 불안 증상이 나타난다. 방치해 두면 중증 저혈당 증상으로 시각장애, 초조, 언어 및 사고 능력 저하가 나타난다. 모든 카페인, 알코올, 간접흡연을 포함한 담배를 피하라. 일반적으로 혈당 수치가 떨어지면 간은 몸에 저장된 탄수화물을 포도당으로 바꾸며 저혈당 반응을 중지 혹은 지연시킨다. 그러나 알코올, 카페인, 담배 등을 흡입하면 간은 혈류 해독을 더 우선순위에 두기 때문에 혈류에 충분한 포도당을 투입하지 못하게 되어 저혈당 반응이 일어난다.

자가치료 기법: 적게 자주 먹어라. 저혈당 증상은 저탄수화물, 고단백, 적정량의 지방이 포함된 식사를 소량으로 자주 하면 개선된다. 잠에서 깨면 통증이 있거나 수면에 문제가 있다면 잠들기 전에 간단한 간식을 먹거나 주스를 약간 먹으면 도움이 될 수 있다. 또한 혈당 수치 안정에는 침술이 큰 효과가 있다.

통풍(Gout)

통풍은 혈액에 요산 수치가 높아지는 질병이다. 식단 인자, 유전, 요산염 배출 저하 등이 원인이다. 요산 일나트륨 결정(monosodium urate crystal)이 형성되어 관절, 힘줄, 주변 조직에 축적되면서 염증성 반응으로 부기와 극심한 통증이 나타난다. 가장 흔하게는 엄지발가락 관절이 영향을 받지만 손목이나 손에서도 증상이 나타날 수 있다. 통풍은 비만, 당뇨병, 고혈압, 인슐린 저항, 비정상적인 지질 수치와 흔히 동반된다.

통풍은 통증유발점을 악화시키고 치료를 어렵게 만든다. 트러벨 박사와 사이먼스 박사가 저서에서 통풍이 왜 통증유발점의 지속인자인지 고찰하지는 않았지만 요산 수치가 높으면 통증유발점이 발생하고 지속될 가능성이 커지며 중추 민감화로 인한 통증의 악순환도 일어날 수 있다(제1장의 "생화학물질 증가" 항목 참고). 팔 또는 다리 관절 하나에서만 분명히 증상이 나타난다고 해도 통풍은 전신병이므로 모든 근육조직에 영향을 미치게 마련이다.

결론(Conclusion)

지속인자를 제거하면 추가적인 치료 없이도 통증에서 완전히 벗어날 수도 있다. 가능한 한 최대로 지속인자를 해결하거나 피하지 않는다면 어떤 치료를 받든 일시적인 통증 경감 밖에 되지 않을 것이다.

잠재적 지속인자를 해결하지 않기로 했다고 하더라도 당신이 어떤 것에 더 큰 가치를 두는지, 즉 팔꿉 · 아래팔 · 손목 · 손통증을 낫게 할지, 아니면 스스로 변화시킬 힘이 있음에도 증상을 악화시키는 행위를 계속하느냐 사이의 선택을 인지한 상태에서 판단을 내렸다고 할 수 있을 만큼 잠재적 지속인자에 대해 충분히 잘 배웠기를 바란다. 어떤 지속인자에 대해서는 더 많은 통제력을 행사할 수 있다. 예를 들면, 갑상샘저하증은 통제할 수 없지만 갑상샘호르몬이나 보충제를 먹거나 담배를 끊을 수는 있다. 팔꿉 · 아래팔 · 손목 · 손통증 일부 혹은 전부가 당신의 통제 안에 있을지도 모른다. 인생을 바꾸기 위해 어디까지 해 볼 의지가 있는가?

다음 장에서는 당신의 통증유발점에 대한 작업 방법, 올바른 스트레칭 방법, 근육 관리 방법, 증상 악화를 피하기 위해 하지 말아야 할 것들에 관해 가르쳐 주겠다.

제 3 부

통증유발점 자가치료 기법

(TRIGGER POINT SELF-HELP TECHNIQUES)

여기에서는 자가치료 기법을 통해 통증유발점을 완화시키는 법을 배울 것이다. 제8장에서는 통증유발점 자가치료 기법을 실시하는 일반적 지침과 함께 피해야 할 것들이나 스트레칭 및 컨디셔닝 운동 과정에서의 유의 사항을 제시한다. 제9장에서는 당신의 팔꿉 · 아래팔 · 손목 · 손통증을 유발하는 통증유발점이 어느 것인지 확정하도록 도와줄 것이다. 나머지 장에서는 팔꿉 · 아래팔 · 손목 · 손통증의 원인 중 하나가 될 수 있는 통증유발점들이 있는 근육 또는 근육군들을 개별적으로 다룬다.

근육에 관한 장에서는 해부학 그림을 통해 근육의 어느 부분에 통증유발점이 있을 가능성이 큰지 찾을 수 있도록 도와주고 근육이 어떻게 생겼는지 보여준다. 통증 연관 패턴을 보여주는 증상 목록과 사진, 그리고 통증유발점의 일반적 원인과 지속인자 목록은 어떤 통증유발점이 당신이 겪는 통증의 원인인지 식별하는 데에 도움이 될 것이다. 이어서 그 원인들을 해결하는 데에 유익한 단서들이 나온다. 사진과 설명은 통증유발점 자가치료에 관한 지침을 제공한다. 근육 관련 장에는 대부분 스트레칭 방법도 포함되어 있다. 또한 각 근육에 관한 장에서는 관련이 있을 만한 다른 근육들도 검사해 보라는 조언을 하고 있다.

제 8 장

자가치료의 일반적 지침 (General Guidelines for Self-Treatment)

이 장에서는 통증유발점에 압박을 가하는 법, 근육을 올바르게 스트레칭하고 컨디셔닝 운동을 하는 법을 배우게 된다. 통증유발점의 재활성화를 예방하기 위한 근육 관리의 일반적 지침 역시 제시해 줄 것이다.

자가치료 중 압박의 일반적 지침

(General Guidelines for Applying Pressure During Self-Treatments)

직접 통증유발점에 압박을 가하면 처음 몇 주간은 상당한 완화 효과를 볼 수 있겠지만 자가치료 기법을 올바르게 실시하는 것이 매우 중요하다. 며칠 혹은 몇 주에 걸쳐 점진적인 개선을 기대할 수 있을 것이다. 치료의 첫 단계에서 다음 지침을 자주 다시 살펴보고 이후에도 주기적으로 복습하면서 자신이 자가치료 기법을 올바르게 실시하고 있는지 확인해 보라.

자가치료를 하지 말아야 할 경우(How Not to Perform Self-Treatments)

가장 중요한 지침은 이것이다. '너무 지나치게 하지 말라!' 어떤 기법을 해서 기분이 좋아지면 더 세게, 더 오래, 더 자주 하면 더 유익할 것이라고 생각하는 사람들이 많다. 하지만 치료를 너무 자주 혹은 틀린 방법으로 하면 도리어 자기 몸을 망칠 수도 있다.

정맥류, 열린상처(개방창), 감염 부위, 척추사이원반 탈출이나 척추사이원반 팽윤, 정맥염이나 혈전정맥염, 피덩이(혈병)가 있거나 있을 수 있는 부위에는 압박을 가하면 안 된다. 임신 중이라면 다리에 압박을 가하면 안 된다.

증상이 심해지거나 치료 후에 하루 이상 아프다면 증상이 호전될 때까지 며칠 동안 자가치료를 중단했다가 치료를 재개하되 횟수와 압박을 줄여서 몸이 나빠지거나 아프지 않고 견딜 만한지 살펴보라. 압박을 너무 많이 가하고 있었거나 한 부위를 너무 오래 누르고 있었을 가능성이 크다. 그럴 경우 이 지침을 복습하라. 시술자를 찾아간다면 자가치료를 하는 방법과 관련한 어떠한 문제라도 도와줄 수 있을 것이다. 치료사의 작업 때문에 아프다면 반드시 치료사에게 말하라.

통증유발점에 작업하는 법(How to Work on Trigger Points)

지속인자를 제거하는 것 말고 통증유발점을 치료하는 가장 중요한 기법은 압박을 가하는 것이다. 테니스 공, 라켓볼 공, 골프공, 강아지 놀이공, 야구공을 사용한다. 특정 근육에 대한 지시가 있으면 팔꿈치나 손을 사용해도 된다. 공을 깔고 누운 다음, 오로지 자기 체중만을 사용하여 압박한다. 등이나 다른 부위를 누를 때 굳이 애를 쓰면서 힘을 주지 마라. 작업을 하는 근육은 가능한 한 힘이 들어가지 않아야 한다. 몸의 양쪽에 공을 하나씩 놓는 것이 아니라 한 번에 공 한 개씩만 써야 한다. 주중에 등근육에 작업을 하려고 한다면 큰 S자 모양으로 생겨서 압박을 가하도록 된 기구인 백노버(Backnobber)를 추천한다. 프레셔포지티브컴퍼니(Pressure Positive Company. "참고 자료" 항목 참고) 또는 다른 곳에서 구할 수 있다.

(통증유발점을 활성화시키기에 너무 짧은) 8초보다는 최소한 길고, (순환을 너무 오래 끊어서 통증유발점을 악화시킬 수 있는) 1분보다는 짧게 압박하라. "일 초, 이 초, 삼 초"처럼 소리 내서 시간을 재면 된다. 자기가 올바른 속도로 시간을 재고 있는지 확인할 수 있도록 처음에는 반드시 시계를 사용하라. 너무 서둘러서 8초를 새면 안 된다는 말이다.

압박을 가하면 조금 불편해져야 하지만 기분 좋게 아파야 한다. 몸에 힘이 들어가거나 숨이 멎을 정도로 통증이 심하면 안 된다. 공을 사용해서 치료를 할 때 너무 아프면 침대 같이 더 부드러운 바닥으로 자리를 옮기거나 베개나 담요를 바닥에 깐다. 아니면 더 작거나, 말랑말랑한 공을 써 보라. 못으로 테니스공에 구멍을 내면 부드러워진다. 치료를 해도 압통이 전혀 없으면 압통이 있는 부위를 찾아보거나 더 단단한 바닥으로 옮겨라. 공으로 치료할 때 통증유발점에 압통이 너무 심해서 누울 수조차 없다면 공을 긴 양말에 넣어 보거나 바닥 대신 벽에 몸을 기대 보라. 하지만 벽에 기대는 것은 도무지 공을 깔고 누울 수 없을 때에만 권한다. 벽에 몸을 기대면 작업을 하려고 하는 바로 그 근육을 사용하게 되기 때문이다. 서로 다른 부위의 서로 다른 압통에 따라 여러 종류의 바닥을 사용해야 할 수도 있다. 시간이 지나면서 민감함이 줄어들고 근육에서 보다 깊은 부위에 작업을 할 수 있게 되면 더 단단하거나 크기가 다른 공을 사용하거나 더 단단한 바닥으로 옮겨야 할 수도 있다. 자기에게 어떤 방법이 효과가 있는지 실험해 보라.

시간이 부족하다면 여러 부위를 서둘러 바꿔 가면서 하기보다는 한 부위를 집중적으로 하라. 서두르다 보면 통증유발점을 비활성화시키기는커녕 오히려 악화시킬 가능성이 있다.

자가치료를 하면서 공을 사용한다면 공을 깔고 잠들지 않도록 주의하라. 자칫하면 순환을 너무 오래 방해해서 통증유발점이 악화될 수 있기 때문이다. 피곤하고 통증이 있던 상태에서 갑자기 통증이 줄어들거나 사라지면 공을 깔고 잠들기가 십상이므로 잠들지 않으리라는 확신이 없다면 이 기법을 잠자리에서 하지는 말기 바란다.

통증유발점의 위치(Where to Find Trigger Points)

특히 압통이 최대인 지점들을 포함해 근육 전체를 샅샅이 뒤져서 모든 잠재 통증유발점을 찾을 수 있도록 하라. 이어지는 장에 실린 그림과 사진을 사용하여 가장 통증이 심한 부위에만 집중하지 말고 근육 전체를 살펴볼 수 있도록 하라. 힘줄 붙는곳이 아픈 경우가 많은데 이는 타이트한 근육이 힘줄을 잡아당기기 때문이다. 근육의 힘살 전체에 대해 작업을 진행하지 않으면 붙는곳은 계속 땅길 것이다.

몸의 한쪽에서 통증유발점을 찾았다면 반대쪽의 같은 근육에도 반드시 작업을 실시하되 통증이 일어나는 쪽에 더 많은 시간을 할애하라. 아주 최근에 한쪽에만 손상을 당한 경우가 아니라면 증상이 나타나지 않았다고 해도 반대쪽의 동일한 근육 또한 거의 항상 압통이 있을 것이다. 등근육의 경우 한쪽만 이완시키고 반대쪽은 내버려두면 새 문제가 나타날 수 있다. 또한 이따금은 반대쪽 근육이 문제의 원인일 수 있기 때문에 양쪽에 모두 작업을 하는 것이 항상 도움이 된다.

통증유발점에 압박을 가하면 연관통증 패턴이 재현될 수 있으나 항상 그런 일이 일어나는 것은 아니다. 그러므로 특정 근육이 관련되어 있다고 의심할 만한 이유가 있다면 일단 작업을 해 보고 통증이나 기타 증상 완화에 도움이 되는지 살펴보라. 일시적으로라도 호전된다면 작업했던 통증유발점 중 하나가 문제의 일부였던 것은 확실하다고 생각하라. 그렇기 때문에 한 회기에 의심되는 모든 통증유발점에 작업을 하지 말아야 한다. 그러면 어느 통증유발점이 실제로 완화에 영향을 주었는지 알 길이 없기 때문이다.

연관이 일어나는 방향을 따라서 작업하라. 예를 들면, 가시아래근에 있는 통증유발점들은 팔과 손에 연관통증을 일으키므로 우선 어깨뼈 뒤면의 가시아래근에 작업을 한 다음, 위팔, 아래팔, 손을 이어서 작업하라는 뜻이다.

치료는 효과가 있는 것 같지만 효과가 일시적이라면 통증유발점을 찾아내고 치료했던 부위에 연관통증이나 다른 증상을 일으키는 통증유발점을 찾아보라. 당신이 여태껏 위성 통증유발점에 작업을 하고 있었던 것일 수 있으므로 위성 통증유발점을 활성화시키는 일차 통증유발점을 찾아야 할 수 있다. 위성 통증유발점을 초래하는 일차 통증유발점부터 우선 해결하지 않으면 위성 통증유발점도 해소되지 않는다. 예를 들면, 위팔과 아래팔 뒤면을 따라서 (때에 따라 손까지) 통증이 있을 때 부리위팔근에 작업을 해도 일시적인 완화 효과밖에 없다면 어깨세모근, 큰가슴근, 넓은등근, 큰원근, 가시위근, 위팔세갈래근, 위팔두갈래근의 일차 통증유발점의 연관 때문에 부리위팔근의 통증유발점이 지속적으로 활성화될 수도 있음을 생각하라.

각 근육 장에는 관련이 있을 수 있는 다른 근육의 목록이 "더 보기"에 포함되어 있다. 하지만 몸은 사람마다 너무나 다르므로 모든 근육 장들에 나오는 연관 패턴을 다 훑어보아야 비로소 자신의 증상에 관련된 다른 근육을 확정할 수 있는 경우도 있다.

자가치료, 얼마나 자주 해야 하는가?
(Frequency of Self-Treatments)

대개의 경우 처음에는 근육에 대한 작업을 하루에 한 번 하는 것이 좋다. 아침에 일어나서, 텔레비전을 볼 때, 잠들기 전과 같이 잊지 않고 자가치료를 할 시간을 정하고 찾기 쉬운 곳에 공을 챙겨 두도록 하라.(그렇다고 공을 깔고 잠들면 안 된다!) 자가치료나 시술자 치료를 받고 나서 아프다면 하루 건너뛰어라. 시술자를 찾아가고 있다면 치료 예약이 있는 당일에는 자가치료를 하지 마라.

몇 주가 지나면 몸이 아프지 않은 한 하루에 자가치료 횟수를 두 번으로 늘려라. 특정 활동이 통증유발점을 악화시키는 것 같다면 해당 활동 전과 후에 자가치료를 해 보라. 아프거나 증상이 나빠지기 시작하면 횟수를 줄여라.

여행을 갈 때에도 공을 챙겨 가라. 여행을 하면 대개 통증유발점이 악화되기 때문이다. 직장에서도 공 몇 개나 백노버를 챙겨 놓으면 좋다.

활성 증상이 사라졌다고 해도 압통이 사라질 때까지 꾸준히 근육에 작업을 실시하라. 통증유발점이 연관통증을 일으키지 않는다고 해서 통증유발점 자체가 사라진 것은 아니기 때문이다. 그저 잠재기에 들어갔을 수도 있으며, 이럴 경우 통증유발점은 쉽사리 재활성화될 수 있다. 통증유발점을 치료하지 않은 채로 두거나 너무 빨리 치료를 중단해 버리면 신경계통 변화가 장기적 혹은 영구적으로 일어날 수 있고 통증이 더욱 쉽게 재발한다. 증상이 사라지면 치료를 해야 할 동기도 약해지고 심지어 치료하는 것을 잊어버릴 수도 있다. 이런 일이 일어나지 않게 하라. 만에 하나 그렇다고 해도 중요한 사실은 증상이 돌아오면 무엇을 해야 할지 이제는 안다는 점이다.

스트레칭과 컨디셔닝 운동의 일반적 지침
(General Guidelines for Stretches and Conditioning)

스트레칭과 컨디셔닝 운동의 차이를 구분하는 것은 매우 중요하다. 스트레칭으로는 근육섬유를 부드럽게 늘이는 반면 컨디셔닝 운동은 근육을 강화한다. 트러벨 박사와 사이먼스 박사(1983)는 치료 초기 단계에서는 활성 통증유발점에 스트레칭이 큰 도움이 되는 반면 컨디셔닝 운동은 대개 통증유발점을 악화시킨다는 점을 밝혔다.

대개 사람들은 물리치료와 통증유발점요법을 함께 시작하는데 이렇게 하면 역효과가 생길 수도 있다. 물리치료사가 통증유발점에 대해 잘 알지 못한다면 물리치료는 보통 컨디셔닝 운동에 치중하기 때문이다. 내 경험에 따르면, 치료 초기에 두 가지를 병행한 경우 환자의 절반 이상에서 증상은 호전되지 않거나 도리어 악화된다. 보통 통증유발점 치료나 자가치료를 2주 정도 실시하고 나서 컨디셔닝 운동을 시작할 수 있지만 그때도 통증유발점이 여전히 민감하다면 증상이 호전될 때까지 기다려야 한다. 그러면서 이 책에 나온 스트레칭 방법을 배워라. 지침을 따른다면 시술자의 처방을 따로 받을 필요가 없을 것이다.

과제로 주어진 활동이 스트레칭인지 컨디셔닝 운동인지 확실치 않다면 시술자에게 물어보라. 또한 시술자에게 당신이 하는 모든 활동, 운동, 스트레칭을 이야기하라. 이것들 중 일부는 당신의 통증유발점을 악화시키는 데에 일조하고 있을 수 있기 때문이다. 컨디셔닝 운동은 시술자가 처방해 줄 것이고, 또한 이와 더불어 안전하고 효과적으로 실시할 수 있는 지시 사항을 줄 것이므로 여기에서 나는 지침을 깊이 다루지는 않을 것이다.

스트레칭과 컨디셔닝 운동을 할 때 피해야 할 것들 (Things to Avoid When Stretching and Conditioning)

근육이 피곤하거나 차가울 때에는 스트레칭을 하지 말고 스트레칭을 할 때 몸을 튕기지 말라. 친구들이 자신에게 잘 맞는 컨디셔닝 운동을 추천해 줄 수도 있지만 당신은 당신 나름의 증상이 있는 다른 사람이기 때문에 친구들에게 처방된 약을 당신이 먹으면 안 되듯이 그들에게 처방된 컨디셔닝 운동도 하면 안 된다. 컨디셔닝 운동이나 스트레칭으로 증상이 악화된다면 중단하라. 시술자와 상담을 통해 왜 운동 때문에 불편한지 어떻게 진행해야 하는지 확인하라.

스트레칭과 컨디셔닝 운동의 시기와 방법 (When and How to Do Stretches and Conditioning)

통증유발점을 치료한 '이후에' 스트레칭을 하라. 하나만 할 시간밖에 없다면 자가치료를 하고 스트레칭은 건너뛰어라. 통증유발점 비활성화에 이어 스트레칭을 하면 통증유발점 비활성화만 하는 것보다 더욱 효과적이지만 비활성화를 먼저 하지 않고 스트레칭을 하면 도리어 통증유발점 민감도가 높아질 수 있다(Edwards and Knowles 2003).

스트레칭은 천천히, 그리고 부드럽게 스트레칭할 수 있는 정도까지만 하라. 억지로 하지 마라. 근육을 너무 심하게 또는 너무 빨리 스트레칭하면 통증유발점을 악화시킬 수 있다. 스트레칭 동작 각각을 30초에서 60초가량 유지하라. 30초 이상 한다고 딱히 득이 될 것은 없지만 좀 더 오래 스트레칭을 한다고 해가 될 것도 없다. 긴장을 풀고 호흡을 한 다음 스트레칭을 되풀이하라. 어떤 종류의 반복 운동이든 반복할 때마다 사이사이에 호흡을 하면서 휴식을 취하라.

스트레칭이나 컨디셔닝 운동을 하고 나서 하루 이상 몸이 아프다면, 아픔이 없어지면 다시 운동을 하되 반복 횟수를 줄여라. 컨디셔닝 운동이나 스트레칭을 하고 나서 이틀이 지났는데도 여전히 아프다면 당신이 잘못된 방법으로 하고 있거나 그것들이 당신에게 맞지 않는 것일 수 있으므로 없애거나 바꿔야 한다(Travell and Simons 1983).

근육 관리를 위한 일반적 지침
(General Guidelines for Muscle Care)

통증유발점을 비활성화하고 스트레칭을 하는 것에 더해 근육을 잘 관리해야 한다. 그래야 오래된 통증유발점이 다시 활성화되지 않고 새 통증유발점이 발생하지 않도록 막아 주는 데에 도움이 된다.

근육 인식(Muscle Awareness)

치료 후, 정상적인 방식으로 부드럽게, 운동범위 전체를 써서 근육을 사용하되 최소한 하루 혹은 통증유발점이 쉽게 나빠지지 않을 때까지 무리한 활동은 하지 않도록 하라. 천천히 부드럽게 하라.

어떤 활동을 하든 자주 쉬면서 하고 한 자세로 너무 오래 앉아 있지 않도록 하라. 근육이 긴장된 상태로 있든 일정한 방식으로 계속 사용하든 너무 오래 수축되어 있지 않게 하는 법을 배워라. 근육으로 가는 혈류를 늘리고 산소와 영양소를 공급하려면 수축과 이완을 번갈아 하는 것이 정상인데, 이는 자주 움직이는 것으로 달성할 수 있다. 어디에 긴장이 계속되는지 살펴보고 그 부위를 이완하는 연습을 하라. 차가운 외풍을 피하라.

무릎을 굽히고 등을 꼿꼿하게 편 채로 물건을 들어라. 물건은 가슴에 가깝게 딱 붙여라. 너무 무거운 물건은 들지 말고 도움을 청해라. 근육에 최대 부하를 걸지 마라. 그럴 때에는 근육에 무리를 주기가 십상이다.

운동 프로그램(Exercise Programs)

어떤 종류의 운동을 하든 충분히 준비운동을 하라. 근육이 타이트하고 차가우면 손상을 입기 쉽다. 늘 그렇듯이, 어떤 운동이든 그렇듯이, 어떤 의학적 상태라도 악화시킬 수 있는 자세나 활동을 피하라. 수영은 일반적으로 좋은 운동이며 자전거 타기도 달리기보다 몸에 부담을 적게 주지만 두 경우 모두 등세모근과 목 근육을 무리하지 않도록 조심해야 한다. 리컴번트 자전거나 고정 자전거(실내 운동용 자전거)와 같이 몸을 보다 꼿꼿하게 펴서 탈 수 있는 자전거를 타는 것이 손잡이 쪽으로 앞으로 몸을 숙여 타는 자전거보다 낫다.

운동 프로그램을 시작할 때에는 할 수 있는 실력을 좀 낮추어 잡거나 차라리 보수적으로 생각해서 틀리는 편이 낫다. 많은 사람들이 "고통이 없으면 얻는 것도 없다"는 격언을 믿으며 아파도 참고 끝까지 버텨야 더 강해진다고 생각한다. 이렇게 하면 기존 문제가 악화될 뿐만 아니라 치료하기도 더 어려워진다. 운동은 편해야 한다. 달리기와 걷기를 번갈아 하거나 역기를 들 때 반복 사이에 휴식을 취하고 너무 무겁지 않은 역기를 사용하라. 운동을 너무 무리해서 하는 편이라면 우선 조금 자제하고 시술자의 지도하에 천천히 늘려 가야 한다. 활동을 너무 빨리 재개하거나 과도하게 하면 오히려 진도가 빠르게 퇴행할 수 있다.

아픔이나 통증유발점 활성화가 일어나지 않도록 어떤 운동이든 지속 시간, 횟수, 강도를 아주 조금씩 늘려 가라. 약한 강도에서 중간 강도의 유산소 운동은 전반적인 건강에 좋고 근육 문제 재발 방지에도 좋다. 또한 스트레스 감소에도 훌륭하다. 규칙적으로 운동하는 사람들은 이따금씩 심하게 운동하는 사람들에 비해 통증유발점이 발생할 가능성이 낮다. 무리하지만 마라!

결론(Conclusion)

이 장에서는 통증유발점 자가치료의 기초와 더불어 자가치료를 할 때 피해야 할 것들에 관해 배워 보았다. 또한 스트레칭을 하는 방법의 기초와 함께 통증유발점 재활성화와 새 통증유발점 형성을 예방하는 근육 관리법을 배워 보았다. 기억해야 할 가장 중요한 점은 하지 말아야 할 것을 아는 것이다. 통증유발점 치료, 스트레칭, 컨디셔닝 운동, 운동 프로그램을 무리해서 하지 말라. 치료 초기에는 이 장의 지침을 복습하고 이후로도 정기적으로 복습을 하면서 자가치료 기법을 올바르게 실시하고 있는지 확인하라.

다음 장에서는 어떤 근육이 팔꿉 · 아래팔 · 손목 · 손의 통증 및 다른 증상을 유발하는지 식별하는 데에 도움을 줄 것이다. 증상을 기록하고 진전을 추적할 수 있는 지침 또한 제시해 줄 것이다.

제 9 장

어느 근육이 통증을 일으키고 있는가? (Which Muscles Are Causing Your Pain?)

앞 장에서는 통증유발점을 '어떻게' 치료하는지 가르쳐주었다. 이 장에서는 당신에게만 있는 증상을 일으키는 통증유발점을 '어디에서' 찾을 것인지 가르쳐줄 것이다.

통증 지도(Pain Map)

어느 근육을 먼저 작업해야 할지 알아내려면 76~79쪽의 통증 지도를 살펴보라. 통증을 느끼는 부위들을 찾고 괄호 안의 숫자로 표시된 장들을 읽어라. 메뉴에 있는 근육들은 해당 부위에 연관통증을 일으키는 가장 일반적인 부위 순서대로 정리되어 있지만 당신에게는 다를 수도 있으므로 모든 장들을 확인하도록 하라.

각 장의 연관 패턴 사진을 살펴보고 당신의 통증 패턴에 가장 가까운 패턴을 찾아라. 각 근육에 해당되는 증상 목록을 읽어라. 연관 패턴 중에 비슷해 보이는 것들이 있는가? 증상 중에 비슷해 보이는 것들이 있는가? 이런 것들부터 우선 작업해야 한다.

반드시 나중에 나머지 장들을 읽어라. 다른 통증유발점들 역시 당신의 통증에 일정한 역할을 하고 있을 수 있기 때문이다. 어느 근육에 통증을 유발하는 통증유발점이 있는지 확실하지 않다면, 혹은 두 개의 근육 이상에서 통증유발점이 통증을 유발한다면 통증유발점 목록에 나온 모든 근육들에 작업을 해야 할 수도 있다.

80쪽에 나온 비어 있는 신체 도표(body chart)를 복사해서 색깔 마커로 당신의 증상 패턴을 그려라. 그런 다음 제10장에서 제30장까지의 연관통증 그림과 비교해 보면 좋다. 각각의 통증 부위 옆에 통증 강도를 1~10의 척도로, 그리고 그 부위에 통증을 느끼는 시간을 퍼센티지로 적어라. 예를 들면 "6.5/80%"와 같은 식이다.

일주일에 최소 두 번 정도 신체 도표를 채워 넣을 것을 권한다. 순서를 기억할 수 있도록 날짜를 적어라. 이렇게 일지를 기록해 놓으면 여러 가지로 도움이 된다. 당신의 연관통증이 어느 패턴에 가장 가까운지 알아내기가 더 쉬워진다. 또한 증상의 정도와 빈도 변화를 맞추어 보면서 증상의 원인과 지속인자가 무엇인지 알아내는 데에도 도움이 된다. 끝으로 진전이 있는지 없는지를 추적하고 어떤 손상이든 병력 기록으로 남길 수 있다. 상태가 나아지면 원래 증상이 얼마나 심했는지 잊고 얼마나 나아졌는지도 잊을 수 있다. 신체 도표는 통증의 전반적 강도와 빈도, 통증이 미치는 부위의 감소를 그림으로 표현함으로써 이런 문제를 방지해 줄 수 있다. 이따금 악화가 되더라도 전체적으로 나아지고 있다는 것을 알 수 있다. 한 가지 주의할 점이 있다. 해부학에 익숙지 않은 경우 자신의 통증 위치를 누구나 정확하게 그릴 수 있는 것은 아니기 때문에 그림이 부정확할 가능성을 염두에 두고 인접한 연관 패턴과 관련된 근육들도 검사해 보라는 것이다.

근육 장들(Muscle Chapters)

제10장에서 제30장까지는 팔꿉 · 아래팔 · 손목 · 손의 통증 및 다른 증상과 흔히 연관된 주요 근육을 다룬다. 대부분의 장에는 해당 장에서 다루고 있는 근육들의 해부도가 있다. 사진은 각각의 통증유발점에 가장 흔한 연관통증 부위를 보여준다. 검은색으로 칠한 부분은 일차 연관 부위로서 거의 누구에게나 나타나며 점이 찍힌 부분은 이차 연관 부위로 사람에 따라 나타날 수도 있고 아닐 수도 있다. X 표시는 연관 패턴과 관련하여 통증유발점을 흔히 찾을 수 있는 위치를 가리킨다. 다른 통증유발점이 있을 수도 있으므로 근육 전체를 살펴보기 바란다.

근육 장에 나오는 연관통증 사진들은 가장 흔한 연관 패턴만 보여준다. 당신의 연관 패턴은 조금 다를 수도 있고 심지어 완전히 다를 수도 있다는 점을 명심하라. 또한 여러 개의 근육에 있는 통증유발점에서 중복되는 연관 패턴이 있을 수도 있다. 이런 부위는 개별 근육에 일반적인 패턴보다 더 넓을 수도 있으므로 해당 부위에 연관통증이 있는 모든 근육의 통증유발점을 찾도록 하라. 연관통증이 중첩해서 일어나는 부위에서는 통증이 특히 심할 수도 있다.

이어지는 장에서 다룰 각 근육에 관한 정보에는 통증유발점의 흔히 나타나는 증상 및 원인과 지속인자들의 목록도 포함되어 있다. 이것 또한 가장 흔한 경우의 목록일 뿐이며 당신이 경험하는 증상은 다르고 당신의 원인과 지속인자도 다를 수 있다. 특정 근육의 통증유발점이 의심 가지만 목록에서는 당신에게 해당되는 원인을 전혀 찾지 못하겠다면, 당신이 살면서 경험했던 것들 중 목록에 나온 항목과 비슷한 일이 있었는지 상상해 보라. 이런 것들이 사실상 근육에 같은 유형의 원인이 되었을 수 있다. 예를 들면 손목폄근과 손가락폄근(24)에 열거된 활동 중 어느 것도 하지 않지만 당신 직업이 화가인 경우이다. 붓을 잡고 동작을 반복하면 이 근육에 통증유발점이 생길 수 있다.

대부분의 근육 장에는 해당 장에서 다루는 근육들에 맞는 스트레칭을 제시하고 있다. 시술자를 찾아가고 있다면 당신이 스트레칭을 올바르게 실시하고 있는지 반드시 확인받도록 하라. 증상이 악화된다면 자가치료 기법을 중단하고 시술자와 상담하라.

결론(Conclusion)

당신의 통증 패턴에 가장 가까운 두 근육이 확정되면 그 근육에 대한 작업을 시작하라. 다음 몇 주 동안 추가적으로 근육들을 치료하기 시작하라. 제8장의 지침을 주기적으로 복습하면서 자기가 자가치료를 올바르게 하고 있는지 확인하라. 나아지기 시작하면 어느 근육에 있는 어느 통증유발점이 통증을 일으키고 있는지, 그리고 어느 지속인자가 통증유발점을 다시 활성화하고 있는지 보다 분명한 그림이 나올 것이다.

팔통증 지도(Arm Pain Map)

'한글용어(영어용어. 해당 장)' 식으로 되어 있다.

1. 목갈비근(Scalene. 20)
가시위근(Supraspinatus. 13)
등세모근(Trapezius. 10)
위팔세갈래근(Triceps brachii. 19)
위팔두갈래근(Biceps brachii. 23)
〔이 책에서 다루지는 않았지만 어깨올림근(Levator scapula), 뭇갈래근(Multifidi), 마름근(Rhomboid), 목널판근(Splenius cervicis)도 살펴보라.〕

2. 목갈비근(Scalene. 20)
넓은등근(Latissimus dorsi. 17)
위뒤톱니근(Serratus posterior superior. 15)
가시아래근(Infraspinatus. 14)
등세모근(Trapezius. 10)
앞톱니근(Serratus anterior. 12)
큰가슴근(Pectoralis major. 11)
〔이 책에서 다루지는 않았지만 어깨올림근(Levator scapula), 척추옆근육(Paraspinals), 마름근(Rhomboid), 목널판근(Splenius cervicis)도 살펴보라.〕

3. 목갈비근(Scalene. 20)
가시위근(Supraspinatus. 13)
큰원근(Teres major. 18)
어깨밑근(Subscapularis. 16)
위뒤톱니근(Serratus posterior superior. 15)
넓은등근(Latissimus dorsi. 17)
위팔세갈래근(Triceps brachii. 19)
등세모근(Trapezius. 10)
〔이 책에서 다루지는 않았지만 어깨세모근(Deltoid), 어깨올림근(Levator scapula), 작은원근(Teres minor), 등엉덩갈비근(Iliocostalis thoracis)도 살펴보라.〕

4. 목갈비근(Scalene. 20)
위팔세갈래근(Triceps brachii. 19)
어깨밑근(Subscapularis. 16)
가시위근(Supraspinatus. 13)
큰원근(Teres major. 18)
넓은등근(Latissimus dorsi. 17)
위뒤톱니근(Serratus posterior superior. 15)
부리위팔근(Coracobrachialis. 22)
〔이 책에서 다루지는 않았지만 어깨세모근(Deltoid), 작은원근(Teres minor)도 살펴보라.〕

5. 위팔세갈래근(Triceps brachii, 19)
위뒤톱니근(Serratus posterior superior, 15)

6. 손뒤침근(Supinator, 25)
손목펴근/손가락펴근(Hand/Finger extensors, 24)
위팔세갈래근/팔꿈치근(Triceps brachii/Anconeus, 19)
가시위근(Supraspinatus, 13)

7. 위팔세갈래근(Triceps brachii, 19)
큰가슴근(Pectoralis major, 11)
작은가슴근(Pectoralis minor, 21)
앞톱니근(Serratus anterior, 12)
위뒤톱니근(Serratus posterior superior, 15)

8. 위팔세갈래근(Triceps brachii, 19)
큰원근(Teres major, 18)
손목펴근/손가락펴근(Hand/Finger extensors, 24)
부리위팔근(Coracobrachialis, 22)
목갈비근(Scalene, 20)
등세모근(Trapezius, 10)

9. 가시아래근(Infraspinatus, 14)
목갈비근(Scalene, 20)
부리위팔근(Brachioradialis, 24)
가시위근(Supraspinatus, 13)
빗장밑근(Subclavius, 11)

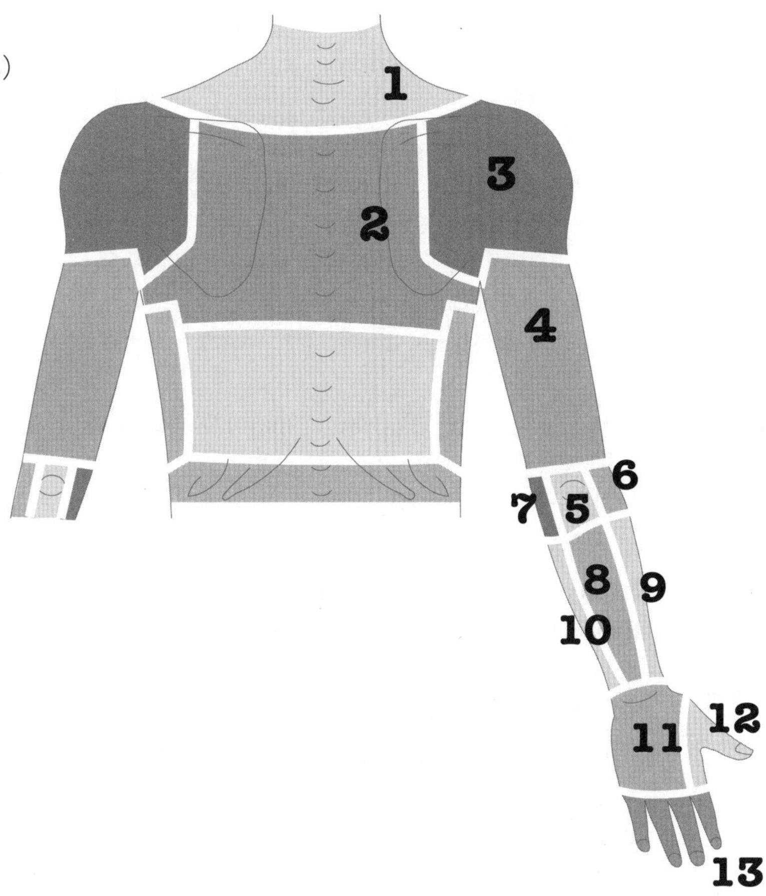

10. 넓은등근(Latissimus dorsi, 17)
큰가슴근(Pectoralis major, 11)
작은가슴근(Pectoralis minor, 21)
위뒤톱니근(Serratus posterior superior, 15)

11. 손목폄근/손가락폄근(Hand/Finger extensors, 24)
어깨밑근(Subscapularis, 16)
부리위팔근(Coracobrachialis, 22)
목갈비근(Scalene, 20)
넓은등근(Latissimus dorsi, 17)
위뒤톱니근(Serratus posterior superior, 15)
첫째등쪽뼈사이근(First dorsal interosseous, 30)
등세모근(Trapezius, 10)

12. 손뒤침근(Supinator, 25)
목갈비근(Scalene, 20)
위팔근(Brachialis, 28)
가시아래근(Infraspinatus, 14)
손목폄근/손가락폄근(Hand/Finger extensors, 24)
엄지모음근/엄지맞섬근(Adductor/Opponens pollicis, 29)
빗장밑근(Subclavius, 11)
첫째등쪽뼈사이근(First dorsal interosseous, 30)
긴엄지굽힘근(Flexor pollicis longus, 27)

13. 손가락폄근(Finger extensor, 24)
손의 뼈사이근(Hand interosseous, 30)
목갈비근(Scalene, 20)
큰가슴근/빗장밑근(Pectoralis major/Subclavius, 11)
작은가슴근(Pectoralis minor, 21)
넓은등근(Latissimus dorsi, 17)

14. 큰가슴근/빗장밑근(Pectoralis major/Subclavius, 11)
작은가슴근(Pectoralis minor, 21)
목갈비근(Scalene, 20)
〔이 책에서 다루지는 않았지만 목빗근(Sternocleidomastoid), 복장근(Sternalis), 갈비사이근(Intercostals), 가로막(Diaphragm), 목엉덩갈비근(Iliocostalis cervicis), 배바깥빗근(External abdominal oblique)도 살펴보라.〕

15. 가시아래근(Infraspinatus, 14)
목갈비근(Scalene, 20)
가시위근(Supraspinatus, 13)
큰가슴근/빗장밑근(Pectoralis major/Subclavius, 11)

작은가슴근(Pectoralis minor, 21)
위팔두갈래근(Biceps brachii, 23)
부리위팔근(Coracobrachialis, 22)
넓은등근(Latissimus dorsi, 17)
〔이 책에서 다루지는 않았지만 어깨세모근(Deltoid)과 복장근(Sternalis)도 살펴보라.〕

16. 목갈비근(Scalene, 20)
가시아래근(Infraspinatus, 14)
위팔두갈래근(Biceps brachii, 23)
위팔근(Brachialis, 28)
위팔세갈래근(Triceps brachii, 19)
가시위근(Supraspinatus, 13)
빗장밑근(Subclavius, 11)
〔이 책에서 다루지는 않았지만 어깨세모근(Deltoid)과 복장근(Sternalis)도 살펴보라.〕

17. 위팔근(Brachialis, 28)
위팔두갈래근(Biceps brachii, 23)

18. 긴손바닥근(Palmaris longus, 26)
원엎침근(Pronator teres, 27)
앞톱니근(Serratus anterior, 12)
위팔세갈래근(Triceps brachii, 19)

19. 손목굽힘근/손가락굽힘근(Hand/Finger flexors, 27)
엄지맞섬근(Opponens pollicis, 29)
큰가슴근(Pectoralis major, 11)
작은가슴근(Pectoralis minor, 21)
넓은등근(Latissimus dorsi, 17)
긴손바닥근(Palmaris longus, 26)
앞톱니근(Serratus anterior, 12)

20. 얕은손가락굽힘근/깊은손가락굽힘근(Flexor digitorum superficialis/profundus, 27)
손의 뼈사이근(Hand interosseous, 30)
넓은등근(Latissimus dorsi, 17)
앞톱니근(Serratus anterior, 12)
빗장밑근(Subclavius, 11)

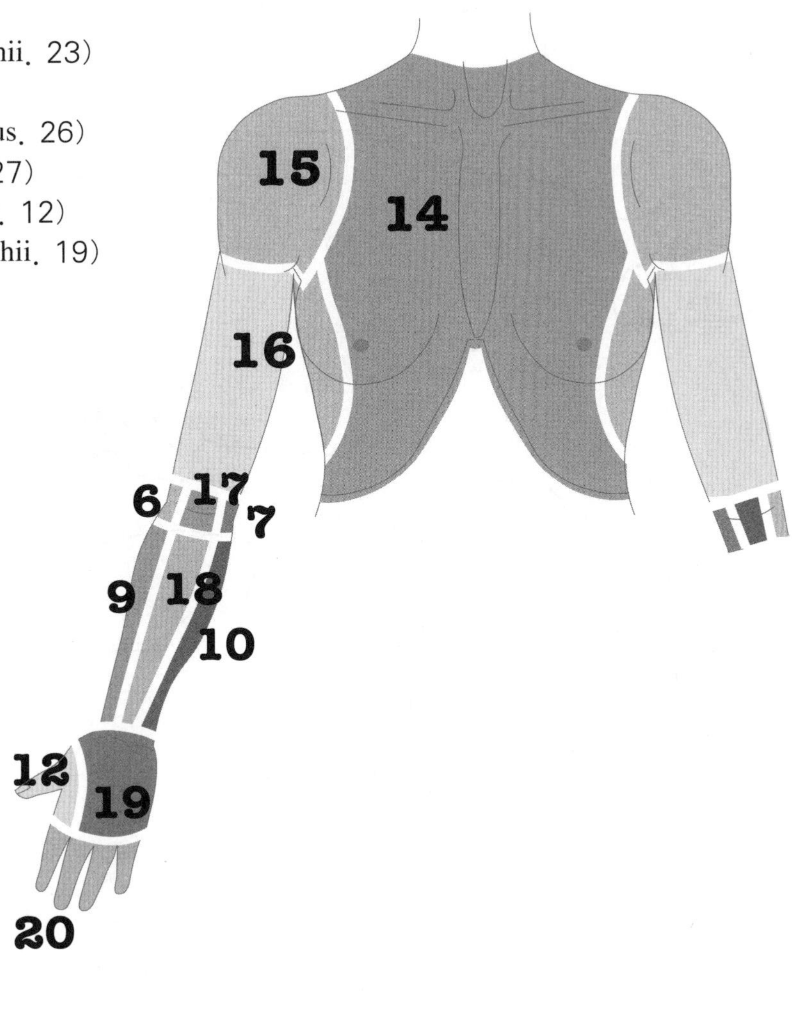

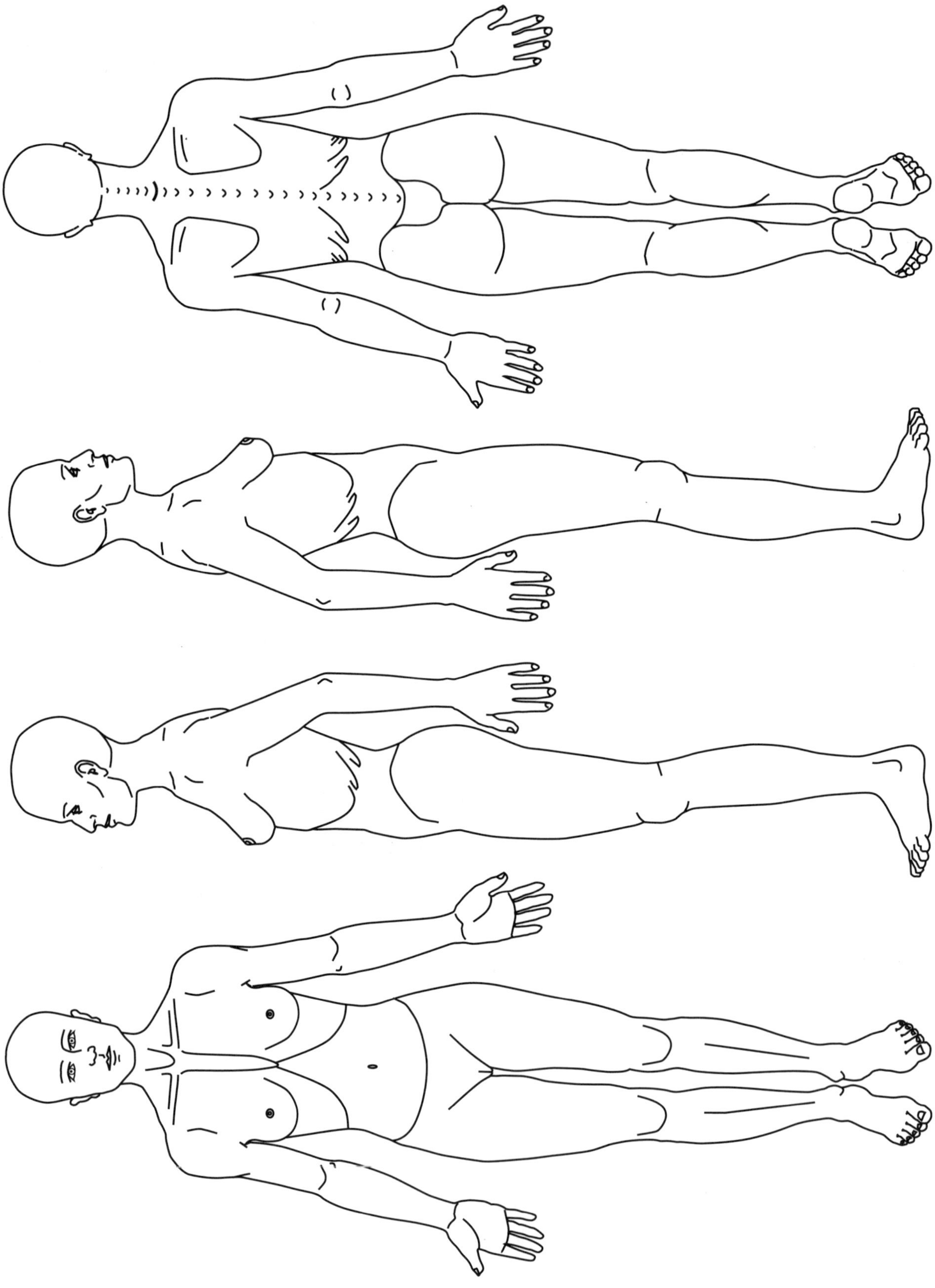

제 10 장

등세모근
(Trapezius)

등세모근은 등과 뒷목의 대부분을 차지하는 서양 연 모양의 큰 근육이다. 보통은 통증유발점들이 있으며 다른 어떤 근육에 있는 통증유발점보다 이 통증유발점에서 비롯되는 연관통증 때문에 도움을 필요로 하는 사람들이 많다.

등세모근 통증유발점에서 비롯되어 팔을 따라 이어지는 연관은 비교적 드문 편이며 통증유발점 #7에 의해서만 유발되지만, 등세모근의 다른 통증유발점들이 다른 근육의 위성 통증유발점을 활성화시켜 결과적으로 팔을 따라 연관통증을 일으킬 수 있다. 팔 · 팔꿉 · 손목 · 손통증이 영구적으로 개선되려면 우선 반드시 등세모근부터 치료해야 된다는 점을 알게 될 것이다. 등세모근 통증유발점이 두통이나 편두통을 포함한 목과 머리의 통증 또한 유발한다는 의심이 들면 『**두통과 편두통의 통증유발점 치료법**』을 참고하라. 우리 책에서는 해당 부위는 다루지 않는다.

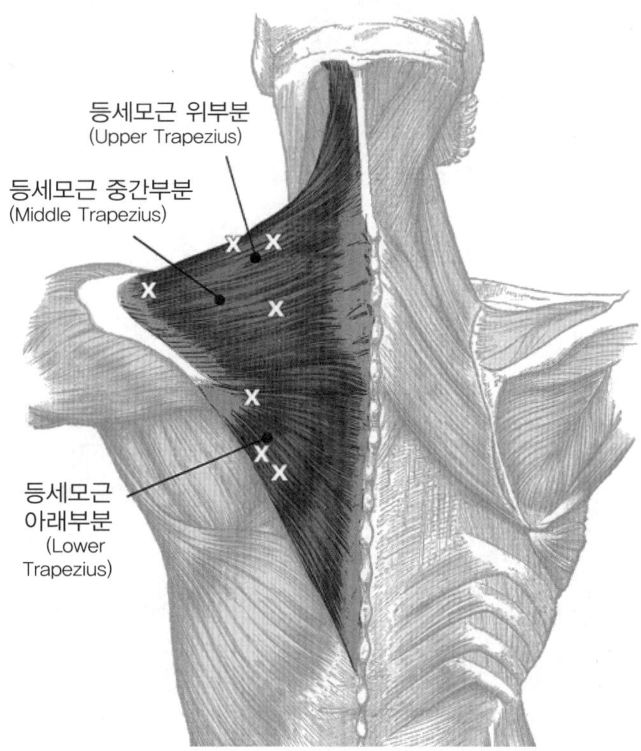

흔한 증상(Common Symptoms)

등세모근은 크게 세 부분으로 되어 있다. 위부분, 중간부분, 아래부분이다. 각 부분은 작용과 흔한 증상도 각각 다르다.

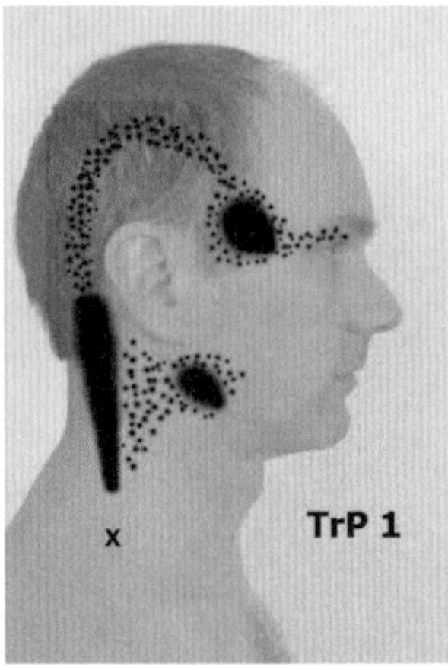

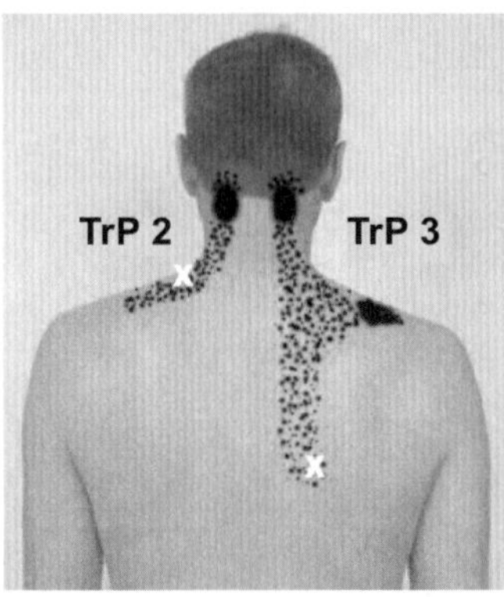

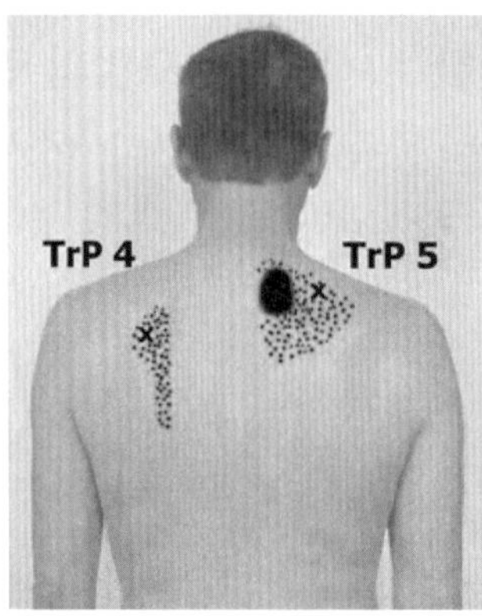

등세모근 위부분 (통증유발점 #1, #2) (Upper Trapezius)

- 통증유발점은 관자놀이, 얼굴, 턱, 그리고 아마도 눈 뒤쪽에 연관통증을 일으킨다. 관자놀이 부위의 두통 및 긴장두통이 일어날 수 있다.
- 목의 뻣뻣함, 운동범위의 제약, 극심한 통증이 일어날 수 있으며 어깨에 조금만 무거운 것을 얹어도 견딜 수 없게 된다.
- 어지럼이나 현기증을 경험할 수 있다. (이는 목빗근 또한 동시에 관련되어 있을 수 있다는 신호로 이 근육에 관해서는 『두통과 편두통의 통증유발점 치료법』을 참고하기 바란다.)

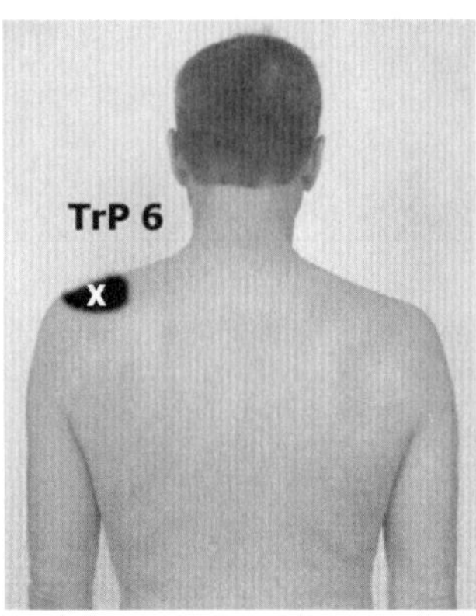

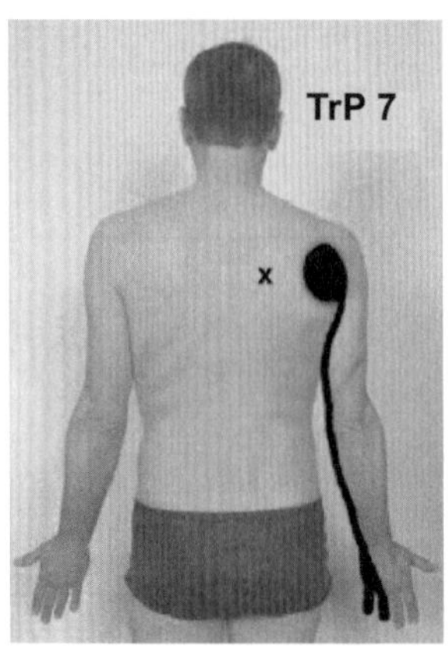

등세모근 중간부분 (통증유발점 #5, #6) (Middle Trapezius)

- 통증유발점은 등 윗부분에 연관통증을 일으킨다(통증유발점 #5에만 해당).
- 척주 근처에서 표재성 작열통을 경험할 수 있다(통증유빌점 #5에만 해당).
- 통증유발점은 어깨관절에 가까운 어깨 윗부분에 쑤시는 연관통증을 일으킨다(통증유발점 #6에만 해당).

등세모근 아래부분(통증유발점 #3, #4, #7)
(Lower Trapezius)

- 통증유발점은 등, 목, 어깨 위쪽에 연관통증을 일으킨다.
- 머리뼈바닥(두개저)에서 두통을 경험할 수 있다(통증유발점 #3에만 해당).
- 어깨뼈 뒤면부터 팔 안쪽을 따라 반지손가락과 새끼손가락까지 이어지는 연관통증을 경험할 수도 있는데, 이는 위뒤톱니근의 연관 패턴과 매우 유사하다(통증유발점 #7에만 해당).
- 어깨 윗부분에 걸쳐 깊은 통증과 광범위한 압통을 겪을 수 있다(통증유발점 #3에만 해당).

원인과 지속인자(Possible Causes and Perpetuators)

- 거북목 자세, 어깨 긴장, 대화를 위해 혹은 또렷하게 듣기 위해 오랜 시간 한쪽으로 고개를 돌리고 있는 자세
- 귀와 어깨 사이에 전화기를 끼우고 있기, 단단한 등받이가 없이 앉아 있기(늘어진 자세로 앉아 있기), 자판을 너무 높이 두고 타이핑하기, 팔걸이가 너무 높거나 팔걸이가 없는 의자에 앉아 있기와 같이 책상에서 나쁜 자세들
- 치과의사, 위생사, 건축가, 제도사, 비서 등 직장에서 몸을 구부리고 있어야 하는 모든 직종에서 장시간 몸을 숙이고 있기
- 눕거나 엎드린 상태에서 고개만 돌린 채로 장시간 수면
- 너무 무거운 소형 배낭이나 핸드백을 가지고 다니거나 소형 배낭이나 핸드백을 한쪽 어깨로만 매고 다니는 경우
- (어깨끈이나 날개가) 너무 조이는 브래지어를 하고 있는 경우
- 조깅, 배낭여행, 자전거 타기, 카약, 테니스, 골프와 같은 운동
- 팔을 지탱할 곳 없이 무릎 위에서 뜨개질하기
- 바이올린 연주
- 너무 긴 지팡이를 사용하는 경우
- 교통사고, 넘어지면서 머리를 부딪치는 등 머리가 갑작스럽게 돌아가면서 일어난 채찍질손상(whiplash injury)
- 피로
- 큰 유방, 해부학적으로 한쪽 다리가 짧은 경우, 궁둥뼈 한쪽이 작아서 수평이 되지 않는 경우, 짧은 위팔(팔걸이를 사용하려고 몸이 한쪽으로 기운다)
- 큰가슴근이 타이트한 경우

도움말(Helpful Hints)

일어서 있을 때, 양손을 주머니에 넣으면 등세모근에 가해지는 무게를 줄일 수 있다. 두꺼운 코트를 입고 있다면 안에 어깨 패드를 넣어라.

배낭을 멘다면 무게 대부분이 엉덩이끈(hip strap)에 실리게 하라. 고정 자전거를 포함한 자전거를 탈 때에는 손잡이를 조정해서 최대한 꼿꼿이 앉아라. 역기를 들 때에는 무게를 가볍게 하고 머리를 곧게 들고 어깨와 일치되도록 하라. 지팡이를 반드시 써야 한다면 한쪽 어깨가 들리지 않도록 반드시 올바른 길이의 지팡이를 써라.

수영은 훌륭한 유산소 운동이지만 등세모근에 부담이 되지 않도록 영법을 바꿔 가면서 해야 한다. 숨쉬기를 위해 한쪽으로만 고개를 돌리면 등세모근이 악화된다.

카이로프랙터나 정골의학의사를 찾아가 척추뼈가 어긋나 있는지 확인해야 할 수도 있다.

자가치료 기법(Self-Help Techniques)

압박하기(Applying Pressure)

등세모근 압박(Trapezius Pressure)

얼굴을 위로 하고 딱딱한 침대나 바닥에 누워 무릎을 굽힌다. 등 맨 윗부분부터 척주에서 가쪽으로 2.5센티미터 정도 위치에 테니스공이나 라켓볼 공을 놓고 8초에서 1분가량 해당 지점을 압박한다. 척주와 평행하게 아래쪽으로 살짝 내려가서 다음 위치로 공을 옮기고 다시 해당 지점을 압박한다. 골반 윗부분에 이를 때까지 계속 작업을 진행하면서 등세모근과 척추옆근육(척주의 양옆을 길게 타고 내려가는 근육)을 한꺼번에 작업하라. 등이 넓거나 통증유발점이 더 멀리 있으면 척주에서 좀 더 멀리 떨어진 선을 따라서 되풀이해도 된다. '척주에다가 직접 하면 안 된다! 다친다!' 척주 양쪽에 동시에 공을 놓고 하기보다는 한 번에 하나씩 하는 쪽을 추천한다. 서거나 벽에 기대기보다 누워서

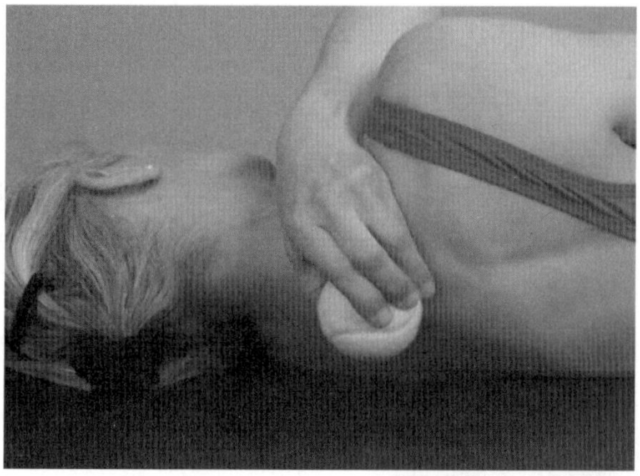

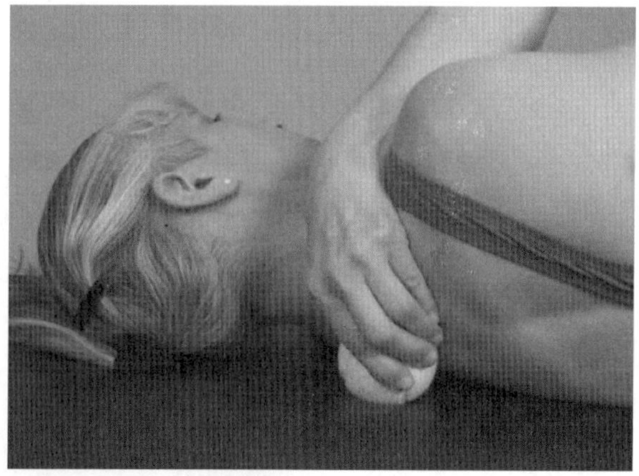

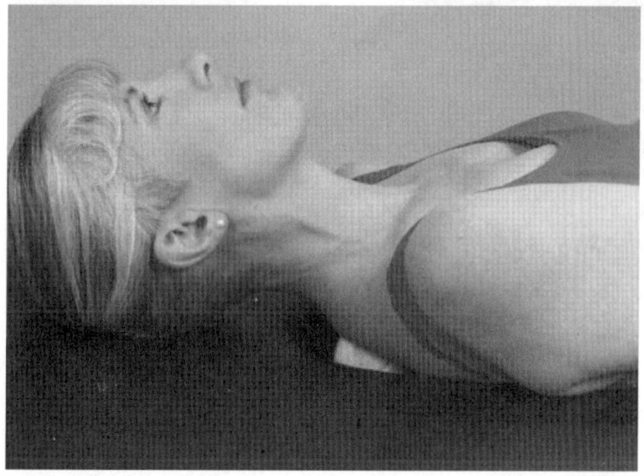

이 기법을 쓰면 압박하는 동안 몸을 세우고 있을 필요가 없어서 근육에 최대한 힘이 들어가지 않게 된다. 오른쪽 사진에서 작업해야 할 가능성이 큰 부위일수록 진한 색으로 표시되어 있다.

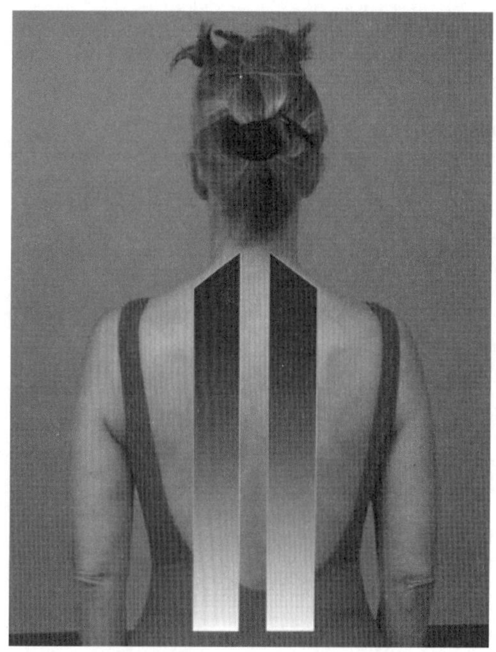

등세모근 위부분 집기(Upper Trapezius Pinch)

팔의 무게를 지탱할 수 있도록 충분히 높은 평면에 팔꿉과 아래팔을 놓는다. 반대쪽 손으로 등세모근 위부분을 집는다. 근육에 살점이 있는 부분만 집어야지 '빗장뼈 바로 위의 오목한 부분으로 엄지손가락을 깊이 집어넣으면 안 된다. 그러다가 연약한 신경과 혈관이 다칠 수 있다.' 근육을 집기 편하게 긴장을 풀 수 있도록 작업하는 방향으로 머리를 살짝 기울이는 것도 좋다.

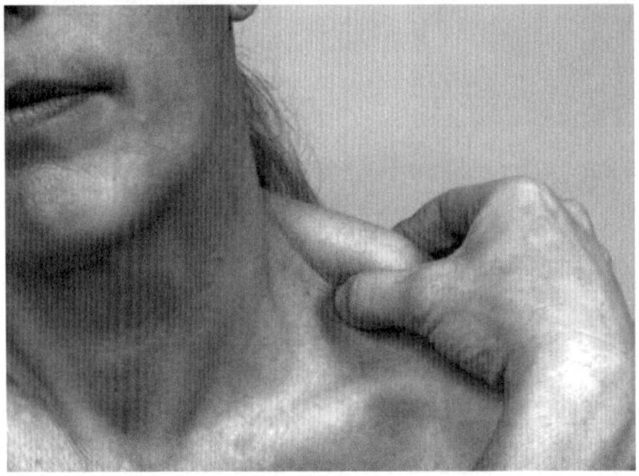

직장에 있거나 바닥에 누울 수 없는 상황이라면 프레셔포지티브컴퍼니(Pressure Positive Company. "참고 자료" 항목 참고)에서 구입할 수 있는 백노버(Backnobber)를 사용할 것을 권한다. 주의할 점은 백노버를 몸통 앞쪽으로 미는 것이 아니라 손가락이 가리키는 방향, 즉 몸에서 멀어지는 방향으로 잡아당겨야 지레 작용으로 힘이 전달되어 등이 압박된다는 것이다.

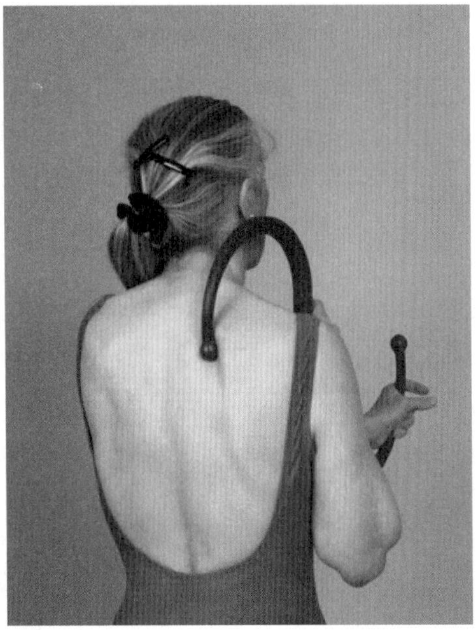

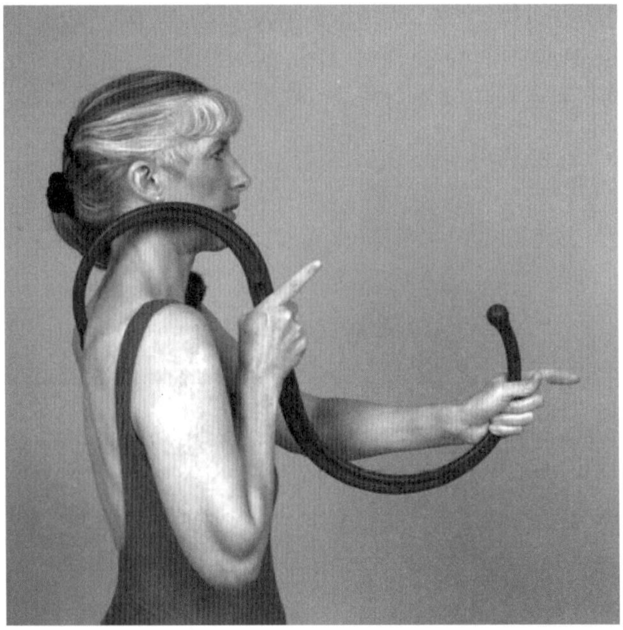

스트레칭(Stretches)

등세모근 스트레칭(Trapezius Stretch)

이 스트레칭은 등세모근 중간부분과 아래부분에 좋다. 누워서 양팔은 몸통 옆에 두고 사진에 나온 자세를 따라 양팔을 움직인다. 양팔을 들어서 위팔은 바닥과 직각, 아래팔은 바닥과 수평이 되도록 팔꿉을 90° 로 굽힌다. 그런 다음 팔꿉 90° 를 유지한 상태로 양손이 머리 위쪽 바닥에 닿게 한다. 그런 다음 양팔을 머리 위로 뻗어 손바닥이 하늘을 향하게 한다. 다음으로, 몸통과 위팔이 직각이 될 때까지 팔을 아래로 끌어내리고 팔꿉은 다시 90° 각도로 굽혀서 아래팔이 몸통과 평행하게 만든다. 끝으로 양팔을 다시 몸통에 나란히 두고 두 번 심호흡한다. 3~5회 반복한다.

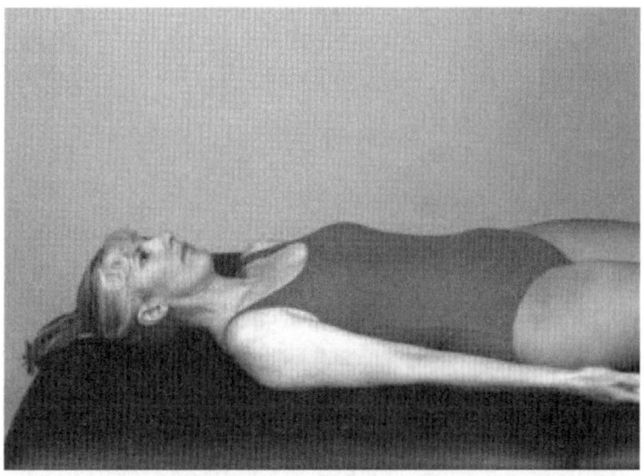

가슴근 스트레칭 (Pectoralis Stretch)

가슴근 스트레칭 역시 등세모근에 좋다. 제11장을 보라.

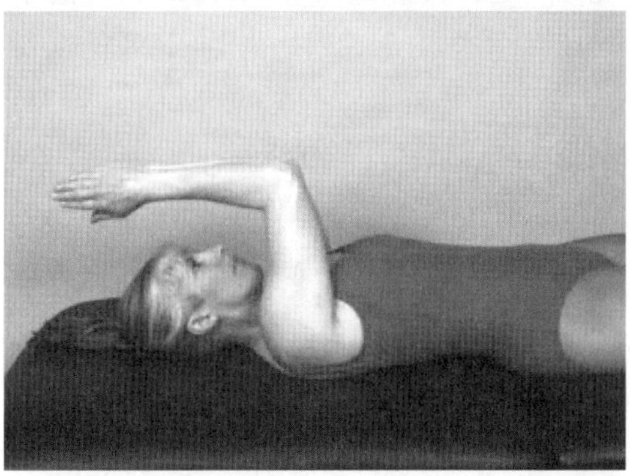
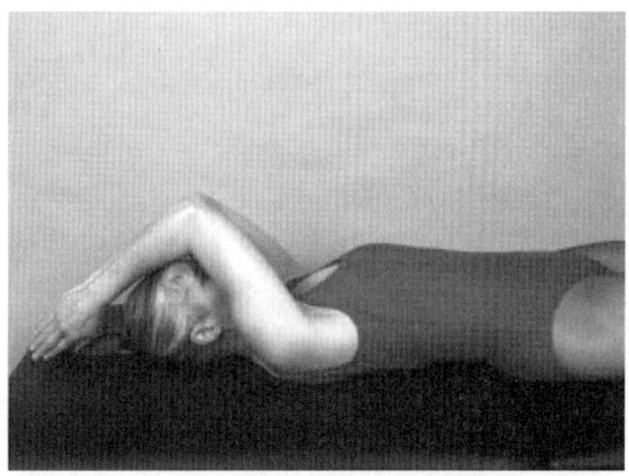
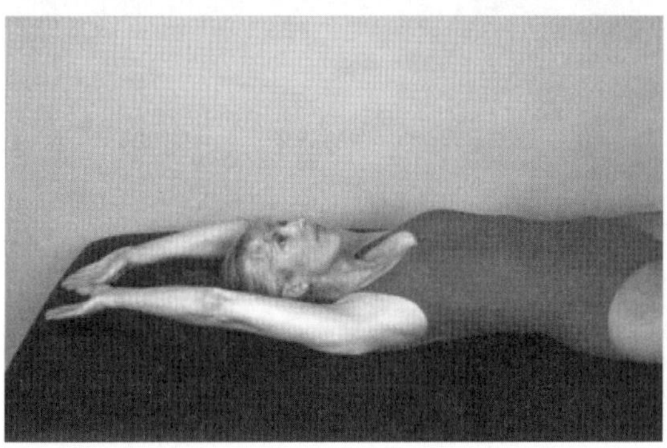
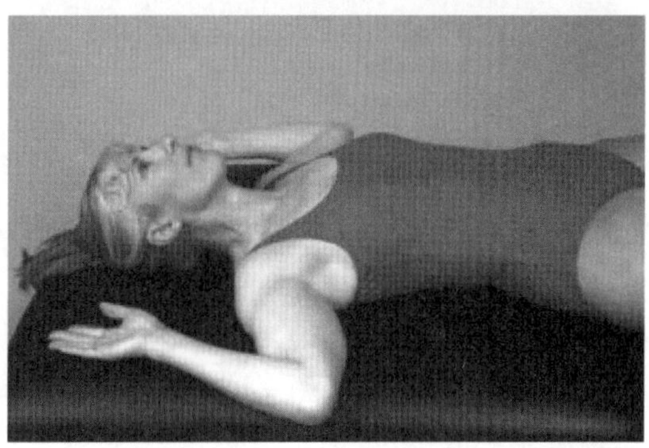

기타(Other)

바른 자세(Proper Posture)

바른 자세와 거북목 자세에 관해 배우려면 "제5장 신체 역학"에서 "거북목 자세" 항목을 보라.

더 보기(Also See)

- **위뒤톱니근**(제15장)
- **큰가슴근**(제11장)
- **작은가슴근**(제21장)

결론(Conclusion)

큰가슴근과 작은가슴근의 통증유발점이 근육을 타이트하게 만들어 결과적으로 등의 윗부분과 중간 부분에 부담을 주면서 등세모근의 통증유발점을 계속 활성화시킬 수 있다. 위뒤톱니근의 통증유발점은 등세모근 통증유발점 #7과 연관 패턴이 매우 유사하다. 등세모근 통증유발점 #1부터 #6까지는 팔 통증이나 손통증을 직접적으로 유발하지는 않지만 팔과 손에 연관통증을 일으키는 다른 근육의 통증유발점을 활성화시킬 수 있다.

당신의 건강관리 제공자가 고려해 볼 수 있는 다른 증상의 목록이 있는 책은 "참고 자료"에서 찾을 수 있다.

제 **11** 장

큰가슴근, 빗장밑근
(Pectoralis Major; Subclavius)

큰가슴근은 가슴 대부분을 차지하며 구부정한 자세에서는 어깨가 앞으로 말리는 원인이 될 수 있다. 빗장밑근은 빗장뼈 바로 아래 틈에 끼어 있으며 복장뼈에서 빗장뼈의 가운데 1/3지점까지 걸쳐 있다.

큰가슴근 통증유발점은 심근경색증 증상과 닮을 수 있지만 심근경색증 '때문에' 생길 수도 있다. 이 근육의 활성 통증유발점은 통증과 함께 '협심증'(심장근육 부위로의 혈류량이 줄어듦으로 인해 생기는 통증)과 비슷하게 가슴이 조이는 듯한 느낌을 유발할 수 있다. 심근경색증이나 협심증이 아니라 통증유발점이 일으키는 가슴통증은 간헐적이며 위팔을 움직일 때 일어날 가능성이 크다. 통증유발점이 매우 활성화된 상태라면 쉬고 있을 때에도 통증을 경험할 수도 있다.

통증유발점과 협심증/심근경색증이 동시에 공존할 수도 있으므로 **'통증유발점 자가치료 기법으로 통증을 완화시킬 수 있다고 해도 통증유발점만의 문제라고 지레짐작하지 말고 심장 기능 검사를 반드시 받아야 한다.'**

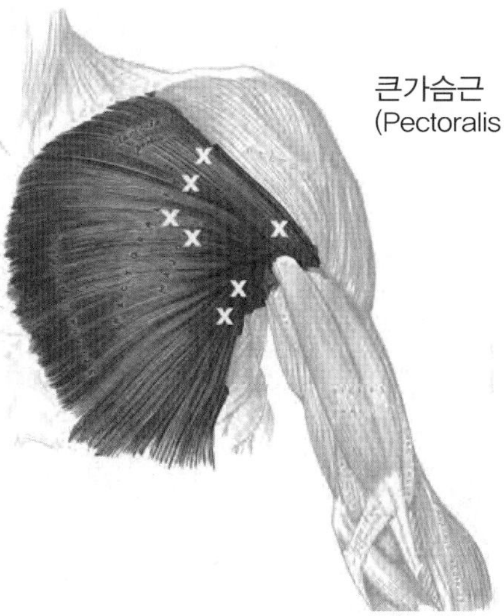
큰가슴근
(Pectoralis major)

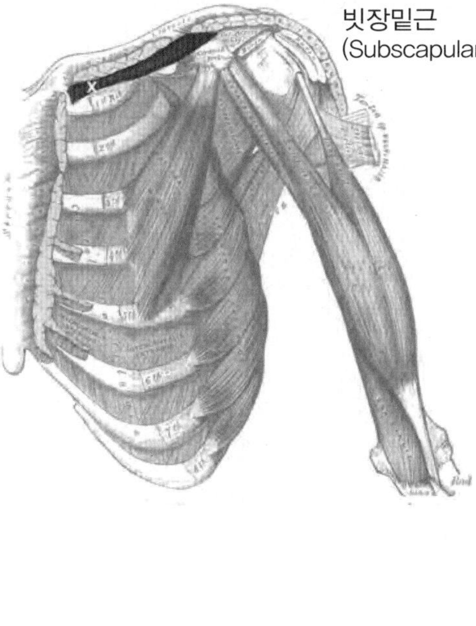
빗장밑근
(Subscapularis)

실제로 심장병이 있다면 통증유발점으로 인한 통증이 심장동맥(관상동맥)의 크기를 반사적으로 줄이면서 **'심장근육허혈'**(심장으로의 혈액 공급의 제약)을 더 심각하게 만들 수 있다. 그러므로 통증유발점이 완화되면 편안해질 뿐만 아니라 심장 순환도 증가할 수 있다.

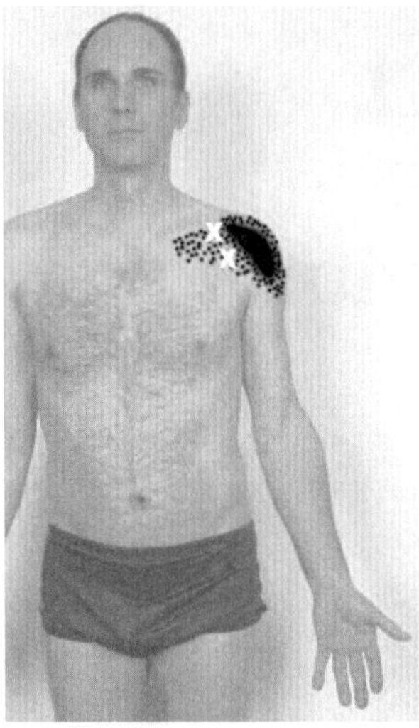

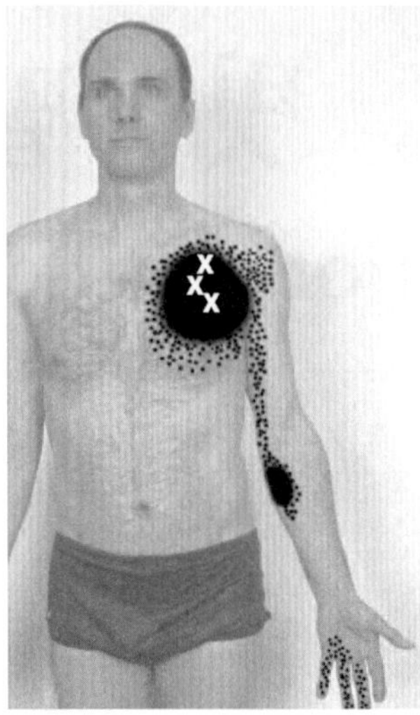

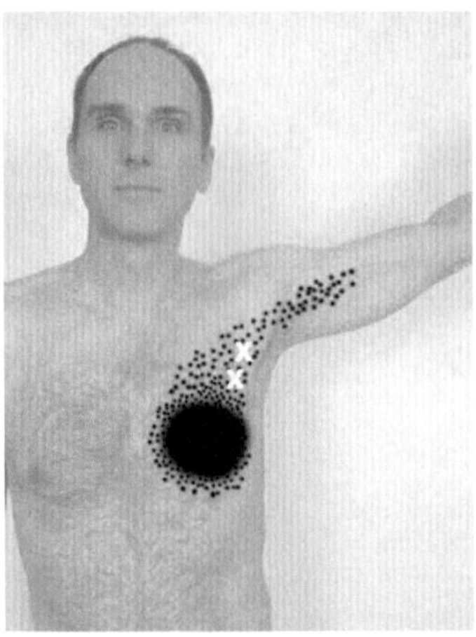

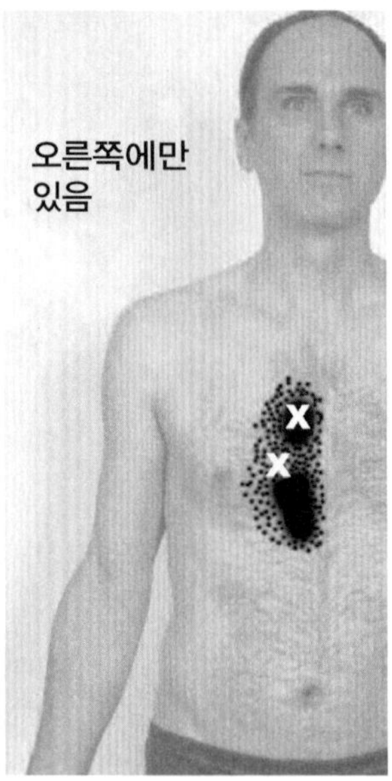

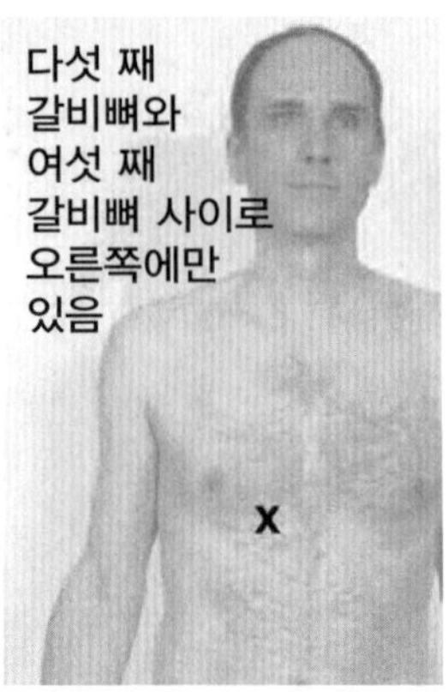

흔한 증상
(Common Symptoms)

큰가슴근
(Pectoralis Major)

- 통증유발점이 가슴, 어깨, 유방, 그리고 팔 안쪽을 따라 손까지 연관통증을 일으키면서 수면도 방해할 수 있다.
- 큰가슴근통증유발점이 잠재한(즉, 자체적인 연관통증은 일으키지 않는) 상태에 있더라도, 큰가슴근이 단축되면서 등 부위에 연관통증을 경험할 수 있다.
- 어깨관절에서 운동범위가 제한될 수 있다.
- 가슴 압통, 유두 과민, 옷에 의한 자극을 경험할 수 있다.
- (림프 배출 손상으로 인한 약간의 커짐과 '말랑한' 느낌이 들면서) 가슴에 압박감이나 울혈감이 있을 수 있다.
- 통증유발점은 심실위빠른맥(심실상빈맥), 조기심실위수축, (오른쪽 몸통의 특정 지점, 즉, 오른쪽 유두에서 왼쪽으로 3~5센티미터 떨어진 곳의 다섯째 갈비뼈와 여섯째갈비뼈 사이에서 일어나는) 조기심실수축과 같은 '딴곳부정맥(이소부정맥, 심장의 전도계와 관련된 비정상적 심장박동)'을 유발할 수 있다.

빗장밑근(Subclavius)

- 빗장밑근 통증유발점은 빗장뼈 아래, 위팔 앞쪽과 아래팔 가쪽을 따라 엄지손가락, 집게손가락, 가운데손가락까지 연관통증을 유발할 수 있다. 통증유발점 때문에 빗장밑근이 단축되면 빗장뼈가 빗장밑동맥(subclavian artery)과 빗장밑정맥(subclavian vein)을 첫째갈비뼈로 압박하면서 혈관성 가슴문증후군(흉곽출구증후군)의 원인이 될 수 있다.

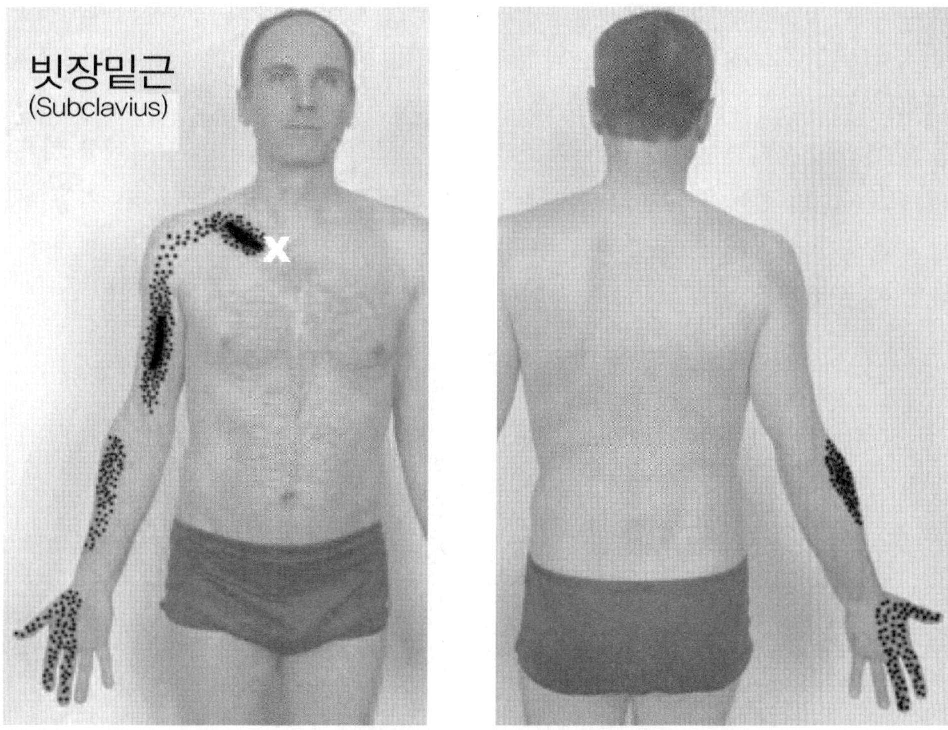

원인과 지속인자(Possible Causes and Perpetuators)

- 앉거나 서 있을 때 구부정하게 있음으로 해서 어깨가 앞으로 굽게 되는 자세
- 동력 사슬톱과 같이 특히 앞으로 몸을 뻗은 상태로 지속적으로 무거운 물체를 들고 있는 것
- 덤불 다듬기용 가위를 쓸 때처럼 양팔을 반복적으로 모으는 자세
- 지속적인 불안을 경험하면서 숨을 참는 것
- 심근경색증을 경험했거나, 개심수술을 받을 때 갈비뼈 사이가 아니라 복장뼈 사이로 절개를 했던 경우
- 석고붕대나 걸이(sling)로 팔이 움직이지 못할 경우
- 근육이 피로해진 상태에서 찬 공기에 노출된 경우

도움말(Helpful Hints)

체중을 발 앞쪽 볼록한 부분으로 살짝 옮겨 주는 맞춤 보조기(안창)를 구하라. 이렇게 하면 머리는 어깨보다 살짝 뒤로 넘어가고 어깨가 뒤로 젖혀지면서 목굽이(경추만곡)와 허리굽이(요추만곡)가 정상으로 회복된다. 허리를 잘 지지해 주는 의자를 구하고 자동차나 (집의 소파를 포함하여) 허리 지지대가 시원치 않은 어떤 자리에도 들고 다닐 수 있는 허리 지지대를 구입하라. 영화관이나 비행기, 렌터카에 들고 가도 좋다. 지붕 없는 관람석이나 소풍을 가서 자리에 앉을 때에도 (운동구 상점에 있는) 크레이지 크리크(Crazy Creek) 의자와 같은 등허리 지지대를 구해서 어디서든 최소한의 지지를 받을 수 있도록 하라.

양팔을 몸 앞에서 엇갈리면 큰가슴근이 수축되므로 팔꿈과 같은 높이의 팔걸이를 사용하도록 하라. 도구를 몸 앞으로 들고 있어야 하는 일을 해야만 한다면 자주 휴식을 취하되 가능하면 그런 활동 자체를 아예 피하도록 노력하라. 통증이 없는 쪽으로 누울 때에는 아픈 쪽 팔을 베개에 걸쳐라. 아픈 쪽으로 누울 때에는 베개를 팔과 가슴/배 사이에 끼워 팔을 90° 각도로 유지하라.

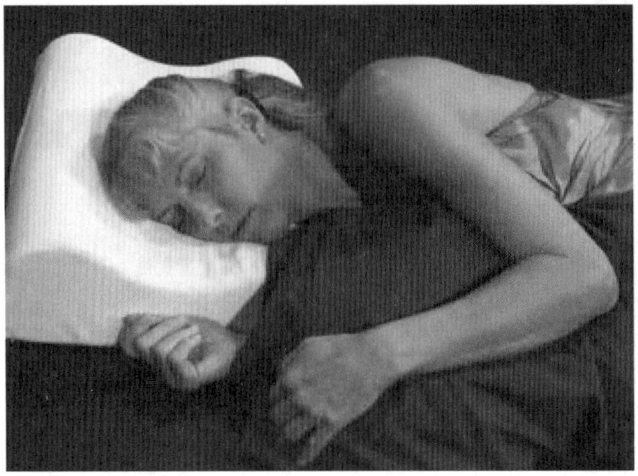

브래지어가 피부에 자국을 남기면 너무 빡빡한 것이므로 교체해야 한다.

자가치료 기법(Self-Help Techniques)

압박하기(Applying Pressure)

가슴근 압박(Pectoralis Pressure)

엎드려서 양팔은 몸 옆에 둔다. 가슴 위쪽 부위에 공 하나를 놓는다. 겨드랑 끝까지 작업하라. 겨드랑 쪽으로 작업을 할 때에는 그쪽으로 약간 체중을 실어도 좋다. 침대가 충분히 높다면 팔을 침대

가장자리 밖으로 늘어뜨려 보는 것도 좋다. 가슴이 크다면 소파의 팔걸이 끝이나 벽에다가 공을 놓고 그 위에 기대는 것이 더 편할 수도 있지만 팔의 긴장을 반드시 풀도록 하라.

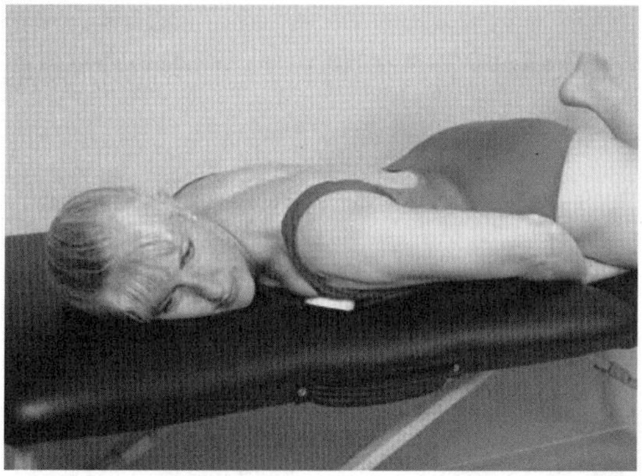

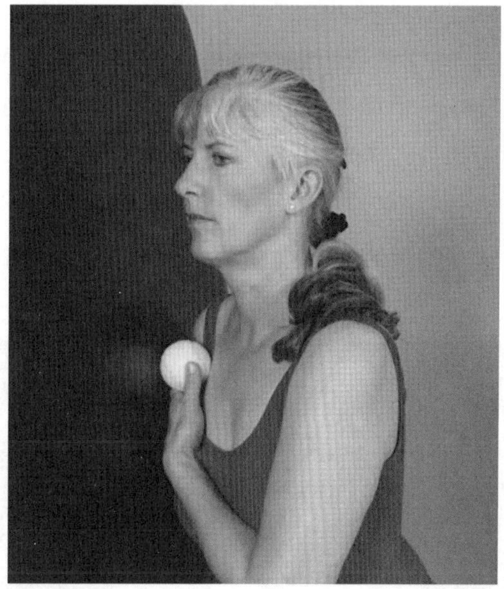

빗장밑근 압박(Subclavius Pressure)

빗장밑근은 대부분 빗장뼈 아래에 있기 때문에 반드시 앞으로 몸을 숙여서 팔을 늘어뜨려 빗장뼈가 몸통에서 떨어지게 해야 한다. 반대쪽 손의 손가락으로 빗장뼈 아래를 누르되 복장뼈에 가까운 쪽에서부터 어깨를 향해 가쪽으로 몇 센티미터 나아가면서 작업해야 한다.

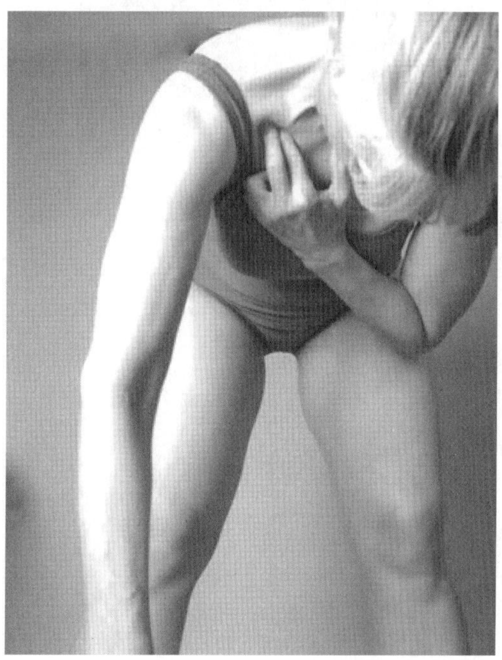

스트레칭(Stretches)

가슴근 스트레칭(Pectoralis Stretch)

문간에 서서 팔꿉을 포함해서 아래팔 전체를 문설주에 댄다. 같은쪽 발은 한 발 앞으로 내밀고 몸은 스트레칭하는 반대 방향으로 살짝 돌린다.

아래팔을 45° 각도가 될 때까지 위로 올리고, 이후 위와 같이 반복한다.

아래팔을 처음 자세로 돌려서 되풀이하라. 아래팔을 처음 위치보다 아래로 내리고, 이후 위와 같이 반복한다. 이 자세들은 가슴근의 여러 부위를 늘려 준다.

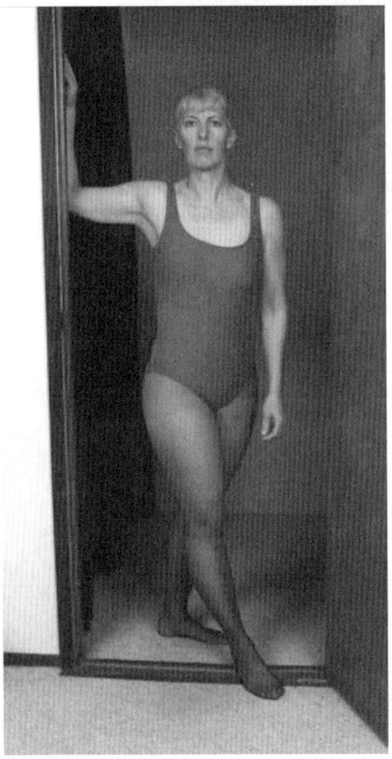

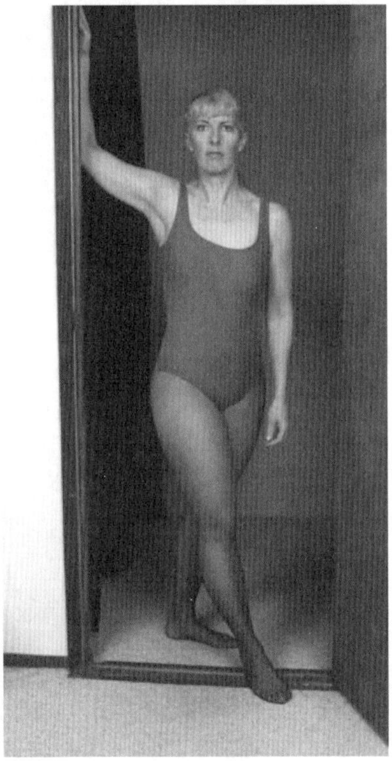

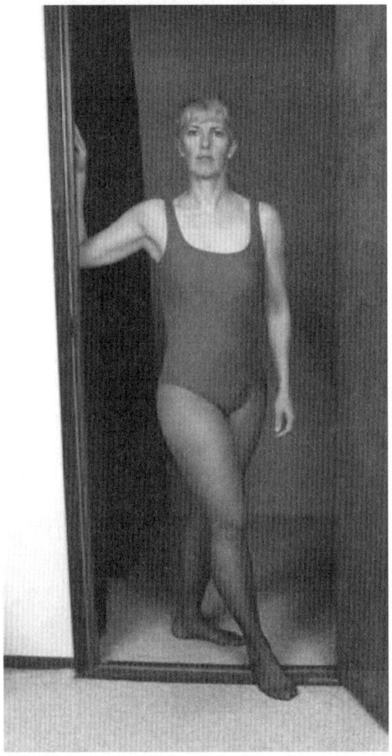

더 보기(Also See)

- **목갈비근**(제20장)
- **부리위팔근**(제22장)
- **앞톱니근**(제12장)
- **등세모근**(제10장)
- **가시아래근**(제14장)
- **어깨밑근**(제16장)
- **넓은등근**(제17장)
- **큰원근**(제18장)

결론(Conclusion)

큰가슴근 통증유발점이 완화되고 나면 등세모근(제10장)에 통증이 생길 수 있다. 부리위팔근(제22장), 목갈비근(제20장), 등세모근, 앞톱니근(제12장)에 위성 통증유발점이 생길 수 있다. 어깨세모근 빗장부분, 복장근, 목빗근, 마름근 역시 위성 통증유발점이 발생하기 쉽지만 이것들이 직접적으로 팔꿉 · 아래팔 · 손목 · 손통증을 유발하는 것은 아니기 때문에 이 책에서는 다루지 않는다. 이 책에서 다루지 않는 근육의 자가치료 기법을 위한 책 및 기타 자료에 관해서는 "참고 자료" 항목을 보기 바란다.

가슴문증후군 진단을 받았다면 넓은등근(제17장), 큰원근(제18장), 목갈비근(제20장), 어깨밑근(제16장) 통증유발점도 찾아보라. 이 근육들의 통증유발점이 가슴문증후군과 비슷하기 때문이다.

당신의 건강관리 제공자가 고려해 볼 수 있는 다른 증상의 목록이 있는 책은 "참고 자료"에서 찾을 수 있다.

제 12 장

앞톱니근
(Serratus Anterior)

앞톱니근 섬유는 갈비뼈 몇 개부터 어깨뼈 안쪽모서리까지 몸통 옆 대부분을 차지하면서 어깨뼈를 움직이고 어깨뼈가 몸통에서 멀어지면서 "날개처럼 되는" 것을 막아주는 기능을 한다. 더불어 호흡도 도와준다. 내 경험상 이 근육을 치료해 주는 보디워커는 거의 없다.

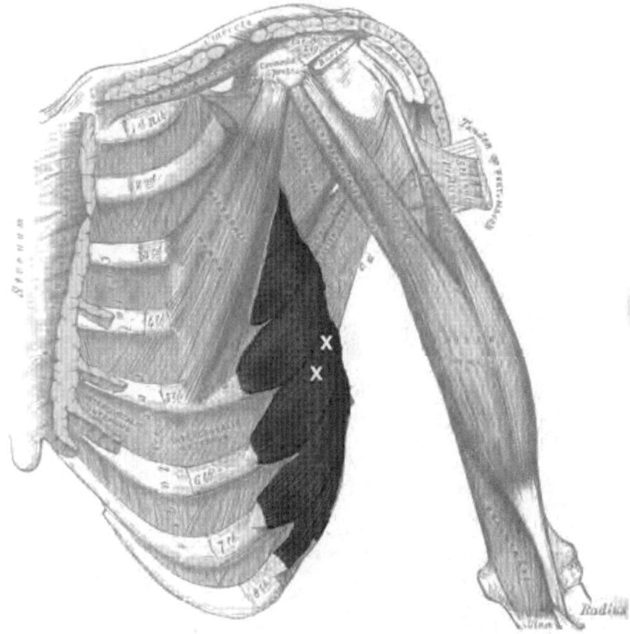

흔한 증상(Common Symptoms)

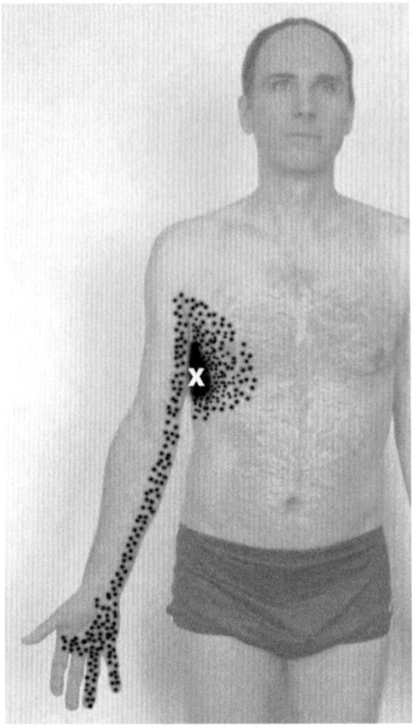

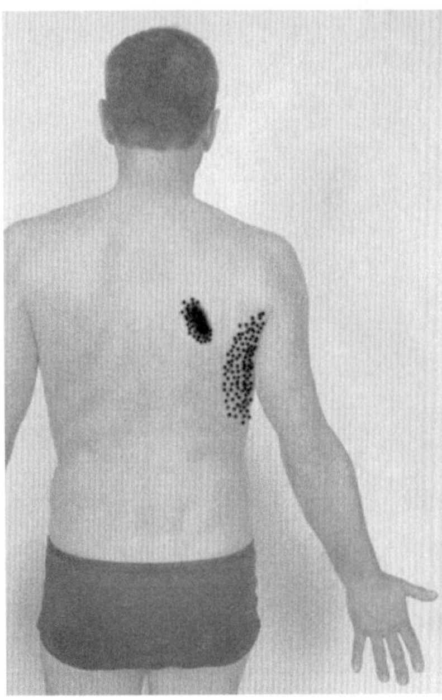

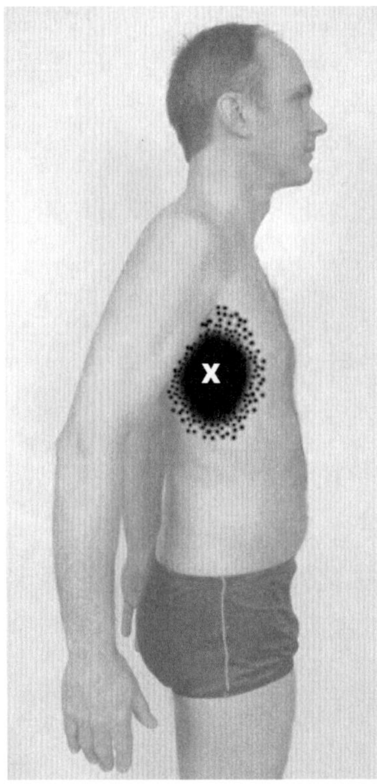

- 통증유발점은 주로 겨드랑 아래의 가쪽 가슴, 그리고 어깨뼈 아래각 바로 옆의 등 부위에 연관통증을 일으킨다. 팔 안쪽을 따라 손바닥과 반지손가락, 새끼손가락까지 연관통증이 일어날 수도 있다.
- 심호흡을 하면 통증이 일어나거나 숨을 충분히 쉬지 못하거나 한 문장을 끝내기 전에 숨을 쉬기 위해 멈춰야 할 정도로 숨이 짧아질 수도 있다. "옆구리가 땅긴다"고 느낄 것이다.
- 잘 때 그쪽으로 돌아눕기가 힘들거나 불편할 수 있으며 가슴에 압통이 있을 수 있다.
- 어깨뼈의 안쪽모서리가 몸통에서부터 들리는 날개어깨뼈(winged scapula) 현상이 일어날 수도 있으며, 어깨가 앞으로 말릴 수 있다.
- 앞톱니근에 이어진 신경들이 목갈비근에 포착될 수 있다.

원인과 지속인자(Possible Causes and Perpetuators)

- 팔굽혀펴기, 너무 빨리 또는 너무 오래 달리기, 접영과 같은 격렬한 수영과 같은 운동 활동을 하면서 일어난 근육염좌
- 머리 위로 무거운 물체 들어올리기
- 격렬한 기침
- 불안 수준이 높은 경우
- 심근경색증

도움말(Helpful Hints)

만성 기침이 난다면 근본 원인을 해결해야 한다. 기침을 없애는 것이 불가능하다면 헛기침으로 가래를 없애거나 거담제를 쓰거나 기침 억제제를 쓰는 것이 좋다. 침술이나 약초는 기침과 가래 치료에 매우 성공적이다.

팔굽혀펴기, 턱걸이, 머리 위로 역기 들어올리기를 피하라. 아프지 않은 쪽으로 눕고 아픈 쪽 팔은 베개 위에 걸쳐라.

올바른 호흡법을 배워라. 천천히 '깊은' 호흡을 몇 차례 하면 도움이 될 수 있다. 침술, 약초, 동종요법, 상담 등으로 불안을 치료하라. 스트레스를 유발하는 상황을 줄여라.

카이로프랙터나 정골의학의사를 만나 등뼈 정렬이 어긋났는지 검사받도록 하라.

자가치료 기법(Self-Help Techniques)

압박하기(Applying Pressure)

앞톱니근 압박(Serratus Anterior Pressure)

아프지 않은 쪽으로 누워서 그쪽 손가락으로 반대쪽 겨드랑 아래의 가슴우리를 압박한다. 부위가 꽤 넓으므로 앞쪽으로는 유방, 뒤쪽으로는 어깨뼈까지, 아래로는 가슴우리 바닥까지 확인하라.

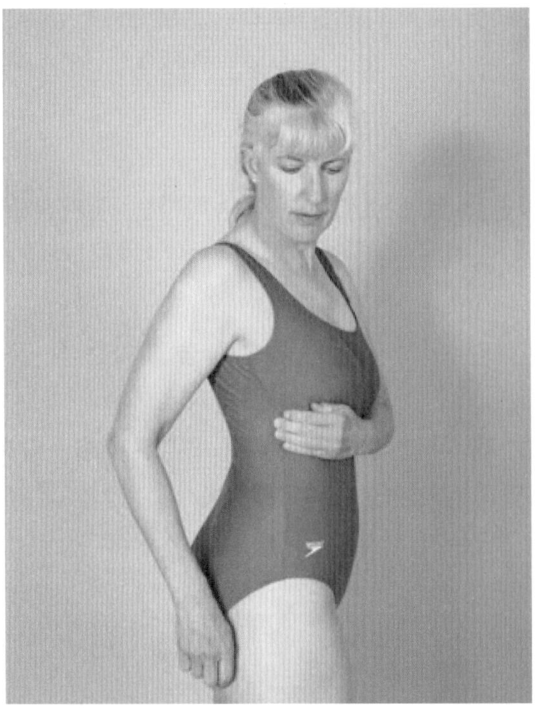

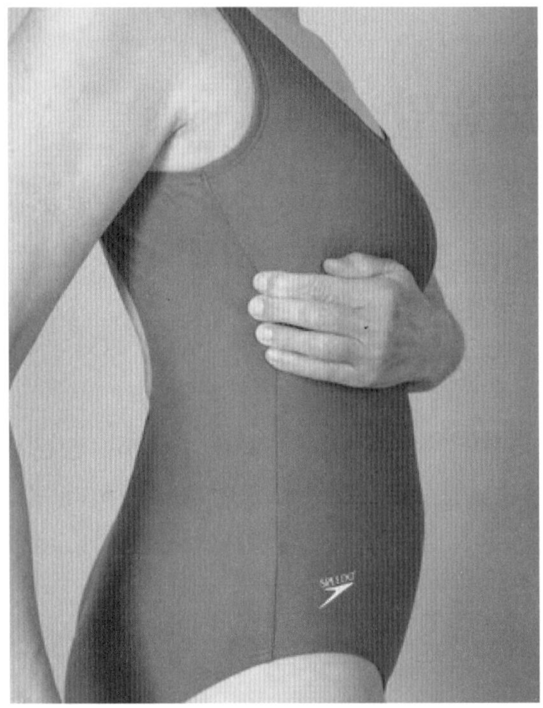

스트레칭(Stretches)

가슴근 스트레칭(Pectoralis Stretch)

가슴근 스트레칭은 앞톱니근에도 유익하다. 제11장을 참고하라. 중간 자세와 낮은 자세가 앞톱니근을 늘이게 된다.

앞톱니근 스트레칭
(Serratus Anterior Stretch)

팔을 의자 등판 너머로 걸치고 몸통을 스트레칭하는 쪽 반대 방향으로 돌려라.

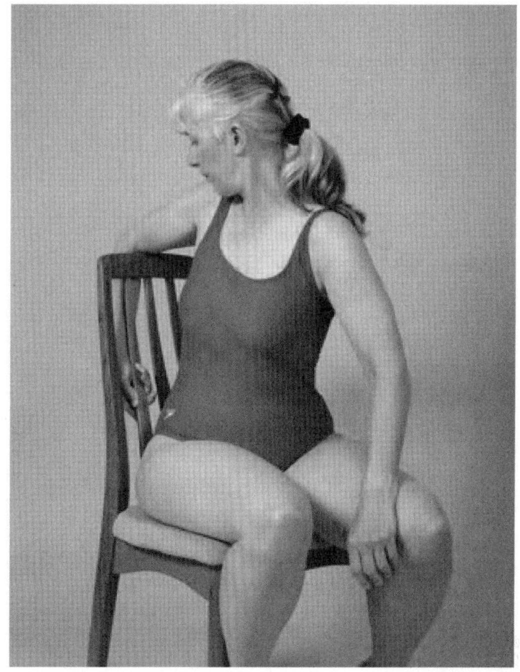

더 보기(Also See)

- **넓은등근**(제17장)
- **목갈비근**(제20장)
- **등세모근**(제10장)
- **위뒤톱니근**(제15장)

결론(Conclusion)

등세모근(제10장) 또한 조사하라. 일부 통증유발점이 비슷한 통증 증상을 일으킬 수 있으며 연관된 통증유발점이 있을 수도 있기 때문이다. 위뒤톱니근(제15장) 역시 동시에 통증유발점을 숨기고 있을 수 있다. 앞톱니근 통증유발점은 넓은등근(제17장)과 목갈비근(제20장) 통증유발점을 초래할 수 있다. 이것들 또한 호흡에 사용되기 때문이다.

마름근과 척추옆근육 또한 비슷한 통증 증상을 일으키고 관련된 통증유발점이 있을 수 있다. 앞톱니근의 통증유발점은 또한 목빗근 통증유발점을 초래할 수 있는데, 이 근육 역시 호흡에 사용되기 때문이다. '옆구리 땅김'을 일으킬 수 있는 다른 근육으로는 가로막, 배바깥빗근이 있다. 이 근육들의 통증유발점은 직접적으로 팔꿈 · 아래팔 · 손목 · 손통증을 유발하지는 않기 때문에 이 책에서는 다루지 않는다. 이 책에서 다루지 않는 근육의 자가치료 기법을 위한 책 및 기타 자료에 관해서는 "참고 자료" 항목을 보기 바란다.

당신의 건강관리 제공자가 고려해 볼 수 있는 다른 증상의 목록이 있는 책은 “참고 자료”에서 찾을 수 있다.

제 13 장

가시위근
(Supraspinatus)

이 근육은 가시아래근, 작은원근, 어깨밑근과 함께 '**돌림근띠**(rotator cuff)'를 이루는 근육 중 하나이다. 안타깝게도, 어깨 부위에서 느끼는 통증은 그 원인을 자세히 살펴보지도 않고 '**돌림근띠 손상**(회전근개 손상, rotator cuff injury)'이라는 진단을 받는 일이 너무 흔하다. 돌림근띠 째짐은 반드시 엠아르아이로 진단해야 하며 어느 근육이 째진 것인지 알면 도움이 된다. 돌림근띠 째짐으로 인한 통증은 극심하며 보통 운동범위 제한이 나타난다.

통증은 이 부위 중 어딘가에 있는 통증유발점 때문에 일어나는 경우가 더 흔하며, 째짐이 확인된 경우라도 통증유발점이 있을 수 있다. 특히 통증유발점 때문에 근육이 타이트해지고 이 때문에 과부하가 걸려 근육이 째질 수도 있다. 어깨세모근밑윤활낭염(subdeltoid bursitis), 돌림근띠 째짐, 가시위근 통증유발점이 모두 돌림근띠 근육의 힘줄이 어깨관절에 붙는 곳에서 압통을 일으킬 수 있지만, 가시위근의 중간부분에서 압통을 일으키는 것은 통증유발점뿐이다. 앞서 언급한 상태들은 통증유발점과 동시에 나타날 수 있으며 통증유발점이 이런 상태로 오진될 수도 있다.

가시위근 통증유발점은 팔을 따라 일어나는 통증과 연관되지만 제대로 취급되고 치료되는 일은 드물다.

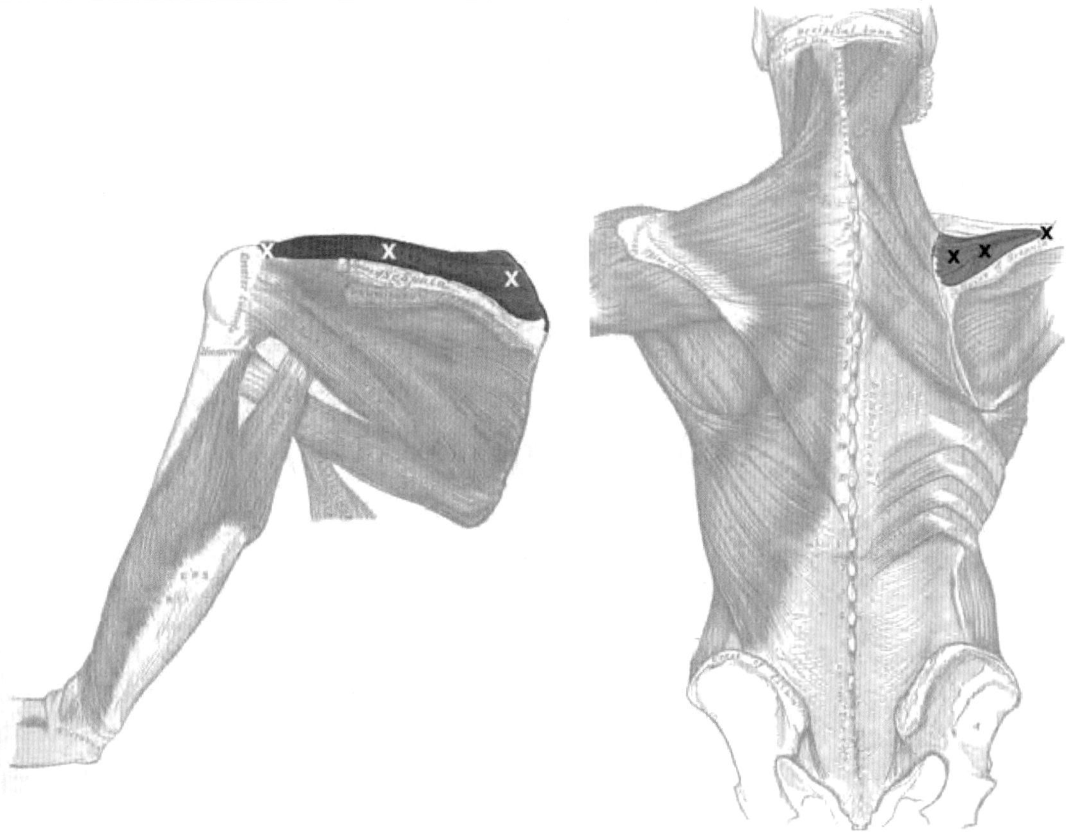

흔한 증상(Common Symptoms)

- 통증유발점은 어깨 부위, 주로 위팔의 위쪽 끝 부위 가쪽에 깊숙한 통증을 일으킬 수 있다. 연관통증은 팔꿉에서 강하게 느껴지며, 팔 가쪽을 따라 아래로 이어지고, 때로는 손목까지 이어지기도 한다.
- 통증은 팔을 들 때 더 심해지고 팔을 내려놓고 있을 때에도 둔통이 있다. 어깨에서 딱딱거리는 소리가 날 수 있는데, 이는 아마도 어깨관절이 정상적으로 미끄러지는 것을 타이트한 근육이 방해하기 때문이다.
- 머리 쪽으로 손을 뻗거나 운동을 할 때 어느 정도 운동범위가 제한되는 것을 더 분명히 느낄 수 있다. 등 뒤로 손을 뻗어 손가락으로 반대쪽 어깨뼈를 만지지 못할 수도 있다.
- 잠자리에 누웠을 때 뻣뻣함이나 통증을 경험할 수도 있다.

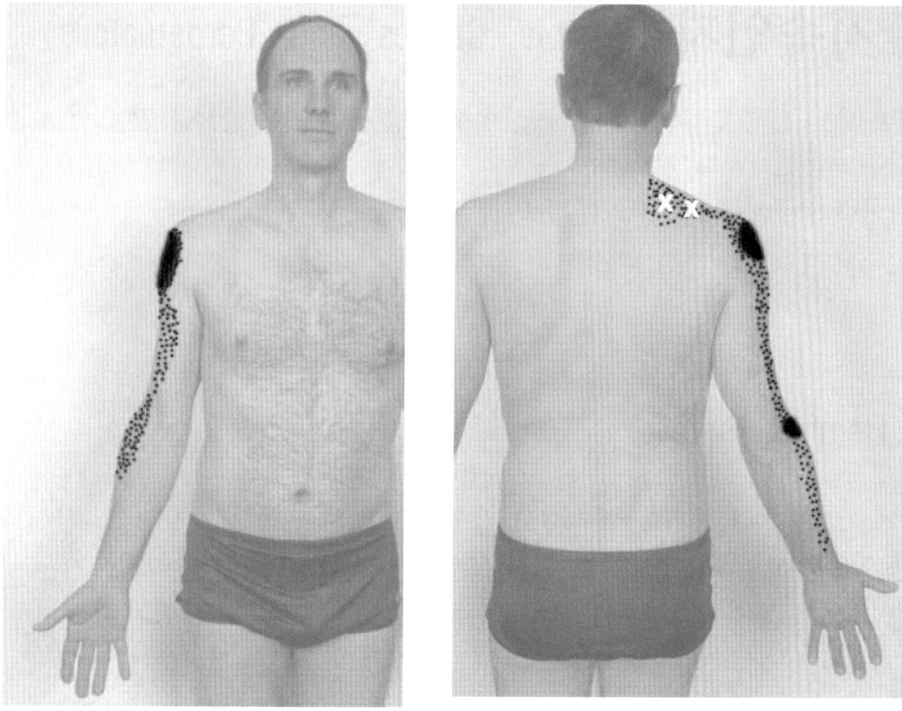

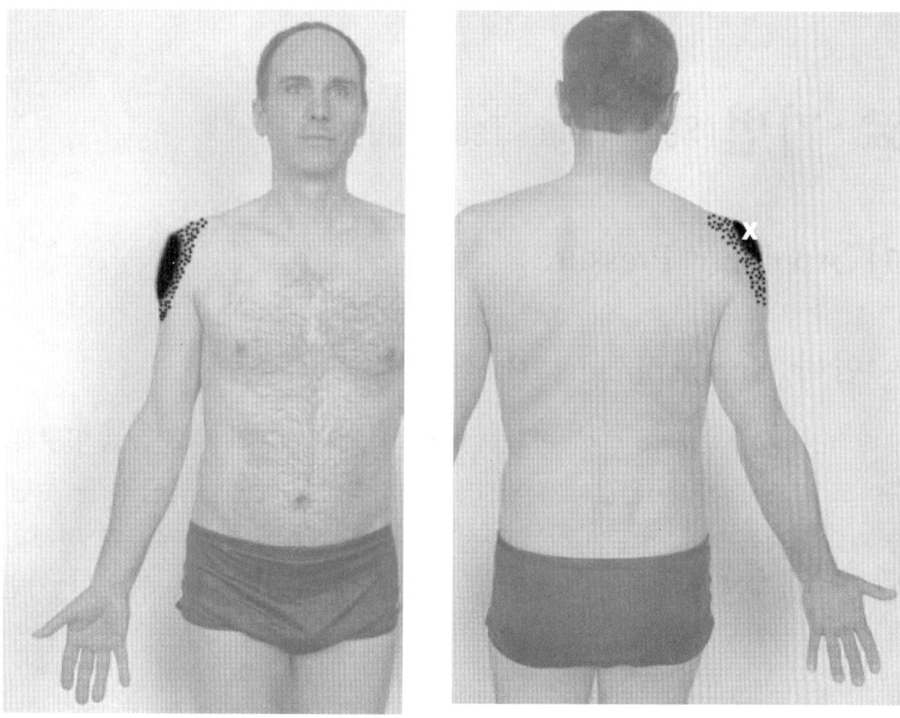

원인과 지속인자(Possible Causes and Perpetuators)

- 무거운 핸드백, 노트북 컴퓨터, 서류 가방, 여행 가방 등 무거운 물체를 팔을 써서 몸 옆으로 들고 다니는 경우
- 목줄을 잡아당기는 개를 산책시키는 경우
- 어깨 높이 이상으로 무거운 물체를 들어 올릴 때

도움말(Helpful Hints)

물건을 머리 위로 들거나 양팔을 계속해서 가쪽으로 또는 위쪽으로 들고 있지 말라. 짐 가방은 바퀴가 달린 것을 사용하거나 운반할 때 도움을 받아라. 서류 가방이나 어깨에 거는 무거운 핸드백 대신 소형 배낭 혹은 몸통에 대각선으로 걸쳐 맬 수 있는 가방 끈을 사용하라.

자꾸 줄을 끌어당기는 개는 머리 고삐를 사용하라. 대부분의 품종은 잡아당기는 행동을 멈추게 할 수 있다.

카이로프랙터나 정골의학의사의 진료를 받고 다섯째목뼈(C5)나 여섯째목뼈(C6)의 정렬이 어긋났는지 검사를 받도록 하라.

자가치료 기법(Self-Help Techniques)

압박하기(Applying Pressure)

가시위근 압박(Supraspinatus Pressure)

문간에 서서 테니스공을 문설주의 홈에 끼우고 반대쪽 손으로 공을 계속 잡고 있도록 하라. 약 90° 정도로 몸을 숙이고 '반드시 머리는 완전히 늘어뜨리도록 하라.' 주고 싶은 만큼 힘을 주면서 공에 몸을 기대라. 반대쪽 손으로 계속 공을 잡고 머리는 완전히 이완한 상태로 어깨 윗부분 전체의 여러 지점을 작업하라. 균형 잡기에 문제가 있거나 고혈압이 있거나 다른 어떤 이유로든 이 기법이 불편하게 느껴진다면 이 기법을 삼가도록 하라.

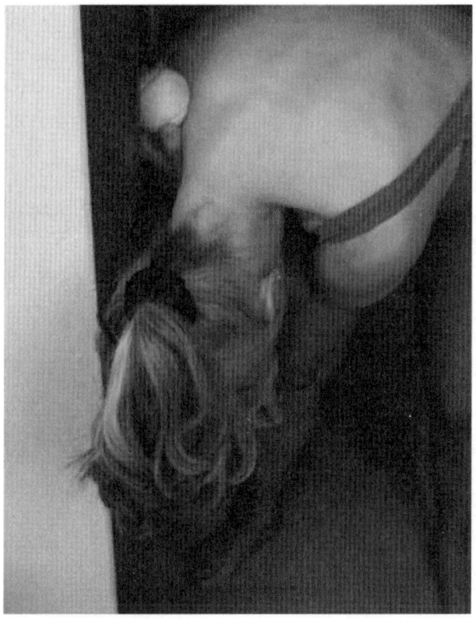 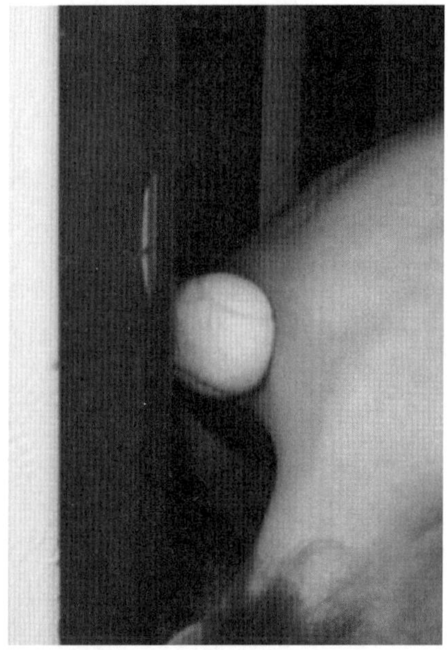

스트레칭(Stretches)

가시아래근 스트레칭(Infraspinatus Stretch)

가시아래근 스트레칭은 가시위근에도 도움이 된다. 제14장을 참고하라. 돌림근띠 근육 중 하나에 째짐이 있는 것 같은 의심이 들면 '엠아르아이 검사로 째짐이 아니라고 확인되기 전까지지는 이 근육을 스트레칭하면 안 된다. 엠아르아이 검사 전, 그리고 째짐이 있는 것으로 확인된 후에는 앞에서 설명한 자가 압박 기법만 실시하도록 하라.'

더 보기(Also See)

- **가시아래근**(제14장)
- **등세모근**(제10장)
- **넓은등근**(제17장)
- **어깨밑근**(제16장)

결론(Conclusion)

가시아래근(제14장), 등세모근(제10장), 어깨밑근(제16장)에 통증유발점이 있는지도 반드시 확인하라. 이것들이 거의 항상 연관되어 있기 때문이다. 넓은등근(제17장)도 작업해야 할 수 있다.

어깨세모근에는 위성 통증유발점이 생기기 쉽지만, 이 통증유발점이 직접적으로 팔꿉 · 아래팔 · 손목 · 손통증을 유발하지는 않기 때문에 이 책에서는 다루지 않는다. 이 책에서 다루지 않는 근육의 자가치료 기법을 위한 책 및 기타 자료에 관해서는 "참고 자료" 항목을 보기 바란다.

당신의 건강관리 제공자가 고려해 볼 수 있는 다른 증상의 목록이 있는 책은 "참고 자료"에서 찾을 수 있다.

제 **14** 장

가시아래근
(Infraspinatus)

'**돌림근띠**'를 구성하는 네 근육 중 하나인 가시아래근은 어깨뼈 뒤쪽 전체에 걸쳐 있다. 이 부위의 통증유발점은 사람들이 컴퓨터 앞에서 보내는 시간이 길어지면서 점차 더 흔해지고 있으며, 특히 '**마우스 팔**(마우스를 사용하는 쪽 팔)'에서 자주 나타나고 있다.

돌림근띠를 이루는 나머지 세 근육은 가시위근, 작은원근, 어깨밑근이다. 안타깝게도 어깨 부위에서 느끼는 통증은 그 원인을 자세히 살펴보지도 않고 '**돌림근띠 손상**'이라는 진단을 받기가 십상이라 제대로 처치나 치료를 받는 일이 드물다. 돌림근띠 째짐은 반드시 엠아르아이로 진단해야 하며 어느 근육이 째진 것인지 알면 도움이 된다. 통증은 이 부위들 어딘가에 있는 통증유발점 때문에 일어나는 경우가 더 흔하며, 특히 통증유발점으로 근육이 타이트해지면서 째짐을 유발하는 과부하를 초래했을 경우, 째짐이 있다고 확인되었더라도 통증유발점이 있을 수 있다.

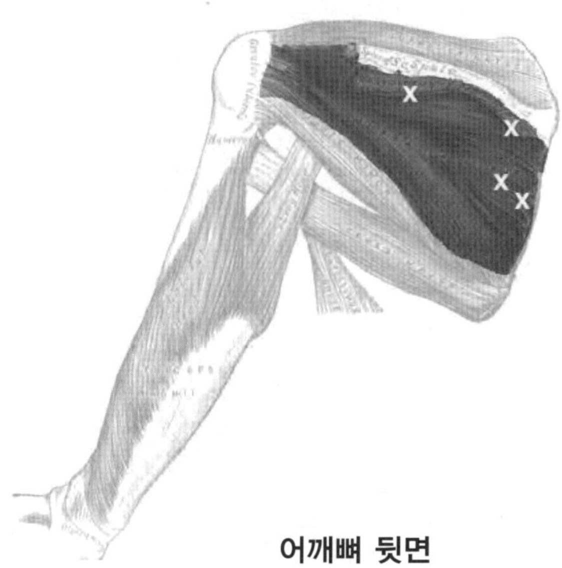

어깨뼈 뒷면
(Back of shoulder blade)

가시아래근의 통증유발점은 팔을 따라 연관통증을 일으킨다.

흔한 증상(Common Symptoms)

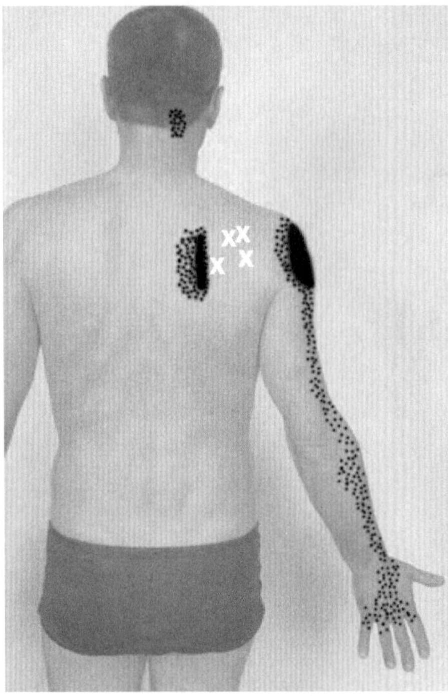

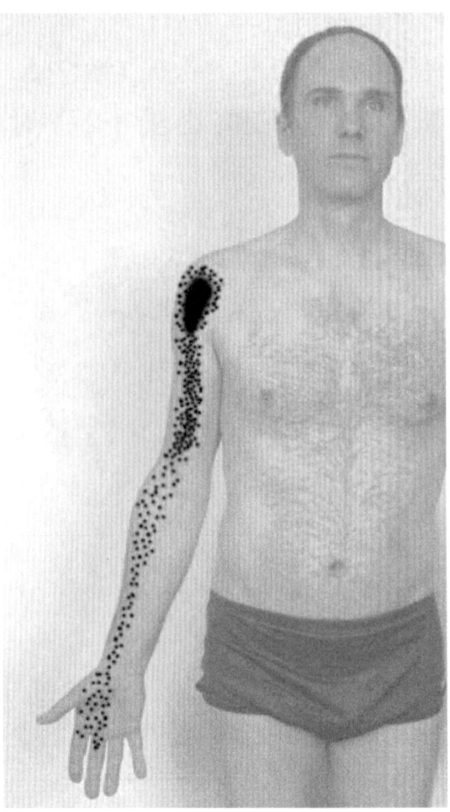

- 통증유발점은 어깨 앞쪽 깊은 곳과 어깨관절 깊은 곳에서 느껴지는 연관통증을 일으킨다. 연관통증은 아래팔에서 일어날 수 있지만 이따금 손끝까지, 심지어 머리뼈바닥까지도 이어진다.
- 연관통증은 이따금 마름근 전체에 걸친 등 부분에도 일어나며, 때로 이 때문에 등세모근 아래부분 통증유발점이 활성화되고 지속되는데, 가시아래근 통증유발점을 비활성화시키기에 앞서 이것들부터 반드시 비활성화시켜야 한다.
- 잠자리에서 통증을 받는 부위나 그 반대쪽으로 돌아누워 잘 때 연관통증을 경험할 수도 있으며, 이는 수면에 방해가 된다.
- 밤에 잠자리에서나 때로는 낮에도 팔이 저리면서 뜻대로 움직이지 않을 수 있다.(가시아래근에 통증유발점이 있을 때 나타나는 확실한 증상이다.)
- 팔을 등 뒤로 뻗는 데에 어려움이 있을 수 있고 때로는 머리를 향해 팔을 앞쪽으로 올릴 때에도 힘이 들 수 있다.
- 어깨관절 주변 부위에 운동 능력 손실이나 피로를 느끼거나 손아귀 힘이 '약해지는' 경험을 할 수도 있다. 테니스를 친다면 테니스 스트로크를 할 때 힘이 달릴 수도 있다.
- 연관통증 부위에 땀과다증(다한증. 운동이나 심한 열기가 없어 보통이라면 땀이 나지 않을 상황에서도 과도하게 땀을 흘리는 증상)이 일어날 수도 있으나 비교적 드문 편이다.
- 어깨위신경(suprascapular nerve) 포착이 일어나면서 어깨통증과 가시아래근 위축을 유발할 수 있다.

원인과 지속인자(Possible Causes and Perpetuators)

- 썰매, 짐수레, 사람을 앞에 서서 끌고 가거나 침대 옆 탁자에서 뭔가를 치우기 위해 팔을 등 뒤로 뻗는 경우
- 테니스 서브를 강하게 하거나 스키용 폴을 사용해 자기 몸을 앞으로 강하게 미는 것 같은 운동
- 넘어지지 않기 위해 갑자기 힘을 주면서 자기 몸을 억지로 잡아끌거나 무거운 물체를 붙잡고 있으려고 하는 등 갑작스럽게 근육에 과부하를 주는 경우
- 팔을 제대로 받쳐 줄 것이 없이 장시간 앞으로 양팔을 뻗고 있어야 하는 모든 활동, 예를 들면, 컴퓨터 사용(특히 '마우스 팔'), 카약, 운전, 테니스

도움말(Helpful Hints)

머리 손질을 하면서 양팔을 머리 위로 들고 있다거나 침대 옆 탁자 위에 있는 물건을 잡기 위해 등 뒤로 손을 뻗는 것처럼 근육에 과부하를 주는 활동을 피하라.

잠자리에서 15~20분간 근육에 찜질을 하라. 찜질을 할 때에는 항상 팩을 근육 위에 얹어라. 팩 위에 누우면 순환이 잘 안되고 화상을 입을 수도 있다. 아프지 않은 쪽으로 돌아눕고 베개를 지지대 삼아서 아픈 팔을 그 위에 걸쳐라.

몸에 맞지 않는 가구를 조정하거나 교체하라. 인간공학적으로 올바른 작업장에 대한 설명은 제5장을 참고하라. 가시아래근 통증유발점을 완화하는 데에 가장 중요한 요소일지도 모른다.

자가치료 기법(Self-Help Techniques)

압박하기(Applying Pressure)

가시아래근 압박(Infraspinatus Pressure)

마름근 부위도 거의 항상 압통이 있어서 사람들은 거의 예외 없이 처음에는 마름근에 작업을 하면서 자기가 가시아래근을 찾았다고 착각하기 때문에 가시아래근은 배우기에 까다로운 근육 중 하나이다.

팔을 90°로 굽힌 채로 아픈 쪽으로 돌아누워서 어깨뼈 뒤면을 샅샅이 뒤져라. 등을 바닥에 대고 누운 상태라면 아마도 척주 쪽으로 너무 많이 들어가고 있을 것이다. 팔 아래로 손을 뻗어 손끝이 처음 닫는 근육을 찾아라. 대부분의 경우 가시아래근이 여기에 있다. 겨드랑에 이를 때까지 가쪽으로 쭉 작업을 하다 보면 올바른 위치로 찾아가고 있다는 것을 알게 될 것이다. 이 근육은 압통이 상당히 심하므로 대개는 침대에 누워 부드러운 공으로 이 작업을 해야 한다.

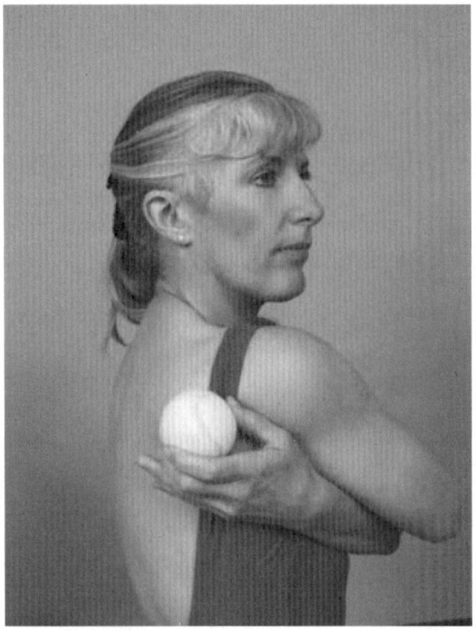

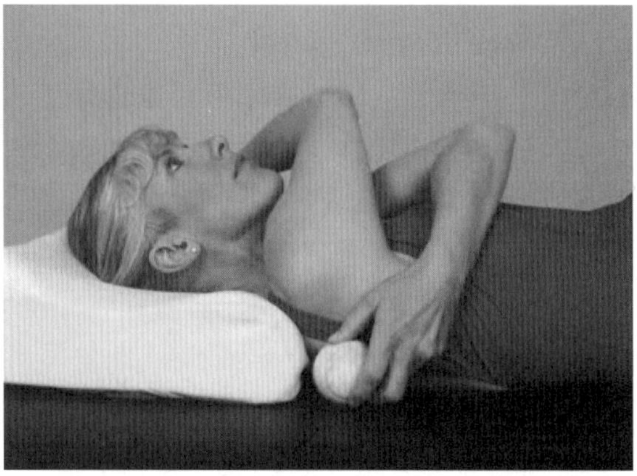

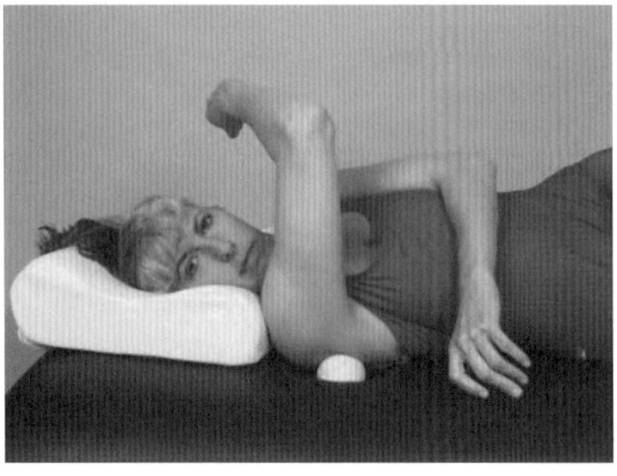

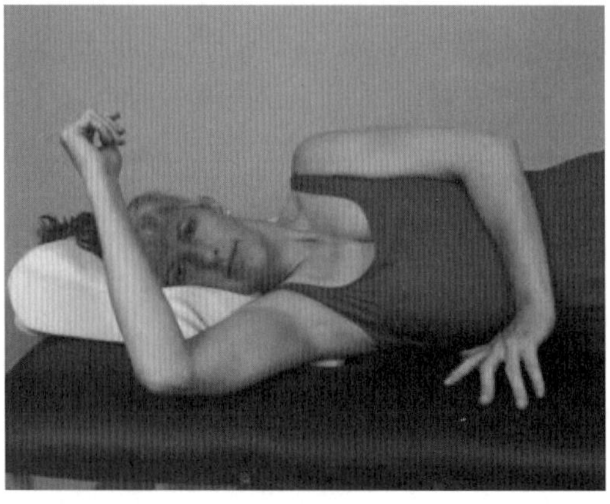

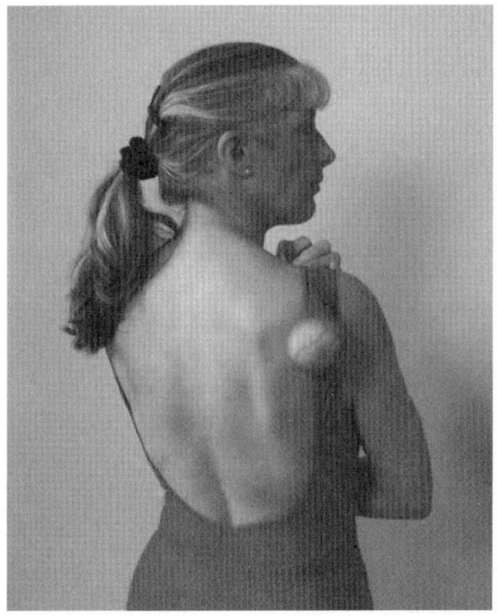
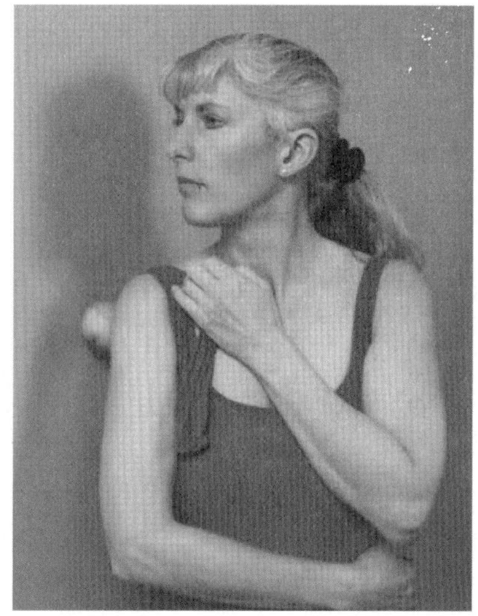

공 위에 눕기가 너무 고통스러우면 대신 긴 양말에 공을 넣어서 양말을 어깨 너머로 늘어뜨리고 불편하지 않을 만큼 최대한 압박을 하면서 벽이나 소파에 기대라. 몸은 반드시 벽이나 소파에 약 45°로 기대야 한다. 그러지 않으면 척주에 너무 가까워져서 가시아래근을 지나치게 된다. 아픈 쪽 팔은 완전히 긴장을 풀어야 한다. 압통이 줄어들면 침대에서 자가치료 기법을 실시하라. 이 자세가 더 바람직하기 때문이다.

스트레칭(Stretches)

가시아래근 스트레칭(Infraspinatus Stretch)

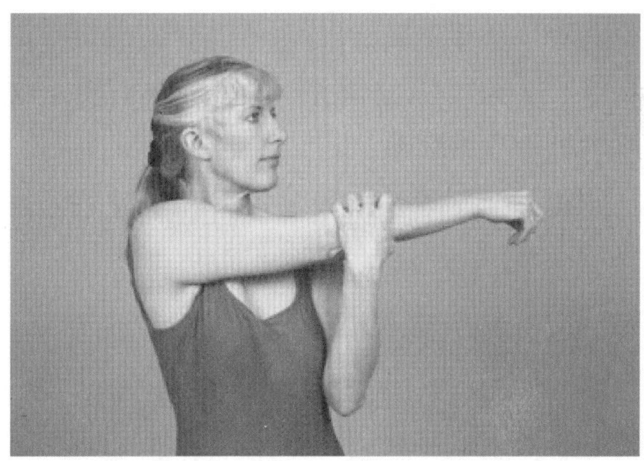

아픈 쪽 팔의 팔꿉 위쪽을 잡고 가슴 반대쪽으로 잡아당기면서 스트레칭하라.

그런 다음 팔을 등 뒤로 돌려서 반대쪽 팔로는 손목을 잡고 부드럽게 아픈 쪽 팔을 잡아당겨라. 스트레칭을 더 잘할 수 있도록 따뜻한 물로 샤워를 하면서 해도 좋다.

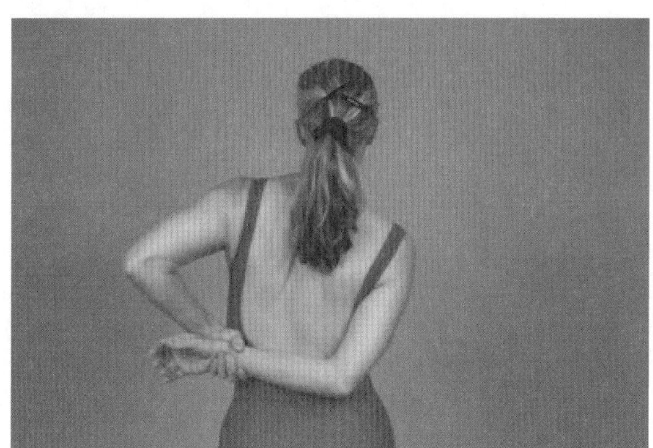

더 보기(Also See)

- **가시위근**(제13장)
- **큰가슴근**(제11장)
- **큰원근**(제18장)
- **넓은등근**(제17장)
- **위팔두갈래근**(제23장)
- **어깨밑근**(제16장)

결론(Conclusion)

가시위근(제13장), 큰원근(제18장), 큰가슴근(제11장), 넓은등근(제17장), 어깨밑근(제16장), 위팔두갈래근(제23장)의 통증유발점도 찾아보라. 보통 이 근육들 중에도 관련된 것들이 있기 때문이다. 작은원근과 어깨세모근 역시 언젠가는 치료해야 할 통증유발점이 생길 수 있지만 이 통증유발점이 직접적으로 팔꿉 · 아래팔 · 손목 · 손통증을 유발하지는 않기 때문에 이 책에서는 다루지 않는다. 이 책에서 다루지 않는 근육의 자가치료 기법을 위한 책 및 기타 자료에 관해서는 “참고 자료” 항목을 보기 바란다.

위팔두갈래근힘줄염이나 어깨위팔증후군(scapulohumeral syndrome) 치료를 받아도 효과가 없었다면 가시아래근(제14장), 위팔두갈래근(제23장), 큰가슴근(제11장), 작은가슴근(제21장)에서 통증유발점을 찾아보라.

당신의 건강관리 제공자가 고려해 볼 수 있는 다른 증상의 목록이 있는 책은 “참고 자료”에서 찾을 수 있다.

제 15 장

위뒤톱니근
(Serratus Posterior Superior)

이 근육에는 통증유발점이 빈번하게 나타나지만 마사지요법사들이 놓치기 쉽다. 가장 흔히 나타나는 통증유발점은 어깨뼈에 가려져 있기 때문이다. 팔을 마사지 탁자의 가장자리에 걸치면 어깨뼈가 앞으로 움직이면서 통증유발점이 드러난다. 아래의 자가치료 기법은 어깨뼈를 치우는 방법을 포함하고 있다.

흔한 증상(Common Symptoms)

- 통증유발점은 어깨뼈 전반에 걸친 통증(흔히 깊숙한 통증), 팔 뒤면을 따라 새끼손가락까지 이어지는 통증과 연관된다.
- 이따금 통증이 가슴 윗부분에서 느껴지기도 한다.
- 몸 앞으로 물건을 들어 올리거나 아픈 쪽으로 돌아누우면 통증이 커지기도 한다. 어깨뼈가 통증유발점을 짓누르기 때문이다.
- 손의 저림을 경험할 수도 있다.

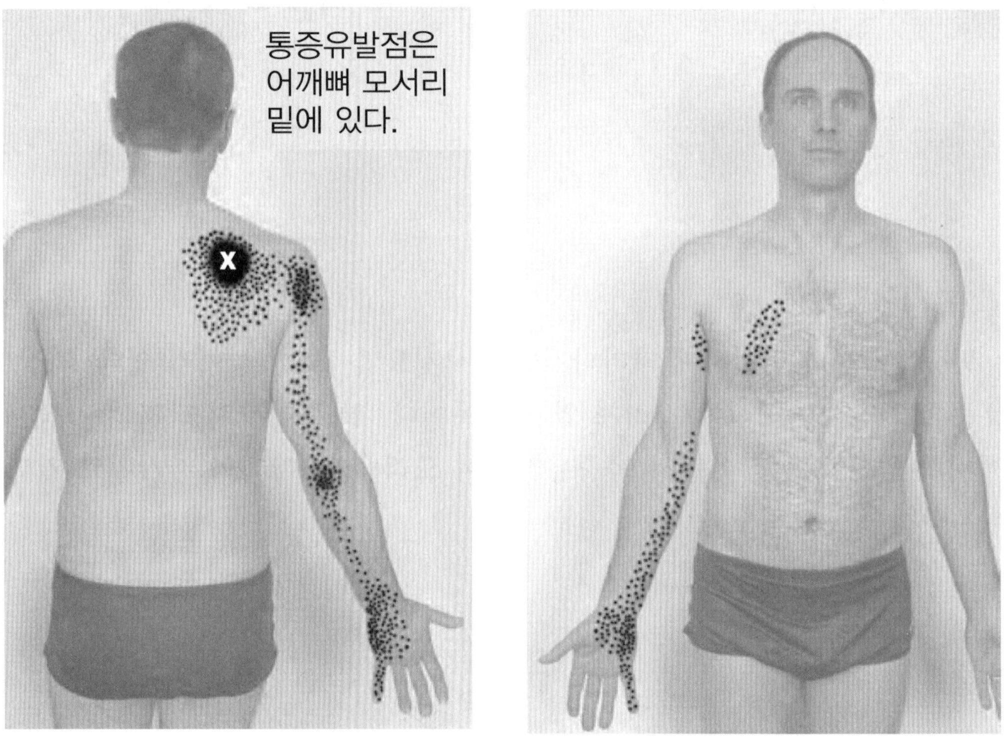

원인과 지속인자(Possible Causes and Perpetuators)

- 높은 탁자나 책상에서 글쓰기, 또는 빈번하게 팔을 앞으로 멀리 뻗는 동작
- 어깨뼈가 근육을 아래에 있는 갈비뼈 쪽으로 압박하거나 척주옆굽음증이 심각한 경우
- 기침, 천식, 공기증(폐기종), 잘못된 호흡법

도움말(Helpful Hints)

직장, 집, 여행 중에 허리 지지대를 사용하라. 책상이나 탁자를 적절한 높이로 두고 제대로 된 팔 지지대를 사용하라. 제5장의 척주 문제 부분을 참고하라.

올바른 호흡법을 배워라. 이에 대해서는 작은가슴근(제21장)을 참고하라.

자가치료 기법(Self-Help Techniques)

압박하기(Applying Pressure)

위뒤톱니근 압박(Serratus Posterior Superior Pressure)

이 부위는 공이 닿기 조금 까다롭다. 공을 깔고 누워 있을 때 반드시 팔을 가슴 위에 걸쳐 반대쪽으로 잡고 있어야 하며 어깨뼈의 안쪽모서리 윗부분 바로 옆 끝까지 작업하도록 하라. 아래쪽에 압통이 있을 가능성이 있으므로 통증유발점을 찾았다고 생각할 수 있지만 사실은 잘못 찾은 것이다. 팔을 가슴에 가로로 두른 자세를 유지하지 않으면 팔이 아래로 내려가면서 어깨뼈가 통증유발점을 가려 버린다. 이 지점을 찾으려면 마사지요법사의 도움을 구해야 할 수도 있다.

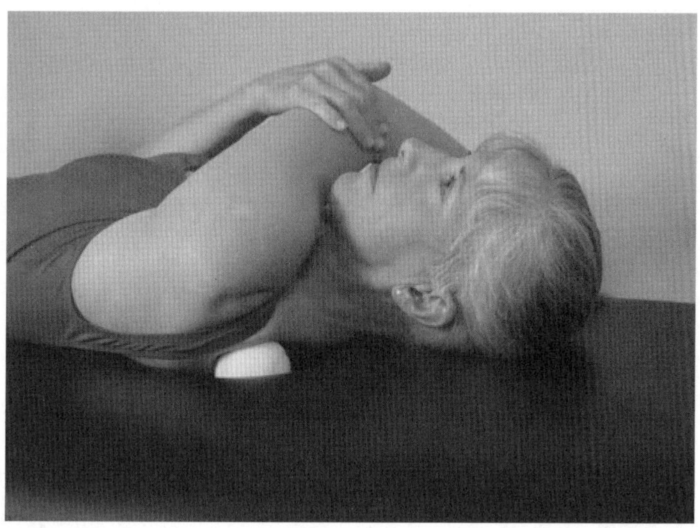

더 보기(Also See)

- **목갈비근**(제20장)

결론(Conclusion)

목갈비근 통증유발점이 위뒤톱니근 통증유발점을 일으키거나 그 반대 경우가 있을 수 있으므로 목갈비근(제20장)도 조사해 보라. 마름근, 등엉덩갈비근, 등가장긴근, 뭇갈래근도 관련된 통증유발점이 있을 수 있지만 이 근육들에 있는 통증유발점이 직접적으로 팔꿉 · 아래팔 · 손목 · 손통증을 유발하지는 않기 때문에 이 책에서는 다루지 않는다. 이 책에서 다루지 않는 근육의 자가치료 기법을 위한 책 및 기타 자료에 관해서는 "참고 자료" 항목을 보기 바란다.

위뒤톱니근 통증유발점이 손에 일으키는 연관 저림은 C8/T1 신경뿌리 자극으로 착각할 수 있으므로, 이런 진단을 받았다면 반드시 통증유발점을 확인하라. 카이로프랙터나 정골의학의사를 찾아 목 밑부분 근처에 있는 첫째등뼈(T1)가 어긋났는지 확인하라. 이럴 경우 대개 해당 척추뼈 근처에 압통이 있다.

당신의 건강관리 제공자가 고려해 볼 수 있는 다른 증상의 목록이 있는 책은 "참고 자료"에서 찾을 수 있다.

제 16 장

어깨밑근
(Subscapularis)

이 근육은 가시위근, 가시아래근, 작은원근과 함께 '**돌림근띠**'를 이루는 네 근육 중 하나이다. 안타깝게도 어깨 부위에서 느끼는 통증은 그 원인을 자세히 살펴보지도 않고 '**돌림근띠 손상**'이라는 진단을 받기가 십상이다. 돌림근띠 째짐은 반드시 엠아르아이로 진단해야 하며 어느 근육이 째진 것인지 알면 도움이 된다. 통증은 이 부위들 어딘가에 있는 통증유발점 때문에 일어나는 경우가 더 흔하며, 특히 통증유발점으로 근육이 타이트해지면서 째짐을 유발하는 과부하를 초래했을 경우, 째짐이 있다고 확인되었더라도 통증유발점이 있을 수 있다.

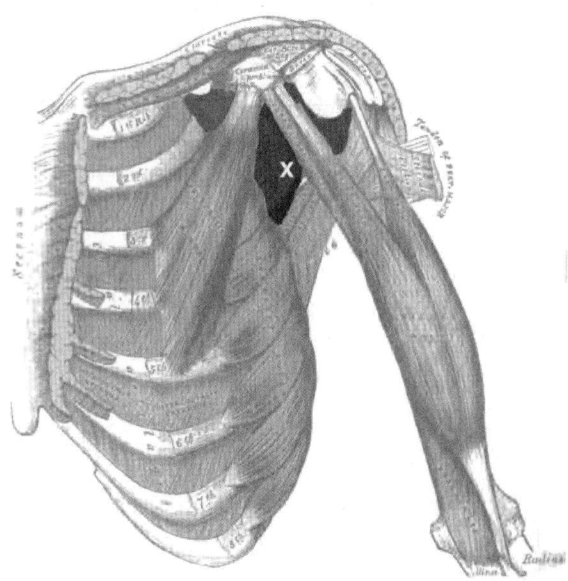

전면도. 어깨밑근은 어깨뼈의 앞면에 있다.

가슴문증후군에 어깨밑근이 관련이 있을 수 있으므로 가슴문증후군에 관한 논의에 대해서는 제3장을 참고하라.

어깨밑근의 통증유발점은 주로 운동범위를 제한하는 극심한 통증을 일으키며 '**동결견**(굳은어깨, frozen shoulder)'이나 '**유착관절낭염**(adhesive capsulitis)' 진단을 흔히 받는다. 이는 어깨통증과 운동범위 제약을 가리키는 일반적 용어이며 팔이음부위(shoulder girdle)에서 **'생리학적으로 어떤 일이 실제로 일어나고 있는지'**에 대한 구체적 진단명은 아니다. 증상이 악화되면서 어깨 높이 위로 팔을 들어 올리지 못하게 되고 팔을 뻗어 손이 몸 반대쪽에 닿지 못하게 된다. 통증은 팔을 움직일 때든 가만히 있을 때든 꾸준히 나타나지만 동작을 하거나 밤에 잠자리에 들었을 때 더 심해진다. 어깨밑근과 함께 동결견에 흔히 연관된 다른 근육들은 큰가슴근, 넓은등근, 큰원근이다.

때로 이 근육들의 팔이음부위, 관절주머니, 윤활주머니, 인대에서 조직이 두꺼워지는 현상이 나타나기도 하지만, 문제는 여전히 어깨밑근의 통증유발점에서 시작되었을 가능성이 크다. 사실 어깨밑근의 통증유발점은 혈관을 위축시켜 조직으로 가는 산소량을 줄이고, 결과적으로 주변 근육을 섬유화하면서 유착관절낭염으로 이어진다. 이 통증유발점들과 더불어 영향을 받는 주변 근육의 모든 통증유발점을 치료해야 비로소 통증유발점요법의 효과를 볼 수 있다. 『**통증유발점의 기전과 치료: 상체**』(1999) 제18장과 제26장에서 사이먼스, 트러벨, 사이먼스는 **'동결견'**이라는 용어의 용법과 팔이음부위 치료에 대해 장황한 논의를 하고 있다. 유착관절낭염이나 동결견 진단을 받았다면 이 책을 읽고 책에 나오는 정보를 담당 의사나 치료사와 공유할 것을 권한다. 이 증상은 대개 초기에 너무 과격하게 치료를 하는 바람에 통증이 더 심해지고 다른 근육들까지 더 문제에 얽혀 들어가기도 한다.

침술은 어깨 부위의 통증과 운동범위 제약을 치료하는 데에 매우 효과적이며 보통 티디피(TDP. 원적외선 기술의 중국식 이름) 가열등 및 국소에 뿌리거나 뜸을 뜰 때 사용하는 뜸쑥과 병행된다. 한약은 동결견의 빠른 치료에 매우 효과적이다. 한약을 복용하기로 한다면 한의학 수련을 받은 한의사의 처방과 감독을 받아야만 한다. 엠아르아이 검사로 근육, 힘줄, 인대가 심각하게 째졌거나 떨어졌다는 진단을 받아서 수술이 반드시 필요한 경우가 아니라면 수술을 고려하기 전에 대체 요법을 시도해 보는 쪽을 분명히 추천한다.

흔한 증상(Common Symptoms)

- 통증유발점은 주로 어깨세모근의 뒤쪽 부위 전반에 연관통증을 일으키지만, 어깨뼈 전체와 위팔 세갈래근 부위를 따라서도 통증을 일으키기도 하며, 손목 둘레에도 띠 모양으로 연관통증과 압통을 일으킬 수도 있는데, 이 경우 손등 쪽이 더 심하다.
- 공을 던지거나 할 때, 팔을 등 뒤로 어깨 높이까지 들어 올리지 못하게 될 수도 있으며 운동범위가 제한되는데 대개 상태가 심해지면서 심각하게 제한된다.

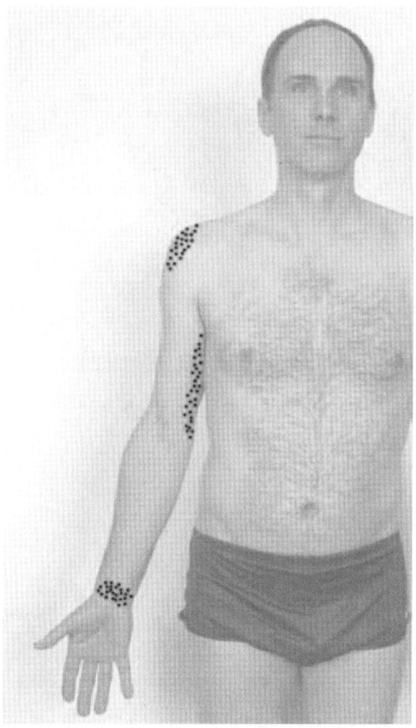

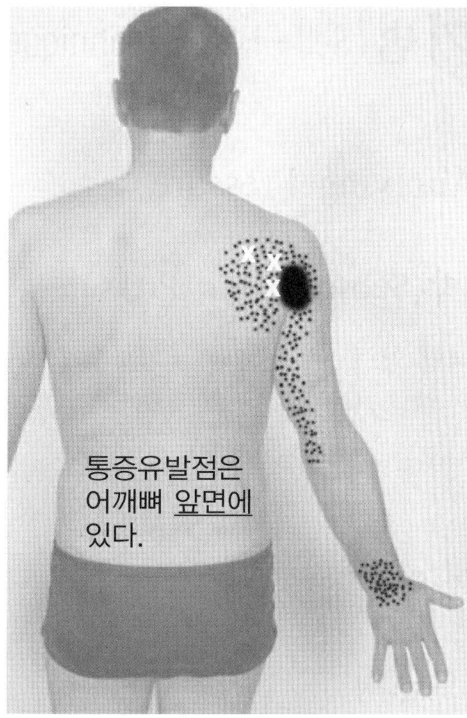

원인과 지속인자(Possible Causes and Perpetuators)

- 넘어지지 않으려고 갑자기 등 뒤로 팔을 뻗거나 떨어지는 물건 혹은 자신에게 날아오는 물건을 잡으려 했거나, 어깨가 탈구되거나, 위팔이 부러지거나, 어깨관절의 관절주머니가 째지는 것과 같은 갑작스런 외상
- 수영에서 크롤 스트로크나 공 던지기와 같은 반복 동작에 익숙지 않은 근육의 과도한 사용, 아이를 위아래로 흔드는 것과 같이 반복적으로 힘을 주어 머리 위로 들어올리기
- 구부정한 자세로 앉아 있기
- 석고붕대나 어깨 덧대를 한 상태처럼 장기간 움직이지 못하는 경우

도움말(Helpful Hints)

똑바로 눕거나 아픈 쪽으로 누워 잘 때, 몸통과 위팔 사이에 베개를 끼워 팔을 90° 각도로 뻗은 상태를 유지하게 하라. 아픈 쪽이 천장을 향하고 있다면 팔을 베개 위에 걸쳐라. 앉아 있을 때에는 팔을 자주 움직이고, 소파나 자동차 좌석 등받이 위 또는 팔걸이에 걸쳐라. 서 있을 때에는 엄지손가락을 허리띠에 걸어라. 신체 역학과 올바른 가구에 관한 더 자세한 정보는 제5장을 참고하라.

자가치료 기법(Self-Help Techniques)

압박하기(Applying Pressure)

어깨밑근 압박(Subscapularis Pressure)

어깨밑근은 어깨뼈의 앞면, 즉 어깨뼈와 가슴우리 사이에 있어서 손가락으로 압박하기 어렵다. 어깨밑근에는 혼자 힘으로는 닿기 힘들기 때문에 이 근육을 치료하려면 치료사의 도움이 어떤 식으로든 필요하지만 아래에 나오는 스트레칭은 할 수 있다.

스트레칭(Stretches)

어깨밑근 스트레칭 (Subscapularis Stretch)

팔을 늘어뜨리고 앞으로 몸을 숙인 다음 왼팔은 시계방향으로, 오른팔은 반시계방향으로 크게 휘두른다. 반드시 머리는 완전히 긴장을 푼 상태를 유지한다.

자동차 좌석이나 소파 등받이에 팔을 올려놓거나 팔을 머리 너머 등 뒤로 뻗거나 천장을 향해 뻗어도 이 근육을 스트레칭할 수 있다.

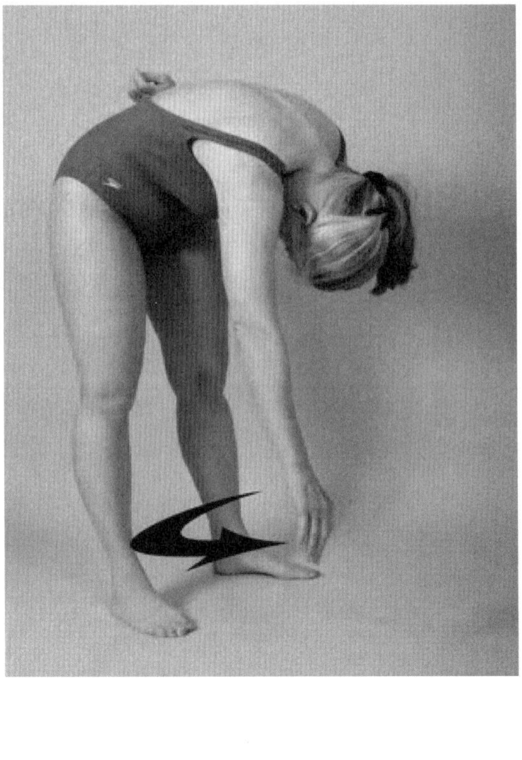

가슴근 스트레칭(Pectoralis Stretch)

가슴근 스트레칭이 어깨밑근 치료에 도움이 될 수 있다. 제11장을 참고하라.

운동(Exercises)

자세 교정을 위해 제5장의 운동을 참고하라.

더 보기(Also See)

- **큰가슴근**(제11장)
- **큰원근**(제18장)
- **넓은등근**(제17장)
- **위팔세갈래근**(위성 통증유발점-제19장)
- **가시위근**(제13장)
- **가시아래근**(제14장)

결론(Conclusion)

관련된 통증유발점이 큰가슴근(제11장), 큰원근(제18장), 넓은등근(제17장), 가시위근(제13장), 가시아래근(제14장)에 있을 수 있으므로 이 근육들에서도 통증유발점을 반드시 찾도록 하라. 위팔세갈래근(제19장)에는 위성 통증유발점이 있을 수 있다. 어깨세모근에도 위성 통증유발점이 있을 수 있으나 이 근육에 있는 통증유발점이 직접적으로 팔꿉 · 아래팔 · 손목 · 손통증을 유발하지는 않기 때문에 이 책에서는 다루지 않는다. 이 책에서 다루지 않는 근육의 자가치료 기법을 위한 책 및 기타 자료에 관해서는 "참고 자료" 항목을 보기 바란다.

어깨밑근 통증유발점에서 비롯되는 통증은 다른 문제처럼 보이거나 다른 문제와 함께 일어날 가능성이 있다. 당신의 건강관리 제공자가 고려해 볼 수 있는 다른 증상의 목록이 있는 책은 "참고 자료"에서 찾을 수 있다.

제 **17** 장

넓은등근
(Latissimus Dorsi)

넓은등근은 흔히 간과되는 통증유발점 연관의 근원이다. 이는 주로 같은 부위에 연관 증상을 유발하는 다른 근육들이 많기 때문이다. 이 부위에 통증이 있는데 다른 근육에 작업을 해도 전혀 호전되지 않거나 일시적일 경우, 이 근육에 압통이 있는지 반드시 검사하라. 두 개의 통증유발점 중 겨드랑 바로 아래에 있는 통증유발점이 범인일 때가 더 많다.

이 근육은 **'동결견'**에도 연관될 수 있다. 어깨밑근(제16장)에서 이 증상에 대한 논의를 참고하라.

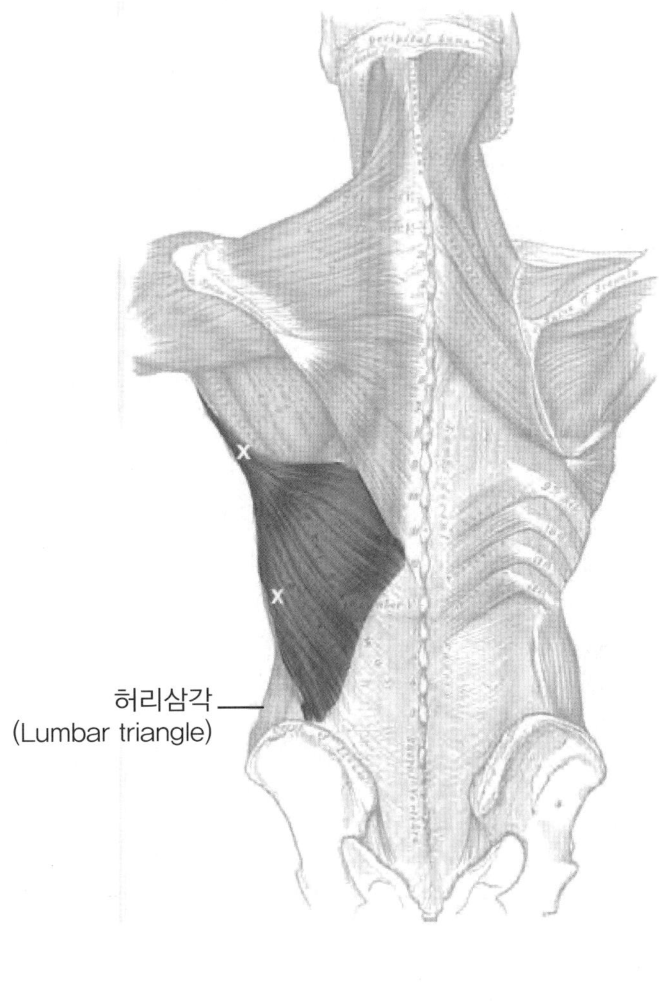

흔한 증상(Common Symptoms)

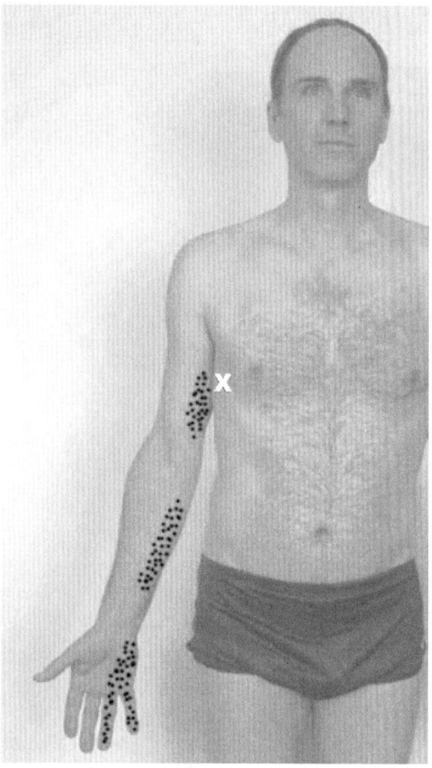

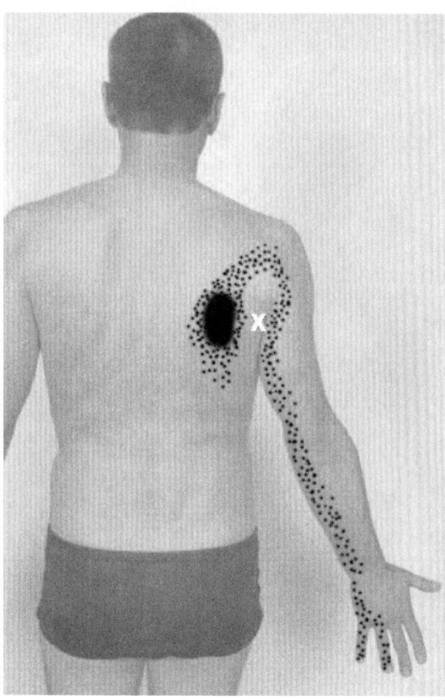

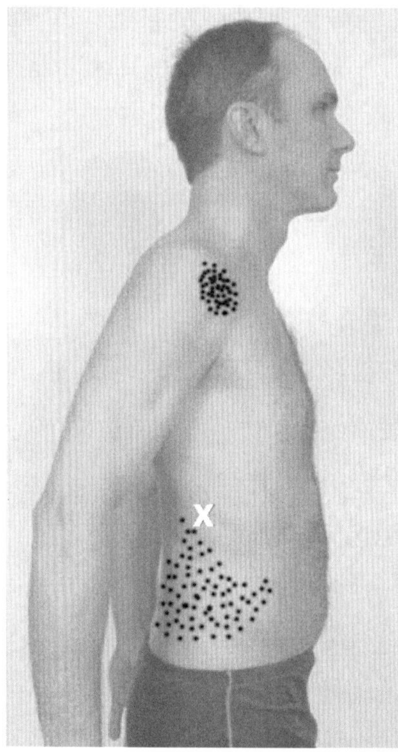

- 통증유발점 연관이 일어나는 주된 부위는 어깨뼈 아래각 밑과 주변으로, 지속적인 둔통이 있다.
- 통증은 때로 팔을 타고 밑으로 내려가 반지손가락과 새끼손가락까지 이르기도 한다.
- 허리 위쪽 옆구리에 드물게 나타나는 통증유발점은 어깨 앞쪽에 연관통증을 일으키며 때로는 엉덩관절 바로 위쪽에도 연관통증을 일으킨다.
- 초기에는 통증이 앞에 있는 무거운 물건을 들어올릴 때에'만' 일어나며 가만히 있을 때에는 느껴지지 않는다. 이리저리 움직이는 것만으로는 완화되기가 힘들고 손에 무거운 물건을 들고 앞으로 혹은 위로 팔을 뻗으면 통증이 더 심해진다.
- 등통증을 악화시키는 특정한 활동이 무엇인지 알아내지 못했다면 넓은등근의 통증유발점이 범인일 수 있다.

원인과 지속인자(Possible Causes and Perpetuators)

- 앞에 놓인 상자나 무거운 물건을 옮기기, 어깨 높이에서 무거운 동력 사슬톱을 들고 작업하기, 세탁물이나 다른 물건이 들어 있는 무거운 가방을 반복적으로 던지기
- 역도, 머리 위로 들고 있는 역기 끌어내리기, 그네나 밧줄에 매달리기
- 정원 잡초 뽑기
- 접영과 같이 과격한 수영 또는 야구공 던지기와 같은 운동
- 가슴에 끈이 꼭 끼는 브래지어 착용

도움말(Helpful Hints)

머리 위로 물건을 들고 있거나 찾으려고 팔을 뻗는 동작을 피하라. 필요하다면 스툴이나 사다리를 사용하라. 반드시 뭔가를 위에서 끌어내려야 한다면 위팔은 반드시 옆구리에 붙여라.

잘 때에는 팔을 몸에 딱 붙이고 있지 않도록 하라. 팔꿉을 몸에서 뗀 상태를 유지하라. 베개를 몸통 옆에 끼고 있으면 도움이 된다.

몸에 잘 맞는 브래지어를 입어라. 브래지어를 벗었을 때 살에 자국이 보인다면 끈이 너무 조이는 것이다. 보통 이하의 가슴인 여성에게는 운동용 브래지어가 아주 좋다. 점원에게 잘 맞는 브래지어를 찾아 달라고 도움을 청하라. 대개 점원들이 자기 제품을 잘 안다.

자가치료 기법(Self-Help Techniques)

압박하기(Applying Pressure)

넓은등근 압박(Latissimus Dorsi Pressure)

아픈 쪽 팔을 소파의 등받이 위에 걸친 상태에서 반대쪽 팔을 뻗어 아픈 쪽 겨드랑 아래에서 2~3 센티미터 정도 아래 부위를 꼭 집는다. 살가죽이 아니라 최대한 가슴우리에 가까운 쪽을 꼭 집도록 하라. 사람에 따라 손가락으로 누르거나 아래에 있는 통증유발점을 만지는 것이 더 효과적일 수 있다.

압통이 너무 심하지 않다면 테니스공이나 라켓볼 공을 깔고 누워도 된다. 침대에 누워서 팔을 머리 위로 곧게 뻗어라. 압통점은 아마도 겨드랑 바로 아래에 있을 가능성이 크다.

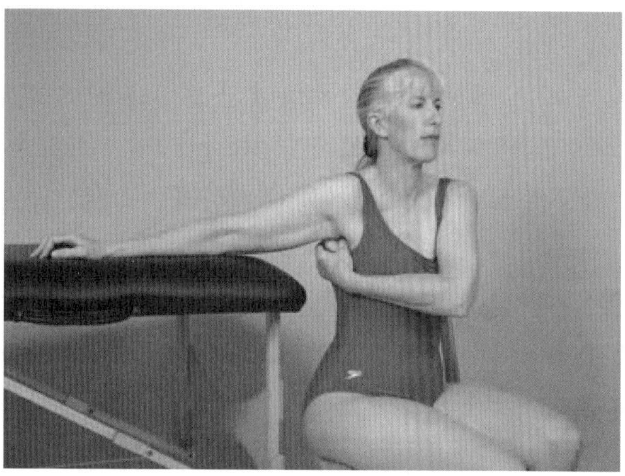

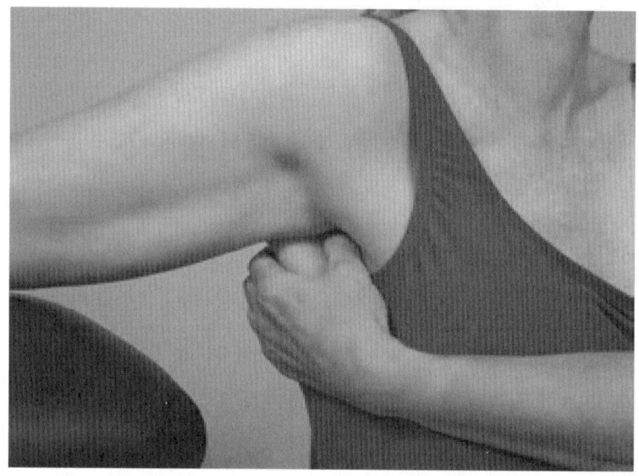

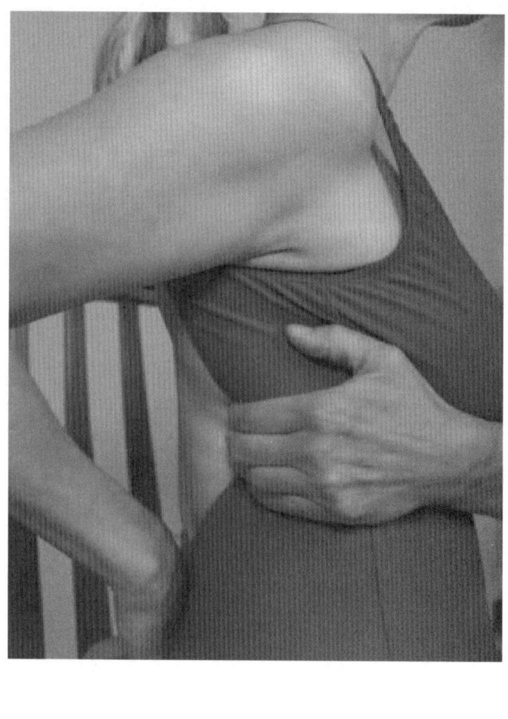

스트레칭(Stretches)

핫팩을 15분에서 20분 정도 붙인 상태에서 스트레칭 동작을 따라 하라. 핫팩을 몸에 얹도록 하라. 핫팩 위에 누우면 순환이 막히고 화상을 입을 수 있기 때문이다.

넓은등근 스트레칭 (Latissimus Dorsi Stretch)

아픈 쪽 손을 머리 뒤로 돌려 머리를 감싸고, 가능하다면 손가락으로 반대쪽 귀를 만질 수 있도록 하고, 무리하지 않고도 팔을 더 뻗을 수 있다면 더 멀리 뻗어라.

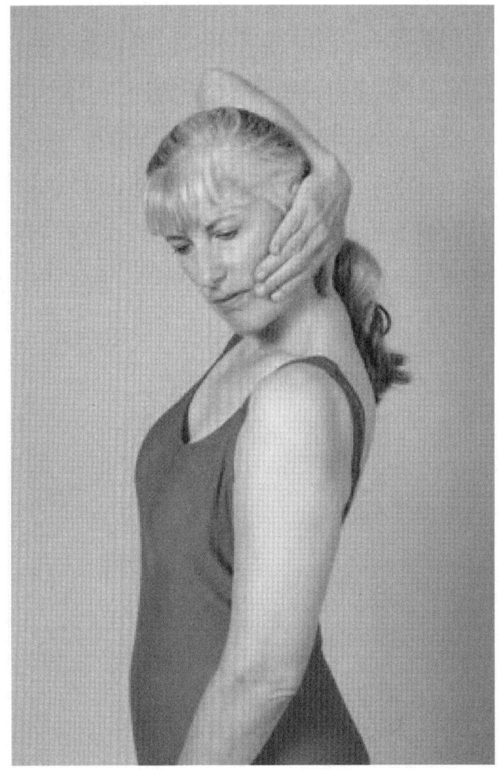

가슴근 스트레칭(Pectoralis Stretch)

가슴근 스트레칭은 넓은등근 치료에도 도움이 된다. 제11장을 참고하라.

더 보기(Also See)

- **큰원근**(제18장)
- **위팔세갈래근**(위성 통증유발점-제19장)
- **어깨밑근**(제16장)
- **앞톱니근**(제12장)
- **위뒤톱니근**(제15장)
- **손목굽힘근과 손가락굽힘근**(위성 통증유발점-제27장)
- **등세모근**(아래부분, 위성 통증유발점-제10장)

결론(Conclusion)

위뒤톱니근(제15장)에 있는 통증유발점을 찾아라. 이 근육의 연관통증이 넓은등근 통증유발점을 일으킬 수 있기 때문이다. 또한 통증유발점이 넓은등근과 동시에 큰원근(제18장)과 위팔세갈래근(제19장)에도 나타날 수 있으므로 이 근육들의 통증유발점도 찾아라.

넓은등근과 다른 근육의 연관통증은 가슴문증후군으로 오진될 수 있다. 목갈비근(제3장)에서 이 증후군에 대한 논의와 연관될 수 있는 다른 근육에 관해 참고하라.

카이로프랙터나 정골의학의사를 찾아가 등의 일곱째등뼈(T7)와 허리의 넷째허리뼈(L4)를 포함해 그 사이에 있는 척추뼈가 어긋나거나 병명이 불분명한 기능장애가 있는지 검사받는 것이 좋다. 위팔뼈머리도 어깨관절과의 위치를 검사할 필요가 있다. 당신의 건강관리 제공자가 고려해 볼 수 있는 다른 증상의 목록이 있는 책은 "참고 자료"에서 찾을 수 있다.

제 18 장

큰원근
(Teres Major)

큰원근은 넓은등근과 함께 겨드랑의 뒤쪽 '벽'을 이룬다.

어깨세모근 가시부분, 작은원근, 어깨밑근에도 통증유발점이 발생하면 운동범위가 크게 제한될 수 있으며 어깨 부위에 통증이 매우 심해지는 **'동결견'**이 발생한다. 동결견에 관해서는 제16장 어깨밑근을 참고하라. 큰원근의 연관통증은 가슴문증후군으로 오진될 수 있다. 이 증후군 및 다른 관련 근육에 대해서는 제3장을 참고하라.

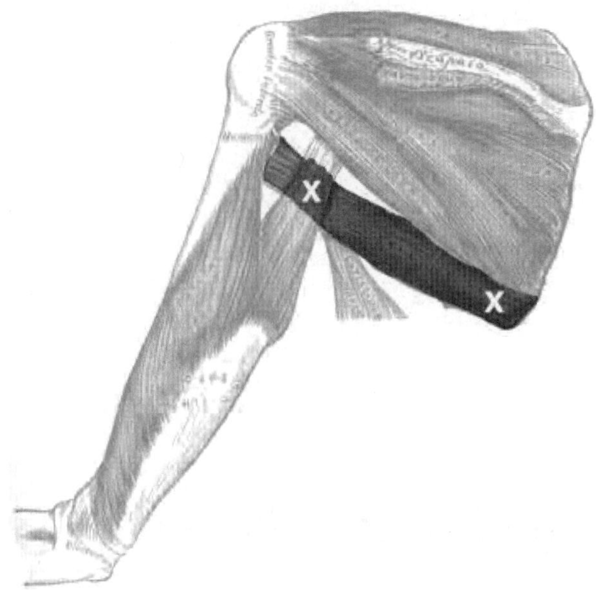

후면도

흔한 증상(Common Symptoms)

- 통증유발점은 주로 어깨의 가쪽면과 뒤면, 위팔의 뒤면, 때로는 아래팔의 뒤면에까지 연관통증을 일으킨다. 통증은 보통 팔을 앞으로 뻗거나 앞쪽 위로 들어 올릴 때 느껴진다.
- 머리 위로 팔을 뻗을 때 운동범위가 약간 제한될 수 있지만, 대개의 경우 의식할 만큼 심하지는 않다.

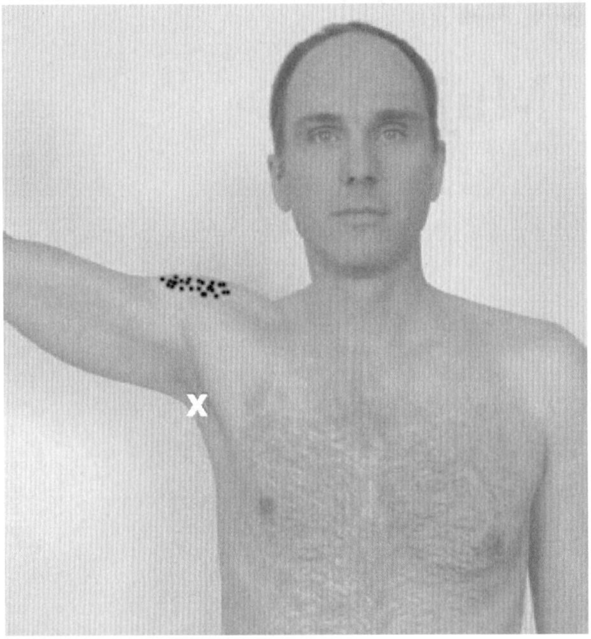

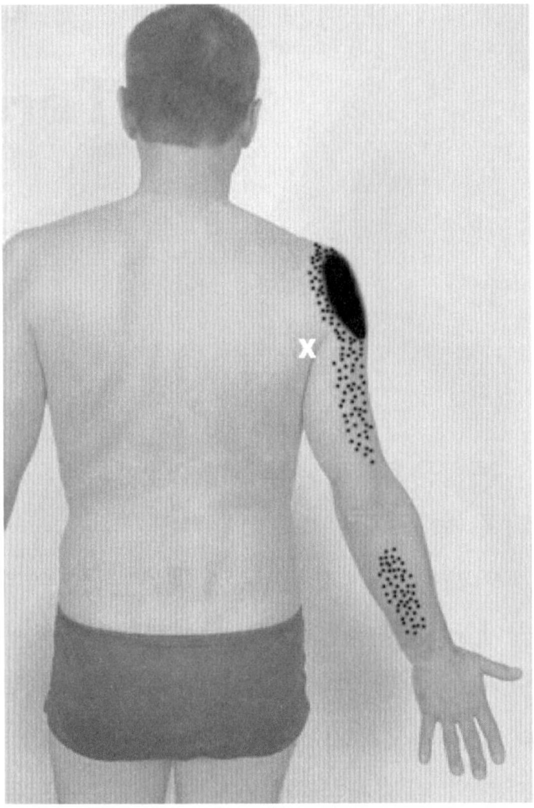

원인과 지속인자(Possible Causes and Perpetuators)

- 핸들을 다루기 힘든 자동차 운전과 같이 지속적으로 저항을 받는 모든 활동
- 머리 위로 역기 들기, 팔꿉을 사용하여 마사지하기, 상대가 당신의 팔을 특정한 자세로 붙들어 놓는 춤과 같은 활동

도움말(Helpful Hints)

자가치료 기법을 통해 통증을 상당히 줄일 때까지 (머리 위로 역기 들어올리기와 같이) 큰원근 통증유발점을 악화시키는 무리한 활동을 피하라. 자동차 핸들은 반드시 쉽게 조종할 수 있는 것을 쓰고, 규칙적으로 하는 활동은 통증유발점을 더 이상 활성화시키지 않도록 변화를 주도록 하라.

잘 때에는 아픈 팔을 베개에 걸쳐라.

자가치료 기법(Self-Help Techniques)

압박하기(Applying Pressure)

큰원근 압박(Teres Major Pressure)

팔을 머리 위로 곧게 뻗은 채로 테니스공 위에 옆으로 누워 압박하라. 큰원근이 겨드랑의 뒤쪽 '벽'을 이루고 있음을 명심하고 반드시 그 부위가 압박되도록 하라.

팔을 소파나 옆에 있는 의자 뒤에 기대고 엄지손가락과 나머지 손가락으로 근육을 꼭 집어도 된다.

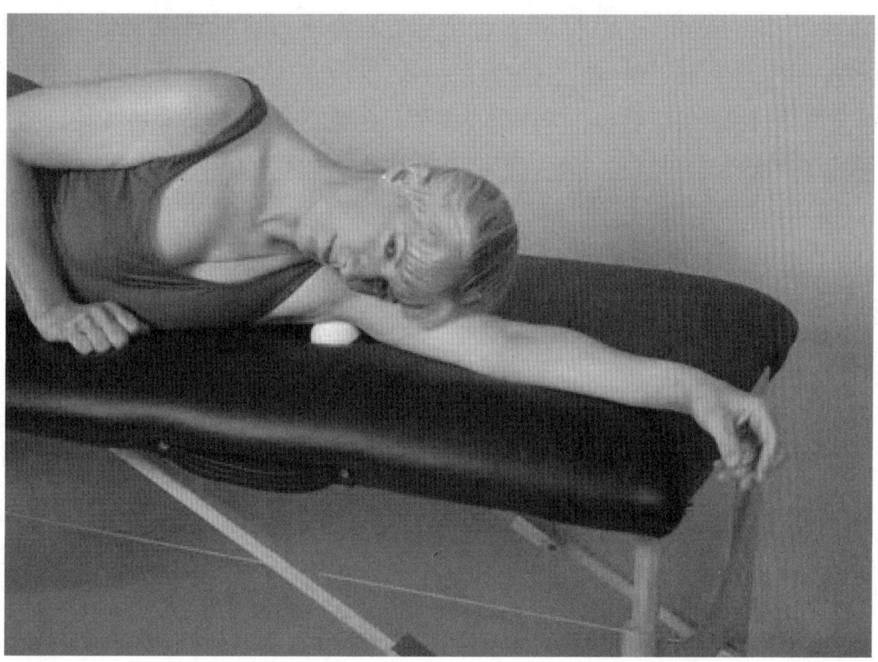

스트레칭(Stretches)

위팔세갈래근 스트레칭(Triceps Stretch)

위팔세갈래근 스트레칭은 큰원근에 유익하다. 제19장을 참고하라.

더 보기(Also See)

- **넓은등근**(제17장)
- **위팔세갈래근**(제19장)
- **어깨밑근**(제16장)

결론(Conclusion)

흔히 넓은등근(제17장)과 위팔세갈래근(제19장)에서도 통증유발점이 발견된다. 어깨세모근 가시부분과 작은원근, 어깨밑근(제16장)까지 얽혀 있어서 고통스러운 동결견이 생긴다면 이 근육들에 있는 통증유발점을 찾아서 작업해야 한다. 큰원근 통증유발점을 해소하면 마름근의 타이트함도 나아질 수 있다. 큰원근이 타이트해지면서 등 가운데 부위를 잡아당기기 때문에 그런 것이다. 어깨세모근, 작은원근, 마름근이 직접적으로 팔꿉 · 아래팔 · 손목 · 손통증을 유발하지는 않기 때문에 이 책에서는 다루지 않는다. 이 책에서 다루지 않는 근육의 자가치료 기법을 위한 책 및 기타 자료에 관해서는 "참고 자료" 항목을 보기 바란다.

큰원근과 다른 근육의 연관통증은 가슴문증후군으로 오진될 수 있다. 이 증후군 및 관련될 수 있는 근육에 관해서는 제3장을 참고하라.

당신의 건강관리 제공자가 고려해 볼 수 있는 다른 증상의 목록이 있는 책은 "참고 자료"에서 찾을 수 있다.

제 19 장

위팔세갈래근, 팔꿈치근
(Triceps Brachii; Anconeus)

이 근육들에는 통증유발점이 매우 흔하게 있지만, 안타깝게도 시술자들이 흔히 놓치는 부분이기도 하다. 팔꿈치근과 위팔세갈래근의 모든 갈래는 팔꿉에서부터 팔을 곧게 펴는 데에 쓰인다. 어깨관절을 가로지르는 위팔세갈래근 긴갈래는 위팔을 움직이는 데에도 쓰인다. 이 모든 부위들이 팔꿉통증에서 주요한 역할을 한다. 테니스팔꿈치에 관해서는 제3장을 참고하라.

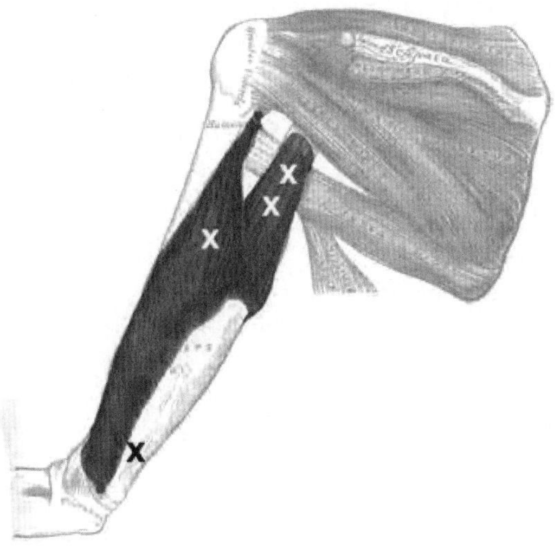

후면도

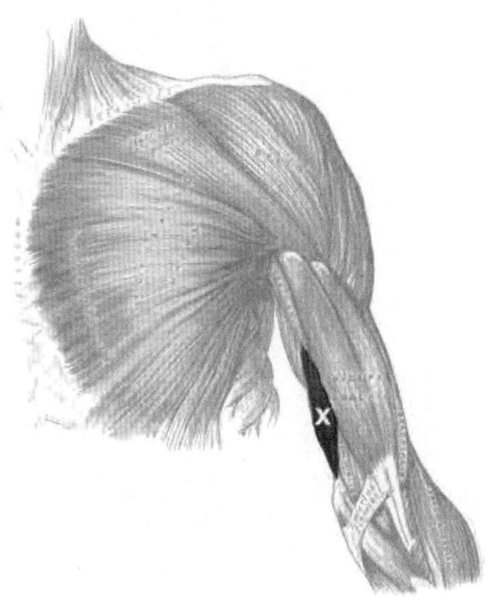

전면도

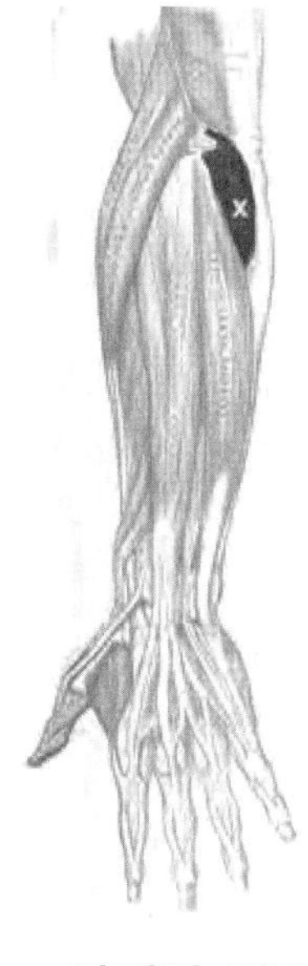

아래팔 뒤면

흔한 증상(Common Symptoms)

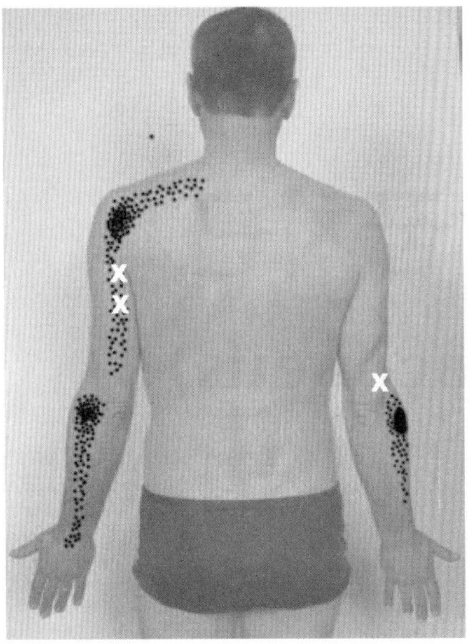

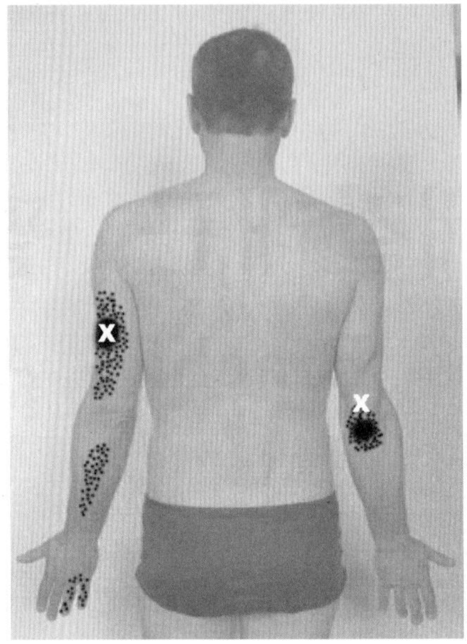

- 그림에서 모든 다양한 연관통증 패턴을 확인하라. 팔꿉 주변 통증은 가장 흔한 연관 패턴이며 주변 근육에 통증유발점을 발생시키고 지속시킨다.
- 팔꿉에서 뼈가 만져지는 부위 어딘가를 누르거나 두드리면 통증을 느껴 본 경험이 아마 있을 것이다. 통증유발점에서 비롯되는 통증은 팔꿉에 힘을 주어 완전히 펴야 하는 테니스나 골프와 같은 운동을 하다가 활성화될 수 있다.
- 위팔세갈래근이 노신경을 포착하면 아래팔, 손목, 손의 뒤면에서 가운데손가락에 이르기까지 저리거나 무감각한 느낌이 들 수 있다.

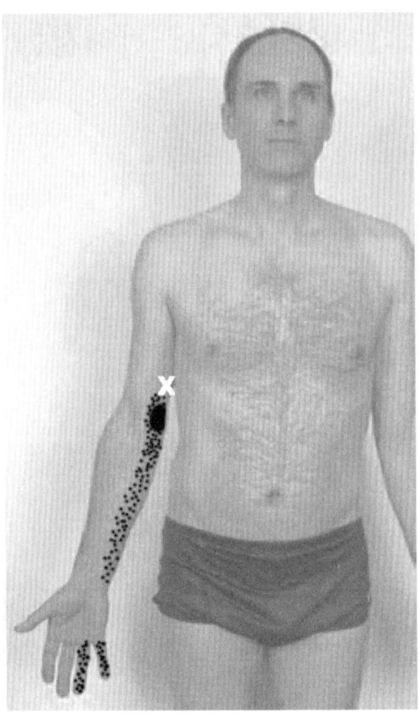

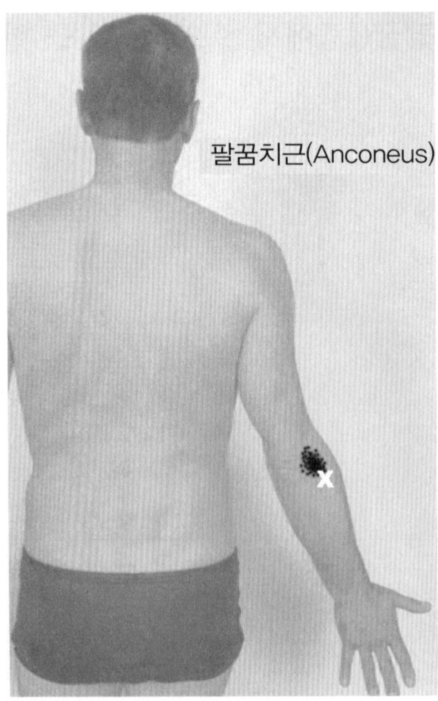

팔꿈치근(Anconeus)

원인과 지속인자(Possible Causes and Perpetuators)

- 테니스, 골프, 팔굽혀펴기나 턱걸이와 같은 과도한 컨디셔닝 운동처럼 근육염좌를 일으킬 수 있는 운동을 하는 경우
- 장시간 운전, 특히 수동 기어 변속을 지나치게 많이 하는 경우
- 팔꿉 지지대 없이 손바느질을 하거나 적절한 팔 지지대 없이 컴퓨터를 사용하는 경우
- 마사지요법이나 복사기에 양장본 책을 반복적으로 누르고 있는 것과 같이 팔에 힘을 많이 줘야 하는 일
- 위팔이 선천적으로 짧은 경우
- 팔꿉목발이나 너무 긴 지팡이를 쓰는 경우

도움말(Helpful Hints)

타자를 치거나, 글을 쓰거나, 책을 읽거나, 바느질을 할 때 위팔을 최대한 옆구리에서 떼지 말고, 가능한 항상 적당한 높이의 팔걸이를 사용하라. 한쪽으로 몸을 기울이면 안 된다. 양팔이 팔꿉과 같은 높이에 있어야 한다.

더 가벼운 테니스 라켓을 쓰거나 그립을 짧게 잡아라. 턱걸이와 팔굽혀펴기를 삼가라.

가능하다면 팔꿉목발은 사용 시간을 서서히 늘려라.

자가치료 기법(Self-Help Techniques)

압박하기(Applying Pressure)

위팔세갈래근과 팔꿈치근 압박(Triceps and Anconeus Pressure)

팔을 머리 위로 뻗은 상태로 옆으로 누워라. 압박을 약하게 하고 싶다면 '위팔 뒤에' 베개를 놓고 그 위에 머리를 대라. 더 강하게 압박하고 싶다면 머리를 '위팔에' 얹어라. 테니스공이나 라켓볼 공 위에 위팔을 올리고 누워서 어깨 뒤쪽부터 팔꿉까지 압박하라. 반드시 근육의 앞뒤 끝부분까지 닿을 수 있도록 팔을 양쪽으로 조금씩 돌려라. 이 근육은 위팔의 뒤면 전체를 덮고 있으며 통증유발점이 근육 전체에 나타나기 때문이다. 이 근육을 꼭 집어도 된다.

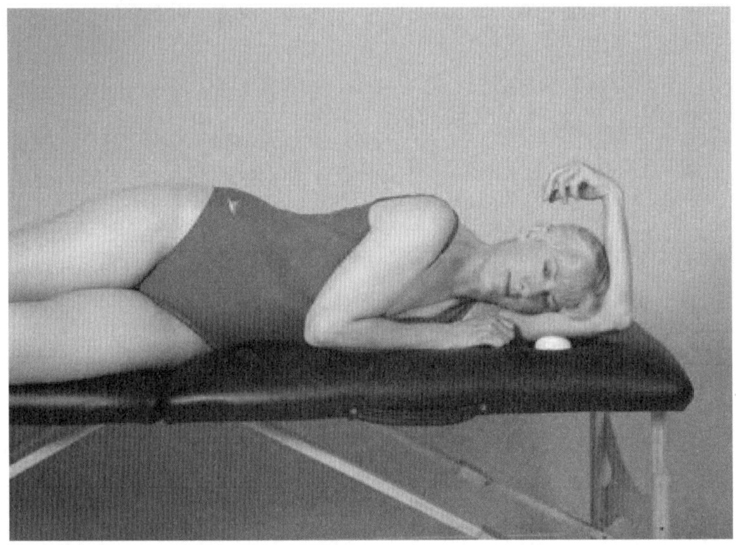

스트레칭(Stretches)

위팔세갈래근 스트레칭 (Triceps Stretch)

벽에 옆으로 붙어 서서, 아래팔을 굽히고 손을 머리 뒤에 댄 채로 팔꿉을 머리보다 위로 해서 벽에 대라. 벽에 살짝 기대면서 위팔세갈래근과 큰원근을 부드럽게 스트레칭하라.

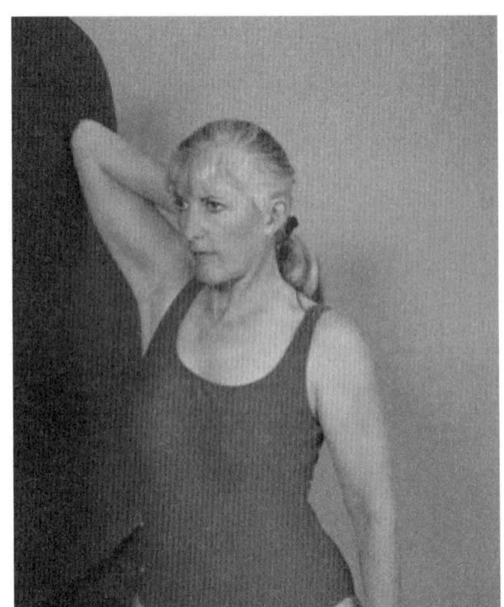

더 보기(Also See)

- **위팔두갈래근**(제23장)
- **위팔근**(제28장)
- **넓은등근**(제17장)
- **큰원근**(제18장)
- **손뒤침근**(제25장)
- **손목폄근, 위팔노근**(긴노쪽손목폄근, 위팔노근 - 제24장)
- **위뒤톱니근**(제15장)

결론(Conclusion)

통증을 완전히 해소하려면 넓은등근(제17장), 큰원근(제18장), 손뒤침근(제25장), 긴노쪽손목폄근과 위팔노근(제24장), 위뒤톱니근(제15장)에도 작업을 해야 할 수 있다.

당신의 건강관리 제공자가 고려해 볼 수 있는 다른 증상의 목록이 있는 책은 "참고 자료"에서 찾을 수 있다.

제 **20** 장

목갈비근
(앞목갈비근, 중간목갈비근, 뒤목갈비근)
Scalenes
(Scalenus Anterior, Medius, and Posterior)

목갈비근 통증유발점은 등 · 어깨 · 팔통증의 주원인이지만 흔히 간과된다. 목과 씹기 근육(저작근)의 통증유발점까지 겹치면 두통을 일으키기도 한다.

가슴문증후군은 흔히 목갈비근 통증유발점 때문에 야기된다. 건강관리 요원의 정보 부족 때문에 통증유발점이 제대로 진단되거나 치료되지 못하기 십상이다. 이 증후군 및 비슷한 연관 패턴을 일으킬 수 있는 다른 근육의 통증유발점에 관해서는 제3장을 참고하라.

손목굴증후군 증상 역시 목갈비근 통증유발점과 비슷하다. 손목굴증후군(혹은 '거짓'손목굴증후군)은 가슴문증후군과 결합하여 나타날 수 있다. 손목굴증후군 진단을 받은 적이 있다면 목갈비근(앞목갈비근, 중간목갈비근, 뒤목갈비근), 작은가슴근, 그리고 아래팔 근육들에 있는 통증유발점을 검사해 볼 필요가 있다. 이 상태 및 관련한 통증유발점에 대해서는 제4장을 참고하라.

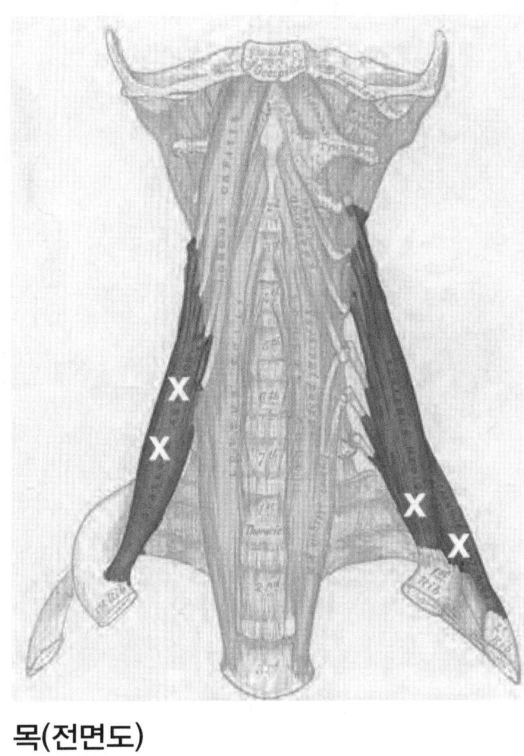

목(전면도)

흔한 증상(Common Symptoms)

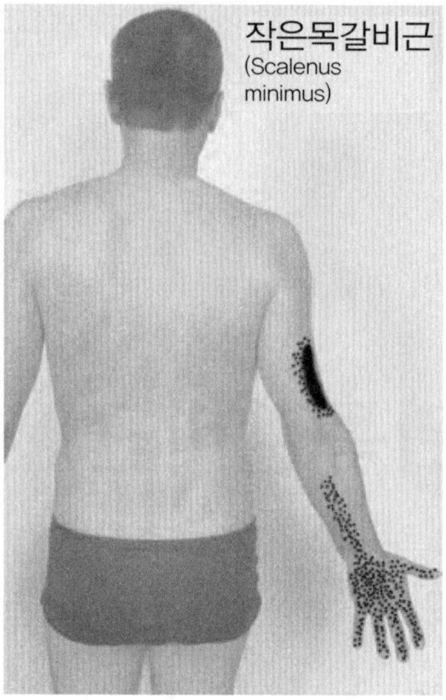

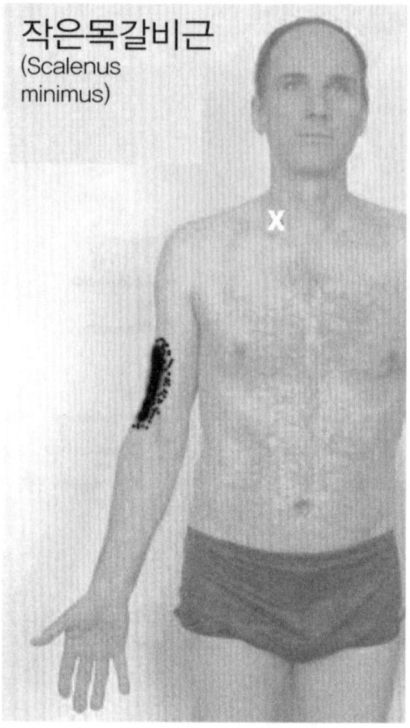

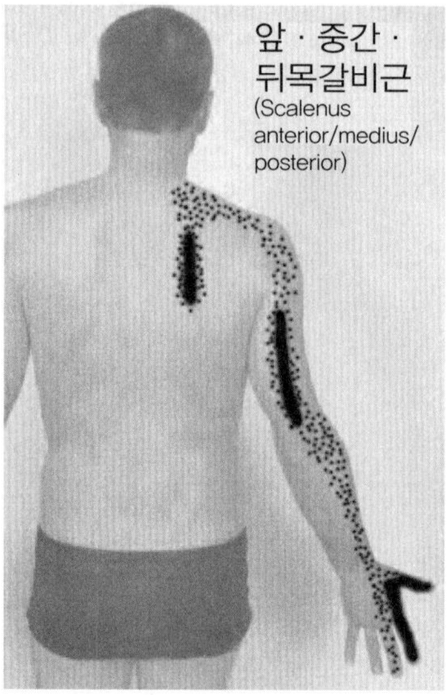

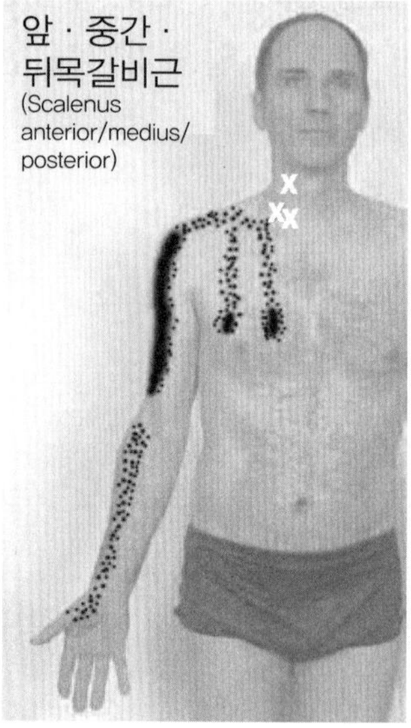

- 통증유발점은 가슴과 등에 연관통증을 일으키며 팔의 가쪽, 뒤쪽, 앞쪽에서 손목과 손까지 통증이 나타나기도 한다. 몸 왼쪽에서 일어나는 통증은 협심증으로 착각할 수도 있다.
- 통증으로 수면 방해를 받을 수도 있으나 앉은 자세로 있으면 혹은 몸을 떠받쳐 주면 통증이 완화된다.
- 고개를 옆으로 돌렸다가 턱을 어깨 쪽으로 내리면 통증이 재현될 수 있다. 아래팔 뒤쪽을 이마에 가로로 붙이고 팔꿉을 앞으로 움직이면(이렇게 하면 빗장뼈가 목갈비근에서 멀어진다) 통증을 완화시킬 수 있다.
- 머리를 돌릴 때에는 최소한의 운동범위 제한을 경험하겠지만 옆으로 머리를 숙이면 운동범위 제한이 커질 가능성이 크다.
- 느닷없이 물건을 떨어트리거나 손가락의 뻣뻣함을 경험할 수 있다. (실제로는 아니지만) 엄지손가락의 무감각이나 저림을 경험할 수 있다. 팔이 절단되었다면 헛다리팔통증(환상사지통증)을 겪을 수 있다.
- 목갈비근이 타이트하면 첫째갈비뼈가 들리면서 신경, 동맥, 정맥, 림프관이 압박되면서 반지손가락, 새끼손가락, 손 가장자리의 무감각, 저림, 감각 소실을 야기할 수 있다. 손가락과 손등이 뻣뻣해지고 부을 수도 있으며, 아침에 특히 증상이 심해진다.

원인과 지속인자(Possible Causes and Perpetuators)

- 말 다루기, 승마, 줄다리기, 요트를 타면서 밧줄 당기기, 수영 경기, 악기 연주와 같은 활동
- 당기기나 들어올리기를 할 때 나쁜 신체 역학, 특히 양손을 허리 높이에 두는 자세, 너무 무거운 물체를 운반하기, 팔걸이가 너무 높거나 낮은 의자에 앉기
- 교통사고나 머리로 추락하면서 입은 채찍질손상(편타손상), 절뚝거림, 큰 가슴을 외과적으로 제거한 경우
- 침대가 기울어진 상태처럼 머리와 목을 몸보다 낮게 두고 자는 경우
- 목빗근이나 어깨올림근의 통증유발점
- 잘못된 호흡법, 급성 또는 만성 질환으로 인한 기침
- 선천적으로 한쪽 다리가 짧거나 (골반의 오른쪽이나 왼쪽이) 작은 반골반, 맨 위에 여분의 갈비뼈가 있는 경우〔목갈비뼈(cervical rib)〕, 한쪽 팔의 상실
- (척주가 곧지 않은) 척주옆굽음증과 같은 척주 문제 또는 목 척추사이원반 팽윤 혹은 탈출로 인한 통증(수술 이후에도 지속될 수 있다)

도움말(Helpful Hints)

상자를 몸 앞으로 나르거나 무슨 물건이든 힘을 주어 끌어당기는 행동을 피하라.

앉은 상태에서는 무슨 일을 하든 팔꿉을 반드시 어디엔가 내려 두고 한쪽으로 기울어지지 않고 똑바로 앉아 있도록 하라. 책을 읽을 때에는 뒤편에 충분한 조명을 확보해서 머리를 한쪽으로 돌릴 필요가 없도록 하라. 듣기에 어려움이 있어서 더 잘 듣기 위해 한쪽으로 머리를 돌리는 편이라면 온몸을 옆으로 돌리거나 가능하면 보청기를 구하라.

전화기를 귀에 대고 있거나 귀와 어깨 사이에 끼우지 말고 헤드셋을 사용하라. 컴퓨터를 사용할 때에는 모니터를 정면에서 눈높이에 두도록 하라. 팔꿉과 아래팔은 의자의 팔걸이에 편하게 놓되, 팔걸이 높이가 너무 낮아서 한쪽으로 기대야 하거나 너무 높아서 어깨를 들어 올리지 않도록 하라. 작업장의 인간공학에 관한 전체적인 내용은 제5장을 참고하라.

침대에 누워서 책을 읽지 마라. 누운 자세에서 일어날 때에는 한쪽으로 먼저 굴러라. 그리고 침대에서 구를 때에는 머리를 들지 말고 베개에 계속 뉘어 놓도록 하라. 잘 때 약간의 당김(견인)이 작용하도록 침대의 머리 쪽을 5~7센티미터 정도 높여라. 베개를 여러 개 쌓아도 같은 효과는 나지 않을 것이며, 오히려 통증이 심해질 수 있다. 목뼈를 잘 지탱해 주고 척주 정렬을 유지해 주는 탄성이 없는 좋은 베개를 구하라. 카이로프랙터 사무실에 가면 보통 훌륭한 디자인의 베개를 취급한다.

잠자리에 들기 전에 목 앞쪽에 열을 가하라. 스카프 등을 사용하여 목에 찬 외풍이 닿지 않게 하라.

올바른 호흡법을 배워라. 지침은 제21장에서 확인하라. 최대한 빨리 질환의 근본 원인을 치료함으로써 재채기의 원인을 제거하라. 더 자세한 정보는 제7장의 "급성 또는 만성 감염"을 참고하라.

한쪽 다리가 짧거나 (1센티미터라도) 작은 반골반이 있다면 전문가를 찾아가 보정용 보조기를 착용하도록 하라. 그러지 않으면 목갈비근 통증유발점을 해결할 가능성이 별로 없다. 추가로 목갈비뼈(경부늑골)가 있다 하더라도 목갈비근 통증유발점을 해소하는 것만으로도 증상을 제거하기에 충분할 것이다.

자가치료 기법(Self-Help Techniques)

압박하기(Applying Pressure)

목갈비근 압박(Scalene Pressure)

나는 학생들에게 이 근육에 압박을 가하는 법을 가르치지 않는다. 주요 신경과 동맥이 목 앞쪽을 지나기 때문이다. 마사지요법사와 같은 숙련된 시술자를 찾아가야 한다.

스트레칭(Stretches)

가슴근 스트레칭을 하고 있다면 목갈비근이 나아질 때까지 위의 두 자세만 하고 맨 밑 자세는 하지 마라. 추가로 목갈비뼈가 있다면 맨 위의 자세만 하라.

목 옆굽힘 스트레칭(Side-Bending Neck Stretch)

똑바로 누워서 스트레칭하는 쪽 손은 볼기 밑에 고정시켜라. 반대쪽 손은 정수리에 올려놓고 천장을 똑바로 바라보면서 머리를 어깨 쪽으로 부드럽게 잡아당긴 다음, 이완하면서 심호흡하라. 머리를 왼쪽으로 살짝 돌리고 되풀이하고, 오른쪽으로 살짝 돌리고 되풀이하라. 이렇게 하면 근육의 서로 다른 부분이 스트레칭된다. 반대쪽도 같은 방식으로 실시하라. 이 스트레칭을 몇 번 더 반복해도 좋다. 스트레칭에 앞서 따뜻하게 해도 좋다.

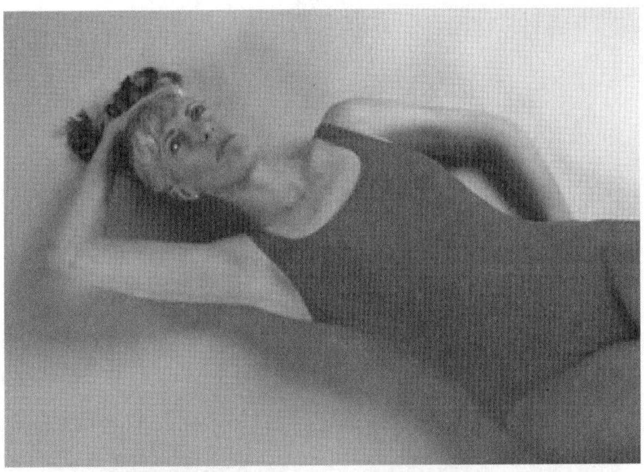
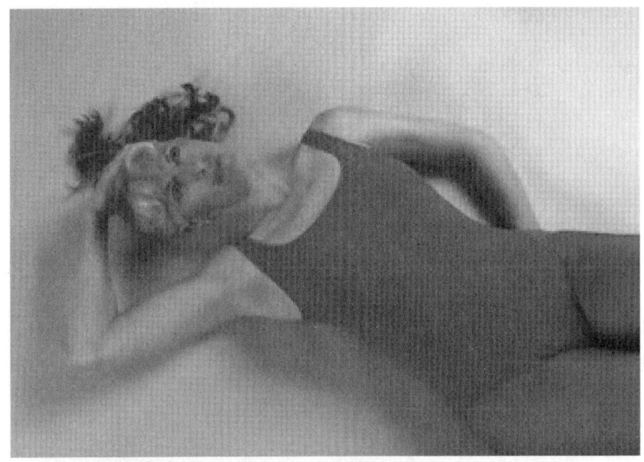
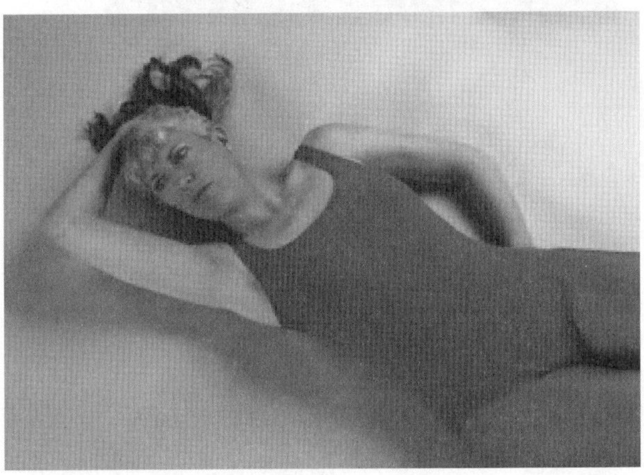
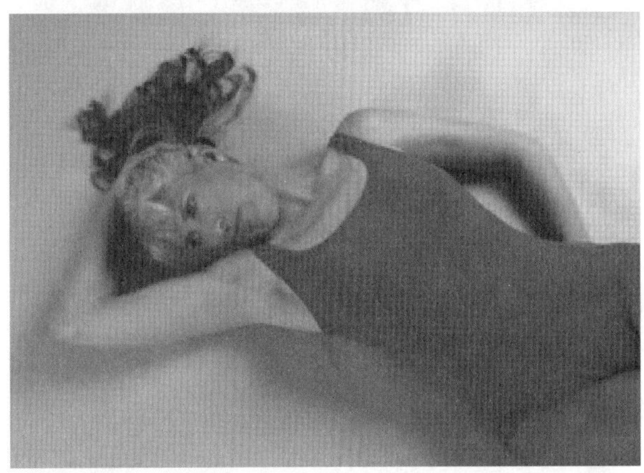
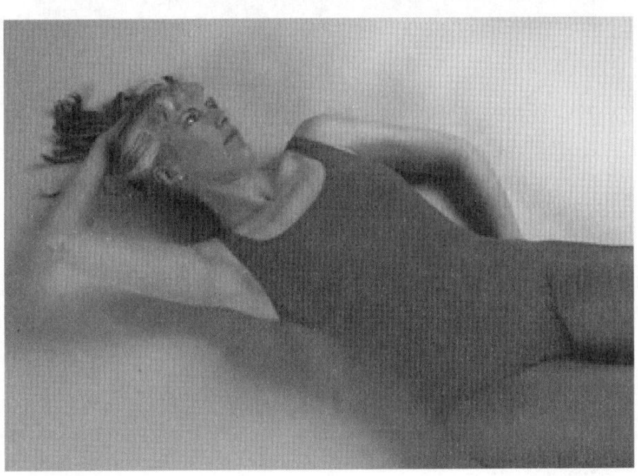
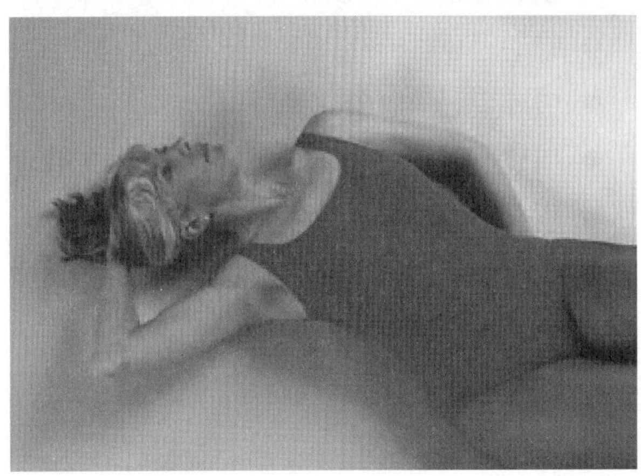

목갈비근 스트레칭(Scalene Stretch)

똑바로 앉은 상태에서 머리를 한쪽으로 끝까지 돌리고 고개를 숙여라. 정면을 바라보는 자세로 돌아와서 심호흡하라. 반대쪽도 되풀이하라. 한 방향에 최대 네 번까지 실시해도 된다.

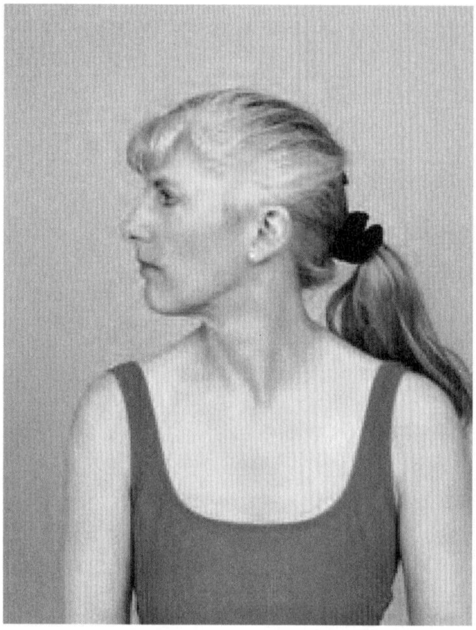

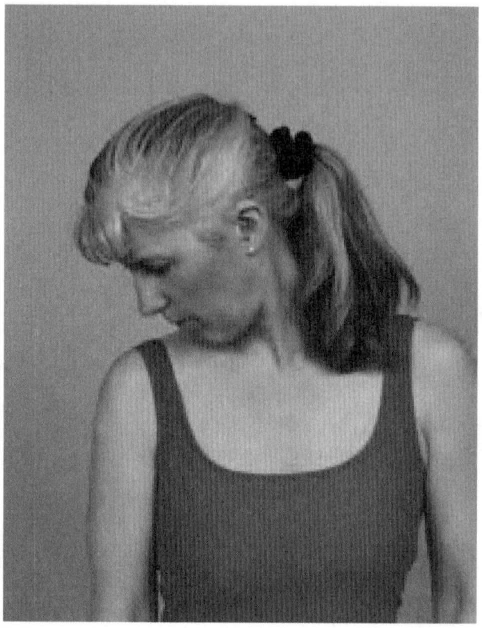

더 보기(Also See)

- **등세모근**(위부분-제10장)
- **큰가슴근, 빗장밑근**(제11장)
- **작은가슴근**(제21장)
- **넓은등근**(제17장)
- **큰원근**(제18장)
- **어깨밑근**(제16장)
- **위팔세갈래근**(위성 통증유발점-제19장)
- **위팔근**(제28장)
- **위팔노근과 손목폄근**(노쪽손목폄근, 자쪽손목폄근, 손가락폄근-제24장)

결론(Conclusion)

목빗근 또는 어깨올림근 통증유발점이 목갈비근 통증유발점 형성을 유발할 수 있으며 목 뒤쪽 통증유발점과도 관련이 있을 수 있다. 또한 목갈비근 통증유발점이 어깨세모근에 위성 통증유발점 형성의 원인이 될 수도 있다. 그러나 이것들이 직접적으로 팔꿉 · 아래팔 · 손목 · 손통증을 유발하지는 않기 때문에 이 책에서는 다루지 않는다. 이 책에서 다루지 않는 근육의 자가치료 기법을 위한 책 및 기타 자료에 관해서는 "참고 자료" 항목을 보기 바란다.

목의 C5, C6 목뼈 신경뿌리 자극을 검사하기 위해 병원에 가야 할 수도 있다. 통증 패턴이 목갈비근 통증유발점과 매우 유사하기도 하고 함께 발견되기도 하기 때문이다. 목이나 목 밑부분에서 T1, C4, C5, C6 척추뼈의 부정렬을 확인하기 위해서는 카이로프랙터나 정골의학의사를 찾아가야 할 수도 있다.

당신의 건강관리 제공자가 고려해 볼 수 있는 다른 증상의 목록이 있는 책은 "참고 자료"에서 찾을 수 있다.

제 21 장

작은가슴근
(Pectoralis Minor)

작은가슴근에는 통증유발점이 흔히 나타나며, 작은가슴근 포착(아래 참고) 때문에 거짓손목굴증후군이 유발될 수 있다. 이 상태에 관한 추가 설명과 더불어 손목굴증후군으로 오진될 수 있는 다른 통증유발점을 찾아보려면 제4장을 참고하라.

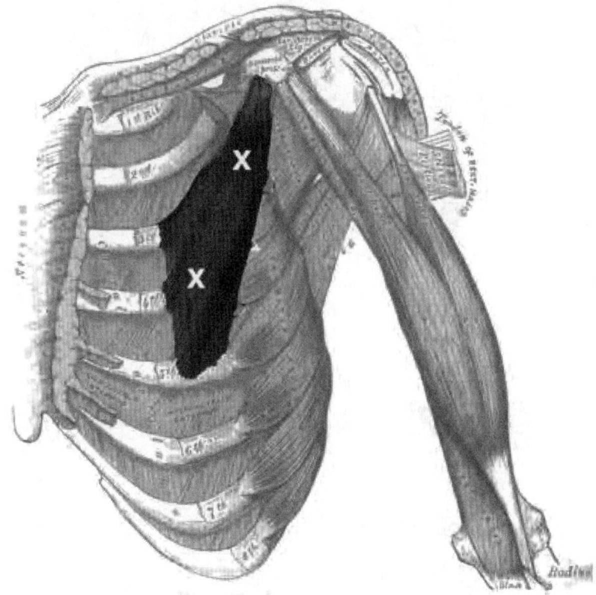

흔한 증상(Common Symptoms)

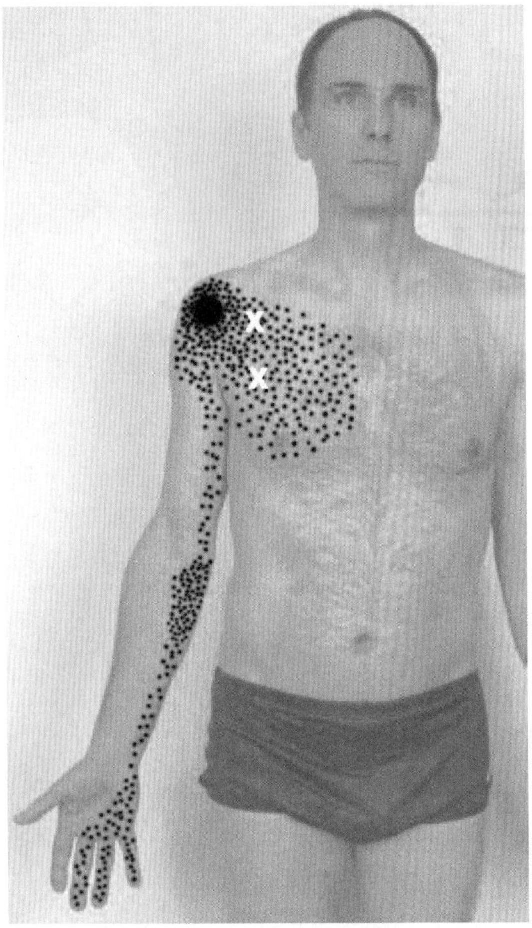

- 통증유발점은 주로 어깨 앞쪽 전체에 연관통증을 유발한다. 때로는 가슴 전반 혹은 팔 안쪽을 따라 가운데손가락, 반지손가락, 새끼손가락까지 통증이 이어지기도 한다.
- 대체로 어깨가 앞으로 말려들어 가고 앞이나 위로 팔을 뻗을 때, 혹은 팔을 어깨 높이로 든 상태에서 뒤로 뻗었을 때 운동범위가 제한될 가능성이 크다.
- 협심증과 혼동되는 증상이 나타날 수 있으며 심호흡이 어려울 수 있다.
- (겨드랑동맥과 팔신경얼기를 조이는) 작은가슴근 포착이 손목굴증후군으로 오진될 수 있으며, 이 경우 손목굴 수술로는 낫지 않는다. 팔신경얼기 포착은 반지손가락과 새끼손가락, 손등, 아래팔 가쪽, 엄지손가락 · 집게손가락 · 가운데손가락의 손바닥 쪽에 무감각과 불편한 느낌을 일으킨다. 통증유발점 때문에 작은가슴근의 섬유가 단축되면 부리압박증후군(coracoid pressure syndrome), 팔통증, 등세모근 아래부분과 마름근이 있는 가운데 등의 근육 약화로 이어질 수 있다.

원인과 지속인자(Possible Causes and Perpetuators)

- 목갈비근과 큰가슴근 통증유발점의 연관통증 혹은 협심증 통증은 작은가슴근에 위성 통증유발점을 형성한다.
- 등세모근 아래부분의 약화
- 나쁜 자세. 특히 앉아 있을 때의 나쁜 자세.
- (갈비뼈 골절과 같은) 외상, 개머리판을 어깨 앞쪽이 아니라 가슴에 대고 소총 사격, 채찍질손상, 갈비뼈가 아니라 복장뼈를 통한 개심수술을 받은 경우
- 팔이음부위에서 팔을 격렬하게 움직이는 정원 손질 등의 활동
- 기침 혹은 올바르지 않은 호흡

- 어깨끈이 근육을 압박하는 죄는 장비(가슴 끈이 없는 소형 배낭이나 책가방 같은 것) 혹은 목발을 사용하는 경우

도움말(Helpful Hints)

몸에 맞지 않는 가구를 조정하거나 교체하라. 올바른 인간공학과 자세에 대해서는 제5장을 참고하라.

적절한 어깨 패딩과 함께 겨드랑 부위에서 무게를 분산시켜 줄 가슴 끈이 있는 배낭을 사용하라. 작은가슴근을 압박하는 브래지어를 피하라. 가급적 어깨끈이 넓거나 끈에 패딩이 있는 브래지어를 구하라. 겨드랑이 아니라 손에 체중이 실리도록 목발을 올바르게 사용하라.

자가치료 기법(Self-Help Techniques)

압박하기(Applying Pressure)

가슴근 압박(Pectoralis Pressure)

이 압박 기법에 관해서는 큰가슴근(제11장)을 참고하라.

스트레칭(Stretches)

가슴근 스트레칭(Pectoralis Stretch)

이 스트레칭에 관해서는 큰가슴근(제11장)을 참고하라.

그 외(Other)

올바른 호흡법(Learn to Breathe Properly)

한 손은 가슴에, 다른 손은 배에 얹는다. 숨을 들이쉴 때에는 양손이 올라가야 한다. 숨을 내쉴 때에는 둘 다 내려가야 한다. 가슴으로만 숨을 쉰다면 이를 알아차릴 수 있도록 훈련을 해야 하고, 반드시 배까지 호흡하기 시작해야 한다.

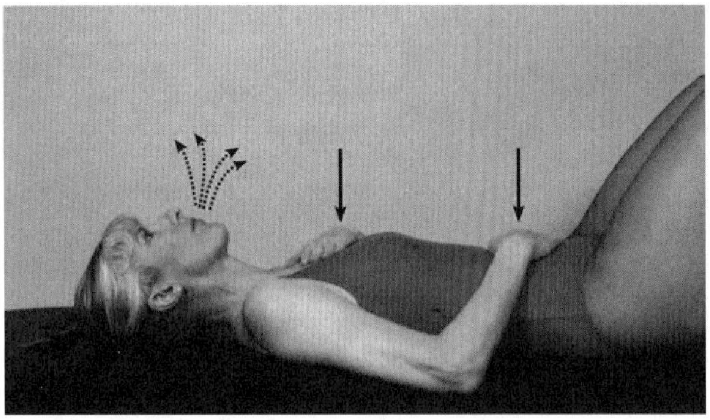

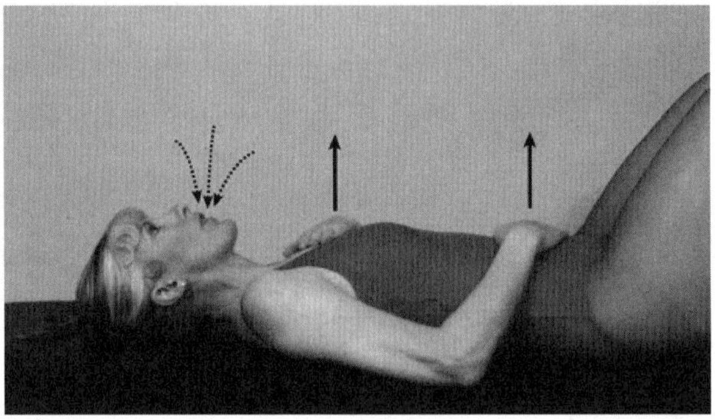

더 보기(Also See)

- **큰가슴근**(제11장)
- **목갈비근**(제20장)

결론(Conclusion)

큰가슴근(제11장)과 목갈비근(제20장)의 통증유발점은 작은가슴근 통증유발점을 지속적으로 활성화시킬 수 있으므로 이것들을 찾아라. 목빗근과 복장근에도 관련 통증유발점이 있을 수 있고, 어깨세모근에는 위성 통증유발점이 있을 수 있지만, 이것들이 직접적으로 팔꿉 · 아래팔 · 손목 · 손통증을 유발하지는 않기 때문에 이 책에서는 다루지 않는다. 이 책에서 다루지 않는 근육의 자가치료 기법을 위한 책 및 기타 자료에 관해서는 "참고 자료" 항목을 보기 바란다.

셋째 · 넷째 · 다섯째갈비뼈의 올림을 검사하기 위해 카이로프랙터나 정골의학의사를 찾아가야 할 수도 있다.

당신의 건강관리 제공자가 고려해 볼 수 있는 다른 증상의 목록이 있는 책은 "참고 자료"에서 찾을 수 있다.

제 22 장

부리위팔근
(Coracobrachialis)

부리위팔근은 어깨 앞쪽 몸통과 위팔 사이 틈에 있다. 이 근육이 없는 사람도 있다. 어깨세모근, 큰가슴근, 넓은등근, 큰원근, 가시위근, 위팔세갈래근, 위팔두갈래근의 통증유발점을 찾아서 비활성화시켰음에도 증상이 완전히 개선되지 않았다면 이 근육을 검사해 보는 것이 좋다.

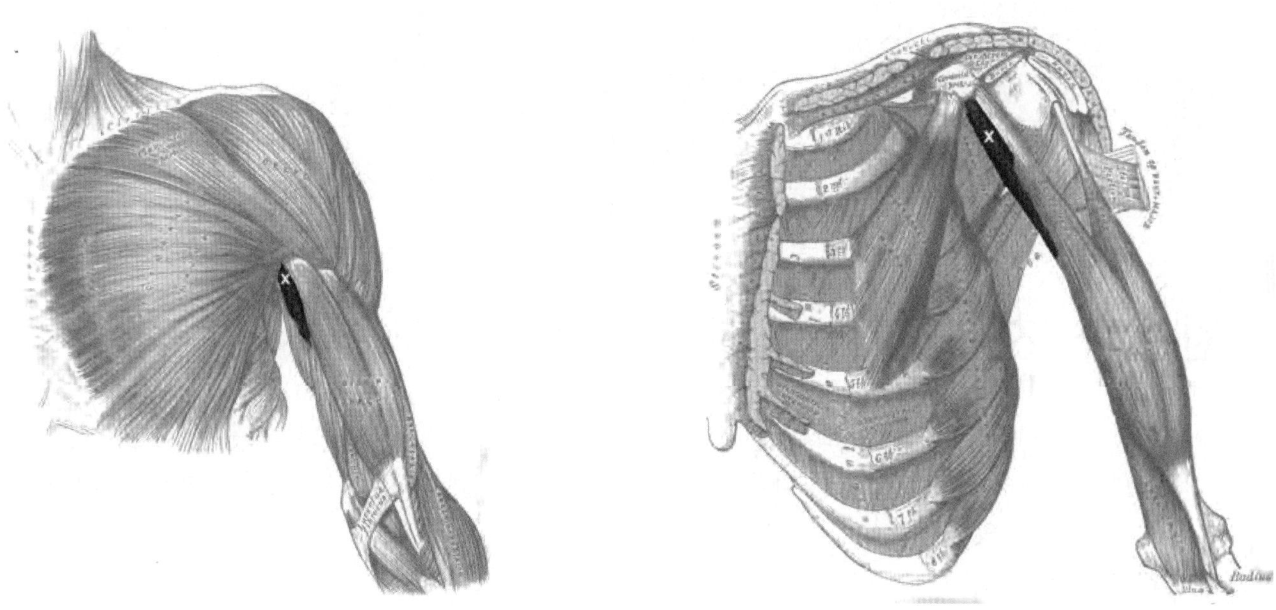

전면도

흔한 증상(Common Symptoms)

- 통증유발점은 어깨세모근 빗장부분(위팔 앞쪽), 위팔 뒤쪽의 위팔세갈래근 전체, 아래팔 뒤쪽을 따라 연관통증을 일으키며, 때로는 손등과 가운데손가락까지 이어진다.
- 아픈 쪽 팔을 허리 뒤로 돌려 척추를 넘어가면 통증이 없을 때가 별로 없다. 정상적이라면 손가락으로 반대쪽 팔에 닿을 수 있어야 한다. 우연히도 부리위팔근에'만' 문제가 있는 경우, 팔을 앞이나 귀 위로 곧게 뻗으면 통증이 나타나며 운동범위가 제한된다.
- 근육피부신경(musculocutaneous nerve) 포착은 위팔두갈래근의 위축과 아래팔 뒤쪽 감각 감소를 야기할 수 있다.

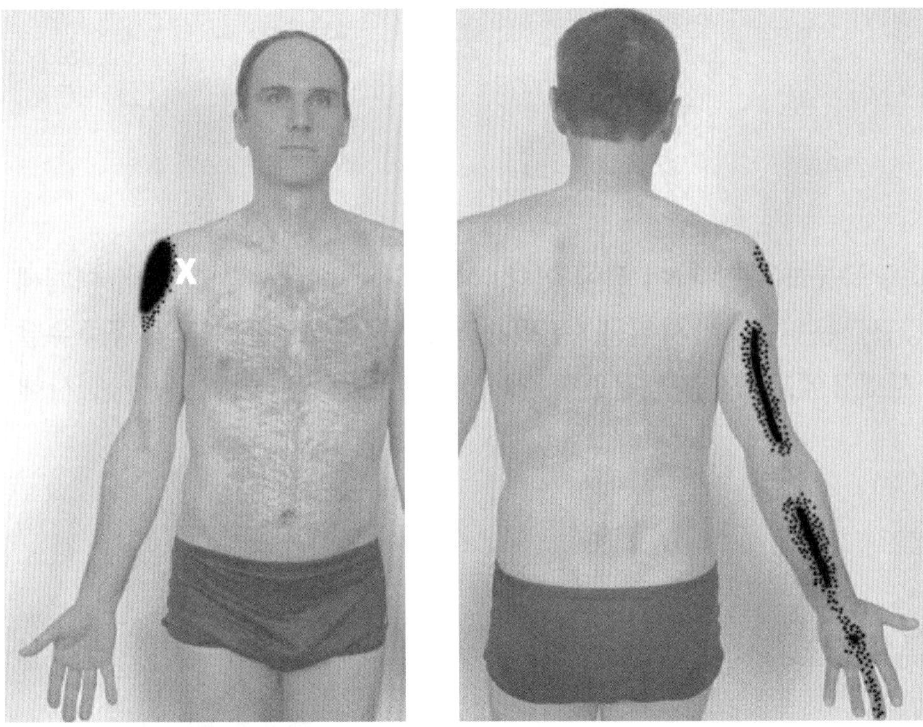

원인과 지속인자(Possible Causes and Perpetuators)

- 부리위팔근 통증유발점 활성화는 대개 어깨세모근, 큰가슴근(제11장), 넓은등근(제17장), 큰원근(제18장), 가시위근(제13장), 위팔세갈래근(제19장), 위팔두갈래근(제23장) 통증유발점의 위성으로'만' 유발되기 때문에 이 근육들이 먼저 호전되어야 부리위팔근 통증유발점도 영구적으로 개선될 수 있다.

도움말(Helpful Hints)

물건을 들 때에는 몸에 가깝게 붙이고 손바닥은 가급적 위를 향하라.

자가치료 기법(Self-Help Techniques)

압박하기(Applying Pressure)

부리위팔근 압박(Coracobrachialis Pressure)

아프지 않은 쪽 손의 손가락으로 어깨세모근을 감싸고 엄지손가락 관절을 굽혀서 어깨 앞쪽 겨드랑 틈새에 넣어 위팔뼈 쪽으로 누른다. 내 환자들 중에는 골프공이나 (마사지 용품 가게나 목록에서 볼 수 있는) 압박 기구를 쓰는 것이 낫다고 생각하는 사람들도 있다.

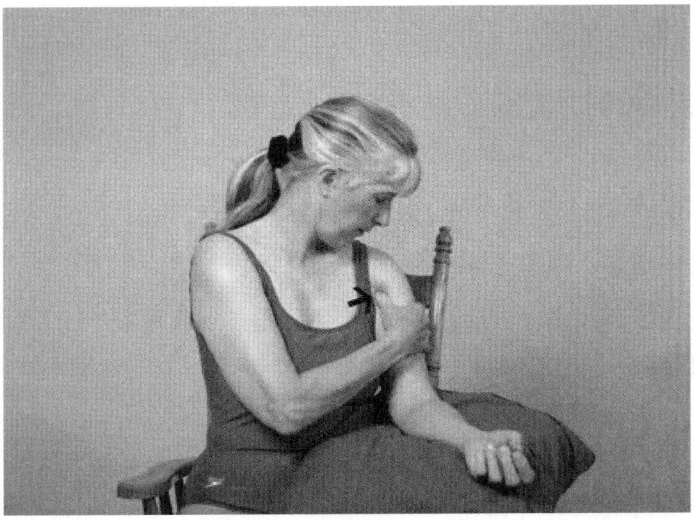

스트레칭(Stretches)

스트레칭을 실시하기 전에 습열로 해당 부위를 따뜻하게 하라.

가슴근 스트레칭(Pectoralis Stretch)

손을 낮춘 자세로 가슴근 스트레칭을 실시하라. 제11장을 참고하라.

문설주 스트레칭(Doorjamb Stretch)

이 스트레칭은 제23장 위팔두갈래근을 참고하라.

소파 스트레칭(Couch Stretch)

팔을 소파 뒤쪽에 올리고 어깨를 앞으로 돌려 근육을 스트레칭하라.

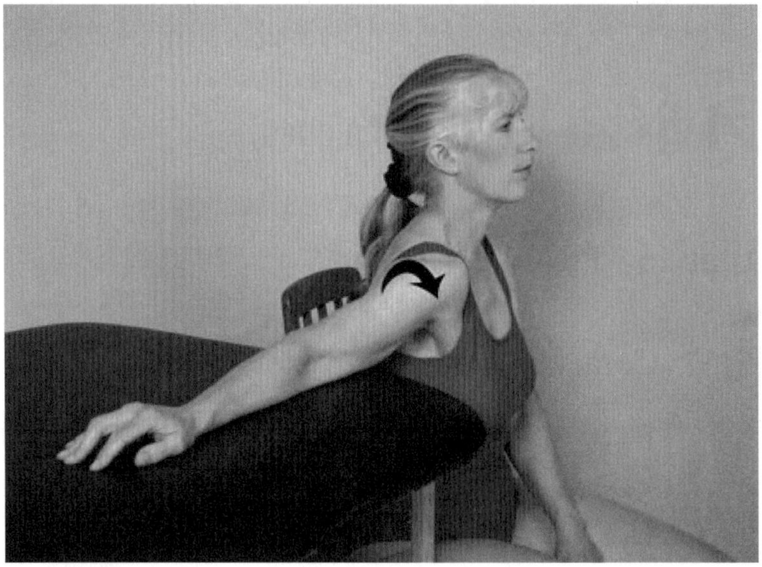

더 보기(Also See)

- 가시위근(제13장)
- 위팔세갈래근(제19장)
- 위팔두갈래근(제23장)
- 큰가슴근(제11장)
- 큰원근(제18장)
- 넓은등근(제17장)

결론(Conclusion)

어깨세모근에 연관된 통증유발점이 있을 수 있지만 이것들이 직접적으로 팔꿉 · 아래팔 · 손목 · 손통증을 유발하지는 않기 때문에 이 책에서는 다루지 않는다. 이 책에서 다루지 않는 근육의 자가치료 기법을 위한 책 및 기타 자료에 관해서는 "참고 자료" 항목을 보기 바란다.

당신의 건강관리 제공자가 고려해 볼 수 있는 다른 증상의 목록이 있는 책은 "참고 자료"에서 찾을 수 있다.

제 **23** 장

위팔두갈래근
(Biceps Brachii)

위팔두갈래근 통증유발점은 팔꿉 · 아래팔 · 손목 · 손통증을 유발하는 다른 통증유발점보다는 흔하지 않지만, 특정한 반복 동작 손상이나 추락 시 몸을 버티기 위해 애쓰는 경우 통증유발점이 발생할 수 있다(아래를 참고하라).

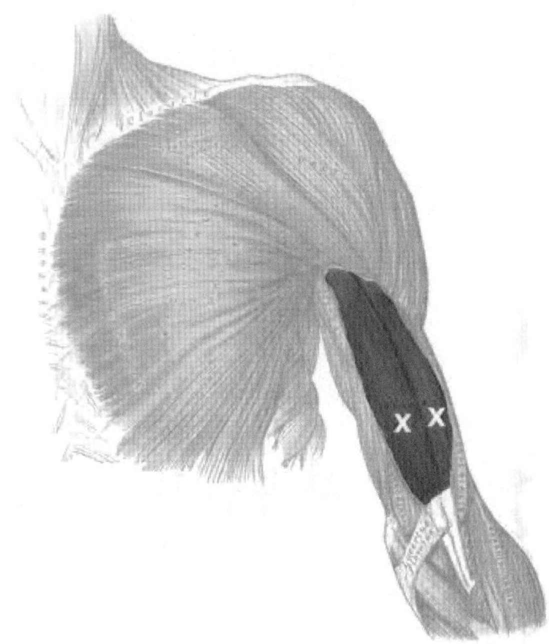

전면도

흔한 증상(Common Symptoms)

- 통증유발점은 일반적으로 근육의 중간부터 아래 부위에서 나타나며, 대개 위팔 앞쪽과 어깨 앞쪽 전체에 욱신거리는 얕은 연관통증을 일으킨다. 등세모근 위부분(어깨 제일 윗부분)이나 팔오금 부위에 쑤시고 화끈거리는 느낌을 받을 수 있다.
- 손을 머리 위로 올려 팔꿉을 굽히면 힘이 떨어지고 통증이 생길 수도 있다.

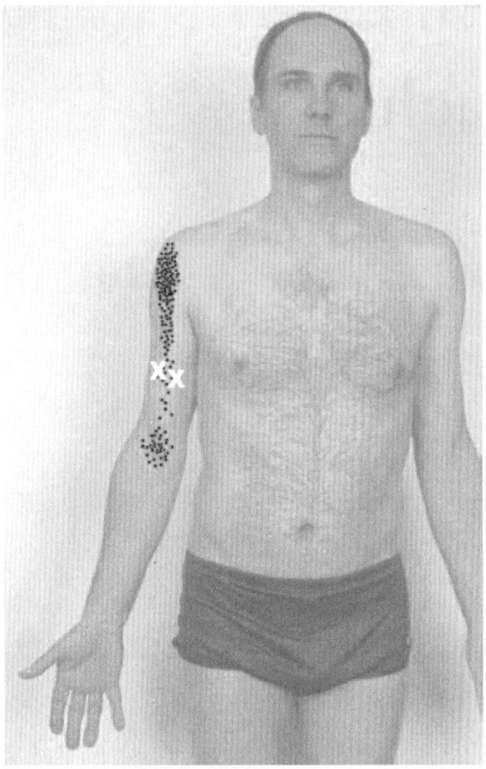

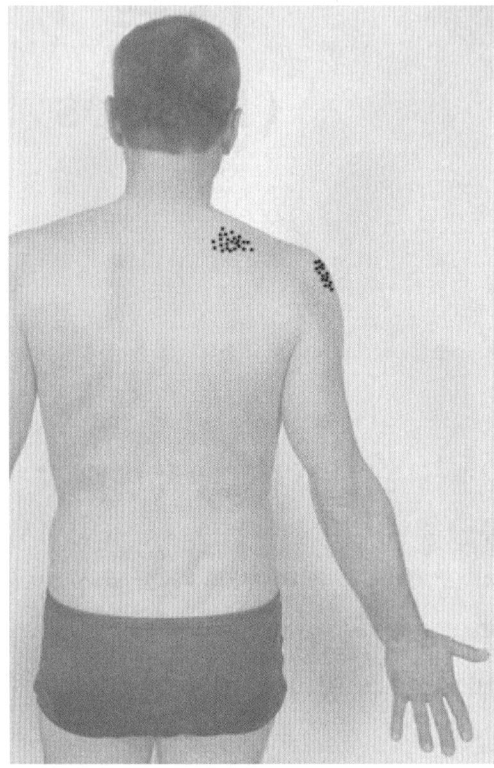

원인과 지속인자(Possible Causes and Perpetuators)

- 공 던지기, 농구, 테니스와 같은 운동
- 눈 치우기, 장시간 나사돌리개 사용, 바이올린이나 기타 연주, 펜이나 키보드를 사용한 글쓰기, 손바닥을 위로 향한 채로 또는 팔을 앞으로 뻗은 상태로 무거운 물건 들기
- 떨어지면서 몸을 받치려고 애쓰는 경우
- 가시아래근 통증유발점은 위팔두갈래근에 위성 통증유발점을 유발할 수 있다.

도움말(Helpful Hints)

손바닥을 아래로 해서 물건을 옮기거나 소형 배낭에 넣어 옮겨라.

잘 때에는 팔을 너무 몸에 딱 붙이지 않도록 하라. 대신 팔꿉을 몸에서 떼놓으려고 하라. 팔꿉 접히는 부위에 베개를 두면 도움이 된다.

자가치료 기법(Self-Help Techniques)

압박하기(Applying Pressure)

위팔두갈래근 압박(Biceps Pressure)

반대쪽 손으로 엄지손가락과 집게손가락, 가운데손가락으로 위팔두갈래근을 꼭 집거나 엄지손가락으로 압박하라.

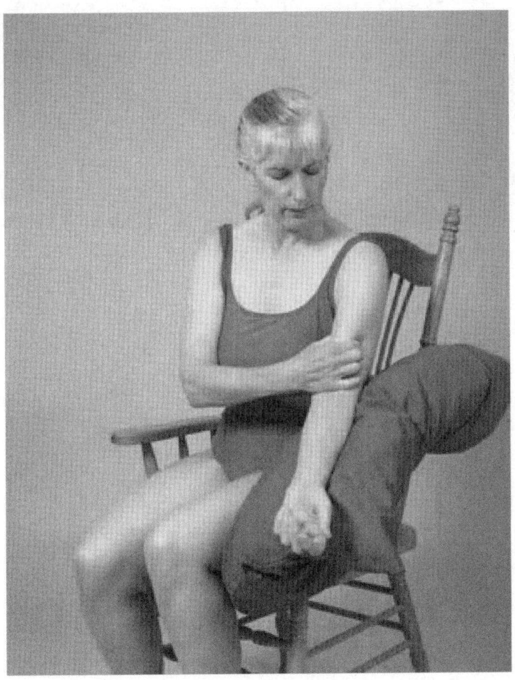

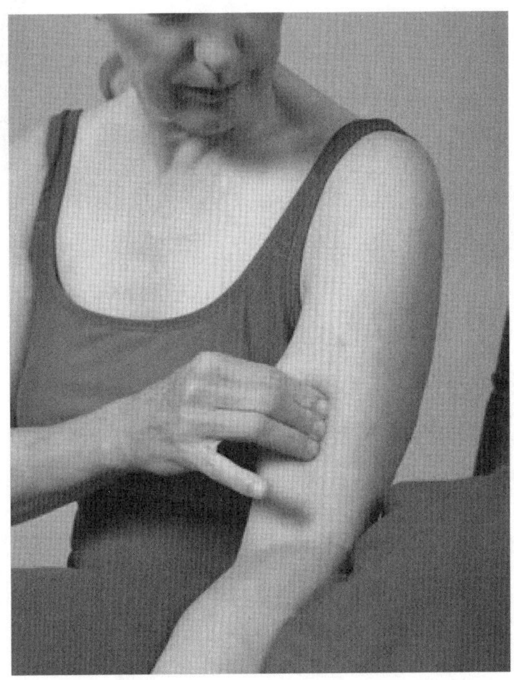

스트레칭(Stretches)

문설주 스트레칭(Doorjamb Stretch)

문설주 스트레칭은 위팔두갈래근 치료에 도움이 된다. 90° 보다 조금 더 큰 각도로 팔을 곧게 뻗어 문설주에 서서 엄지손가락을 아래로 향한 채로 손바닥으로 문설주를 짚어라. 같은쪽 다리는 한 발 앞으로 내딛고, 뻗은 손 반대쪽으로 몸을 부드럽게 돌려라. 어깨를 앞쪽 아래로 돌리다 보면 어깨세모근 앞부분과 부리위팔근, 위팔두갈래근이 신장되는 느낌이 들 것이다.

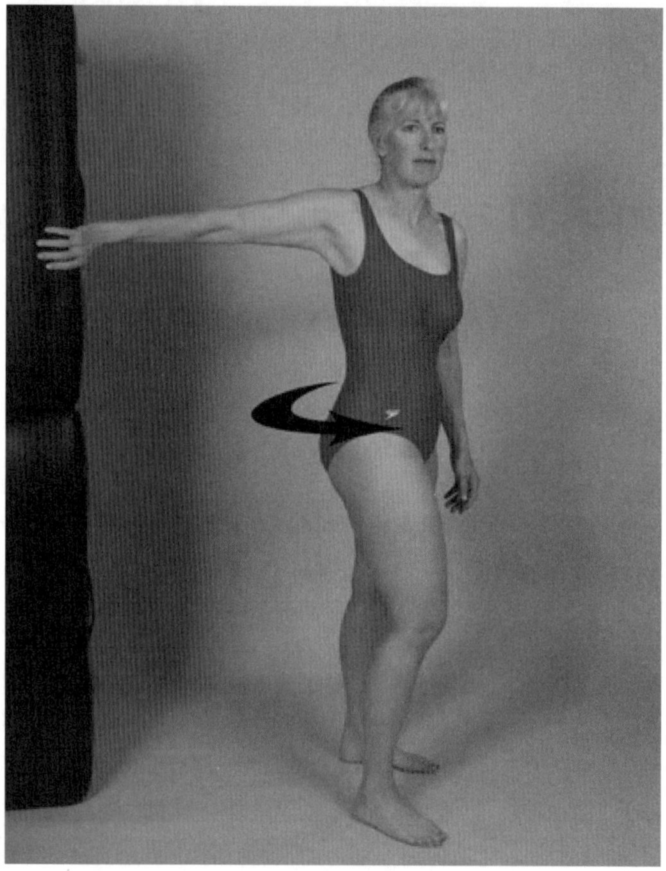

더 보기(Also See)

- 가시아래근(제14장)
- 위팔근(제28장)
- 손뒤침근(제25장)
- 위팔세갈래근(제19장)
- 가시위근(제13장)
- 등세모근(위부분-제10장)
- 부리위팔근(제22장)

결론 (Conclusion)

위팔근(제28장), 손뒤침근(제25장), 위팔세갈래근(제19장), 가시위근(제13장), 등세모근(위부분-제10장), 부리위팔근(제22장)에는 보통 위팔두갈래근 통증유발점과 동시에 혹은 몇 주 간격을 두고 통증유발점이 발생하므로 이 근육들에 있는 통증유발점도 조사해 보는 것이 좋다. 어깨세모근(가시부분)도 마찬가지이지만, 팔꿉 · 아래팔 · 손목 · 손통증을 유발하지는 않기 때문에 이 책에서는 다루지 않는다. 이 책에서 다루지 않는 근육의 자가치료 기법을 위한 책 및 기타 자료에 관해서는 "참고 자료" 항목을 보기 바란다.

당신의 건강관리 제공자가 고려해 볼 수 있는 다른 증상의 목록이 있는 책은 "참고 자료"에서 찾을 수 있다.

제 **24** 장

손목폄근, 위팔노근, 손가락폄근 (Hand Extensors; Brachioradialis; Finger Extensors)

컴퓨터 사용으로 아래팔 근육의 통증유발점이 일으키는 연관통증 환자의 숫자가 크게 늘었다. 환자들은 대개 팔꿉가쪽 전체 혹은 손목의 손등 쪽 통증을 호소하며 테니스팔꿈치, 힘줄염, 손목굴증후군 진단을 받기도 한다. 대개 고정기를 받아 착용하는데 통증이 조금 완화되기는 하지만 통증유발점이 일으킨 문제 자체를 해결하지는 못한다. 테니스팔꿈치, 손목굴증후군 및 기타 상태에 관해서는 제3장과 제4장을 참고하라.

보통 통증유발점은 두 개 이상의 손목폄근이나 손가락폄근 또는 위팔노근에 형성되나 자가치료 기법은 동일하므로 이 장에서 한꺼번에 다룬다.

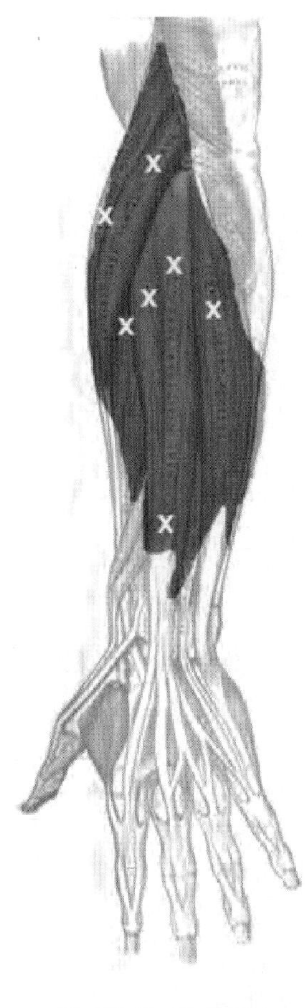

아래팔 후면도

흔한 증상(Common Symptoms)

위팔노근
(Brachioradialis)

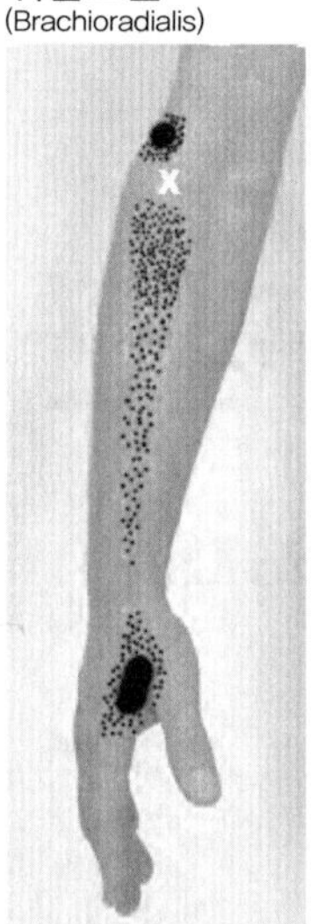

긴노쪽손목폄근
(Extensor carpi radialis longus)

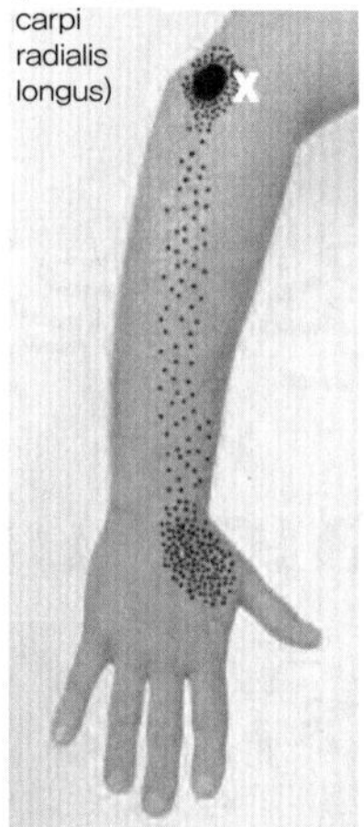

짧은노쪽손목폄근
(Extensor carpi radialis brevis)

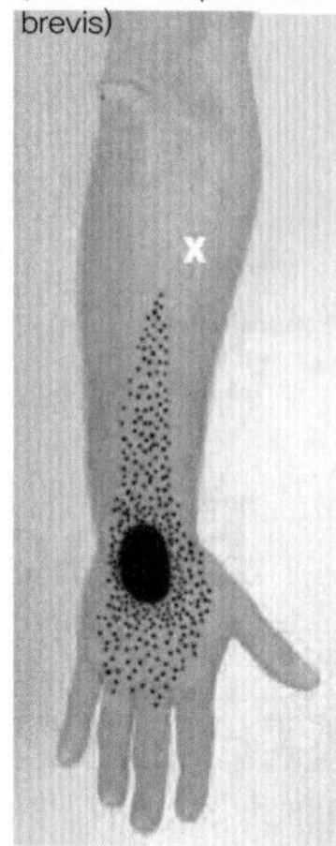

자쪽손목폄근
(Extensor carpi ulnaris)

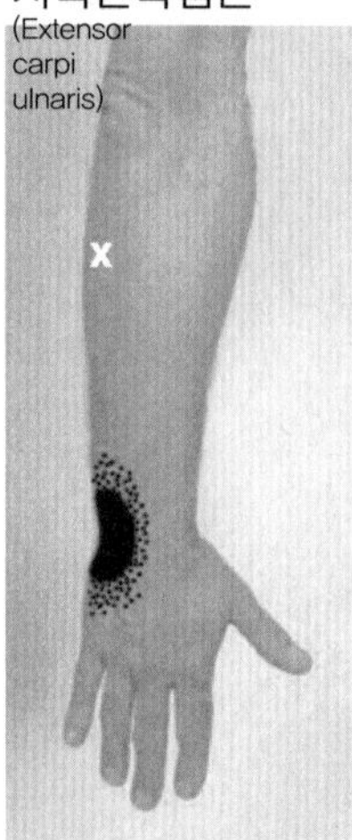

집게폄근
(Extensor indicis)

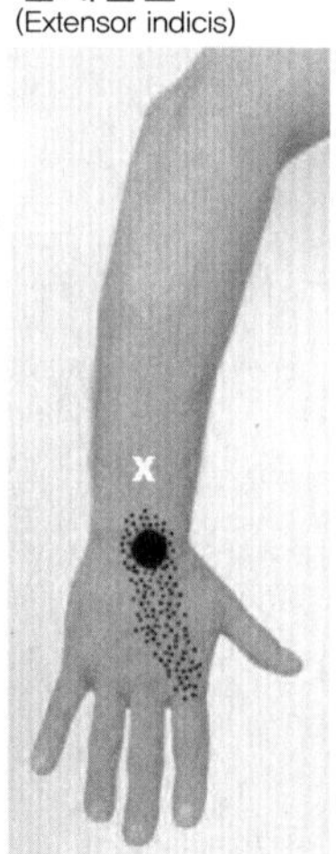

반지손가락 손가락폄근
(Ring finger)
(extensor digitorum)

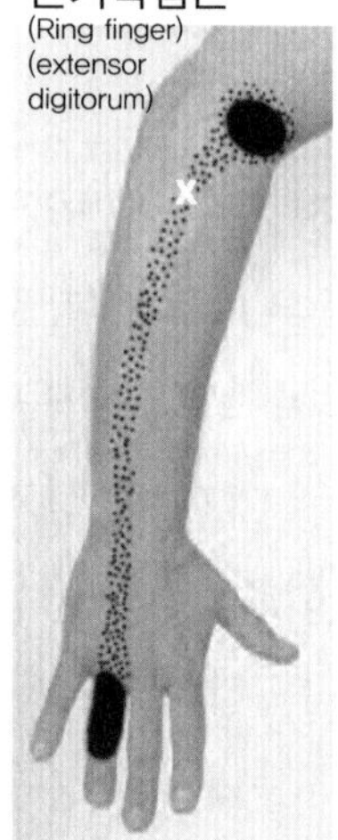

가운데손가락 손가락폄근
(Middle finger)
(extensor digitorum)

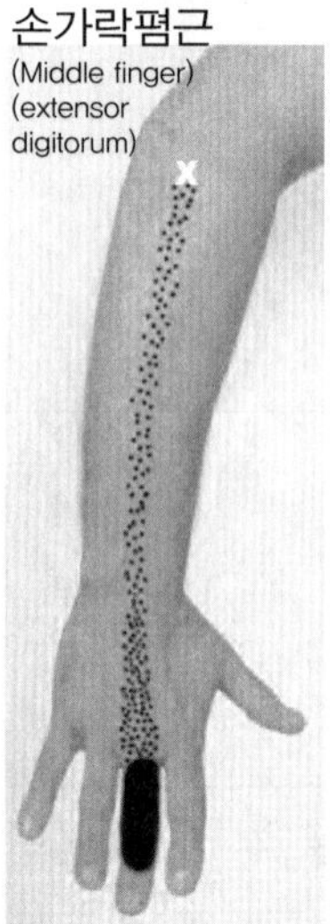

가운데손가락 손가락폄근
(Middle finger)
(extensor digitorum)

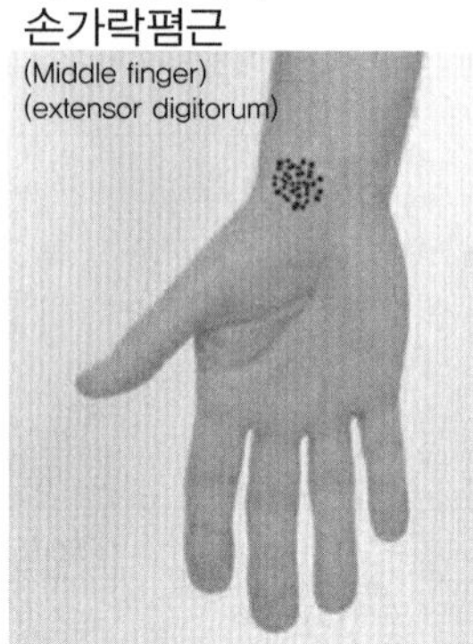

- 그림에서 다양한 통증 연관 패턴을 확인하고, 이 중 하나 이상의 근육이 관여하고 있을 가능성이 크므로 각각의 개별적인 패턴이 아니라 복합적인 통증 패턴이 일어난다는 점을 염두에 두도록 하라.
- 손목폄근과 위팔노근의 경우, 통증은 먼저 팔꿉 가쪽에서 나타났다가 손목과 손으로 퍼져 나가는 편이다.
- 손가락폄근 통증유발점은 손가락의 뻣뻣함, 아래팔 · 손 · 손가락의 뒷면, 그리고 때에 따라 팔꿉 부위까지 통증을 일으키며 손가락 관절에는 관절염과 비슷한 통증을 일으킨다.
- 악수를 하거나, 손잡이를 돌리거나, 나사돌리개를 쓰거나, 이와 비슷한 동작을 할 때 아마 통증을 경험할 것이다. 통증은 잠에서도 깰 정도로 심할 수 있다.
- 악력이 약해져서 느닷없이 물건을 떨어트리거나 물을 붓거나 마실 때 물을 쏟는 경험을 할 수 있다.(물건이 클수록 문제가 더 심하다.)
- 협동(coordination)의 상실이나 반복 동작을 할 때 근육이 쉽게 피로해지는 경험을 할 가능성이 크다.
- 노신경 포착으로 아래팔 뒤쪽 근육이 약해지거나 손등 쪽의 무감각과 저림이 야기될 수 있다.

원인과 지속인자(Possible Causes and Perpetuators)

- 물체를 힘껏 반복적으로 잡기. 물건이 클수록 문제도 심해진다. 예를 들면, 글쓰기, 잡초 뽑기, 악수, 도구 사용, 다림질, 프리스비 던지기, 바람막이에서 얼음 긁어내기, 컴퓨터 사용(특히 마우스 팔), 자동차 왁스칠, 마사지해 주기, 계산기 사용, 카약, 바이올린이나 기타 연주
- 자쪽손목폄근은 팔 골절과 같은 외상 이후, 어깨관절이나 팔꿉 수술이나 외상 이후에 생길 가능성이 커진다.
- 손가락폄근은 피아노 연주, 목공, 기계 수리, 염주나 묵주 또는 고무줄 등을 손가락으로 반복적으로 움직일 때 통증유발점이 발생하기 쉬워진다.
- 목갈비근 통증유발점의 연관통증이 노쪽손목폄근, 자쪽손목폄근, 손가락폄근(반지손가락, 가운데손가락) 통증유발점 형성의 원인이 될 수 있다.
- 가시위근 통증유발점의 연관통증이 노쪽손목폄근 통증유발점 형성의 원인이 될 수 있다.
- 위뒤톱니근 통증유발점의 연관통증이 자쪽손목폄근 통증유발점 형성의 원인이 될 수 있다.
- 손뒤침근과 위팔노근의 통증유발점은 보통 동시에 발생한다.

도움말(Helpful Hints)

아래팔을 비틀어야 하는 동작이나 오랜 기간 반복적으로 물건을 잡는 동작을 피하라. 손을 번갈아 가며 움직이는 법을 배워라. 예를 들면, 마우스를 양손으로 사용하는 법을 배워라. 인간공학적으로 올바른 키보드를 구하라.

통증유발점이 호전될 때까지 손목 고정기를 찰 수도 있으나 장기적인 해결책은 아니라고 보아야 한다. 잠자리에서 턱 아래에 주먹을 대는 습관이 있다면 딱딱하지 않은 덧대를 만들어서 이 문제를 방지하라. 둥글게 만 수건을 아래팔, 손목, 손바닥에 걸쳐 대고 에이스(ACE) 붕대로 감아라.

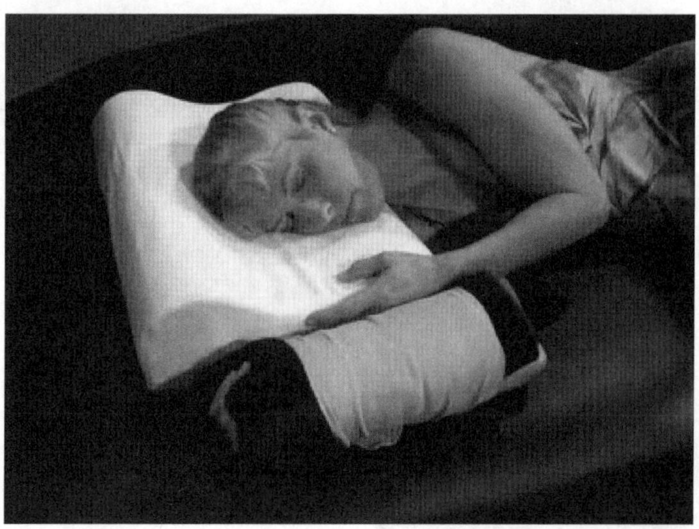

팔꿈치 가쪽의 근육 통증은 흔히 '테니스팔꿈치'라고 불린다. 이 부위에 통증을 일으키는 통증유발점은 다음과 같은 순서로 발생할 가능성이 크다. (1) 손뒤침근, (2) 위팔노근, (3) 긴노쪽손목폄근, (4) 손가락폄근, (5) 위팔세갈래근, (6) 팔꿈치근, (7) 위팔두갈래근과 위팔근.(관련된 장이 몇 장인지는 아래를 참고하라.) 테니스팔꿈치에 대한 더 많은 정보는 제3장을 참고하라.

자가치료 기법(Self-Help Techniques)

압박하기(Applying Pressure)

손목폄근과 손가락폄근 압박(Hand and Finger Extensors Pressure)

아래팔을 넓적다리 위에 가로로 얹어라. 가슴이 크다면 탁자에 팔을 얹어야 할 수도 있다. 반대쪽 팔꿉으로 아래팔 뒤쪽과 가쪽 근육을 압박하라. 엄지손가락 쪽 근육(위팔노근)을 몸쪽으로 밀어내면서 그 아래에 있는 긴노쪽손목폄근에도 닿도록 하라. 이 근육은 작업해야 하는 중요한 근육이다.

다른 방법으로는 골프공을 손바닥으로 감싸서 이용하라. 아픈 팔을 치료하기 위해 사용하는 쪽 아래팔이 압박을 받지 않도록 공을 잡은 쪽 팔꿉을 돌려서 몸 앞쪽에 둔다. 그런 다음, 골프공을 압통이 있는 부위에 누른다.

다음으로 팔꿉이 닿지 않는 부위에 닿으려면 아래팔을 평평한 바닥에 손바닥이 위로 향하게 놓고 반대쪽 손으로 바닥에 놓은 아래팔을 골프공에 대고 누른다. 이 부분에서 등을 다치지 않게 조심하라.

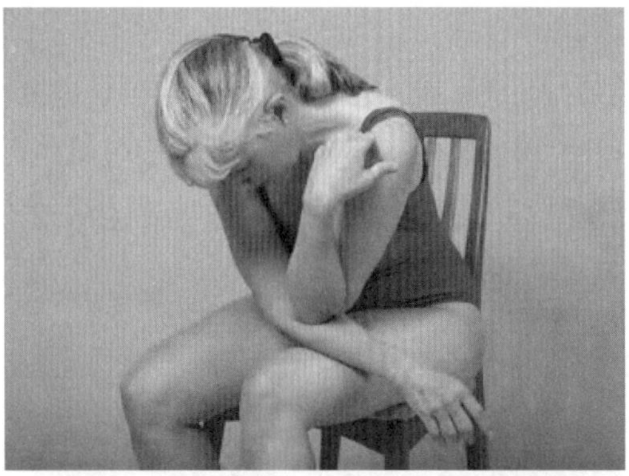

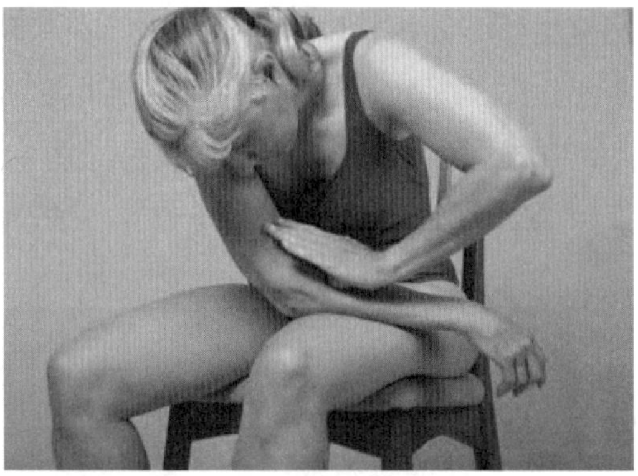

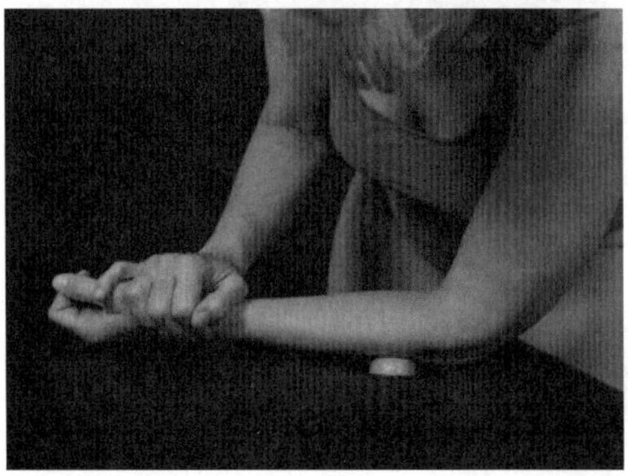

스트레칭(Stretches)

손가락폄근 스트레칭 (Finger Extensor Stretch)

손가락폄근을 스트레칭하려면 아래팔을 가슴 아랫부분에 두고 손바닥이 위를 향하도록 팔꿉을 90°로 굽힌 다음, 손은 위로 굽혀 주먹을 쥔다. 반대쪽 손으로 부드럽게 스트레칭을 돕는다.

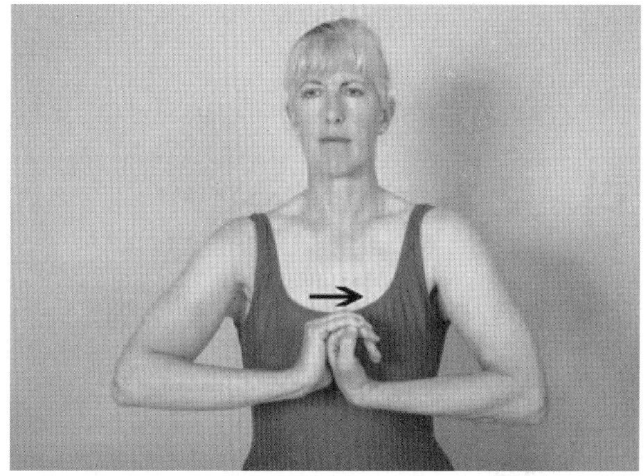

장인 스트레칭(Artisan's Stretch)

손바닥을 바깥으로 향한 채 손가락을 쫙 펴고 양손을 앞으로 내민다. 동시에 손을 서서히 돌려 손바닥이 위를 향하게 하면서 새끼손가락부터 주먹을 쥐기 시작한다. 손이 완전히 돌아갈 때 주먹을 완전히 쥐고 손목을 굽힌다.

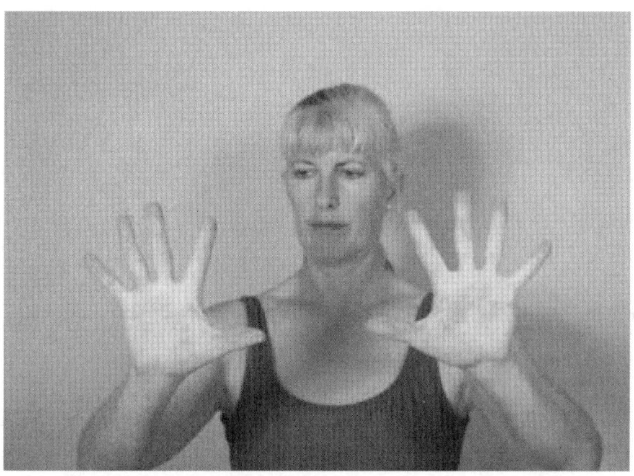

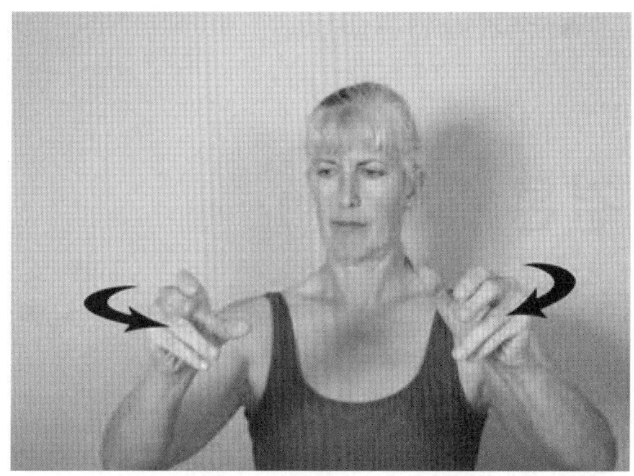

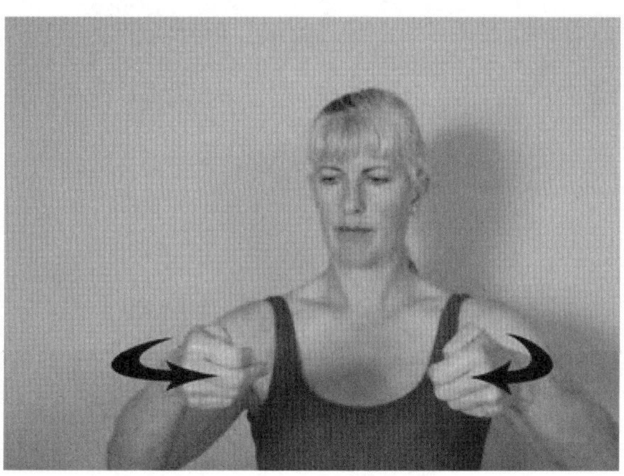

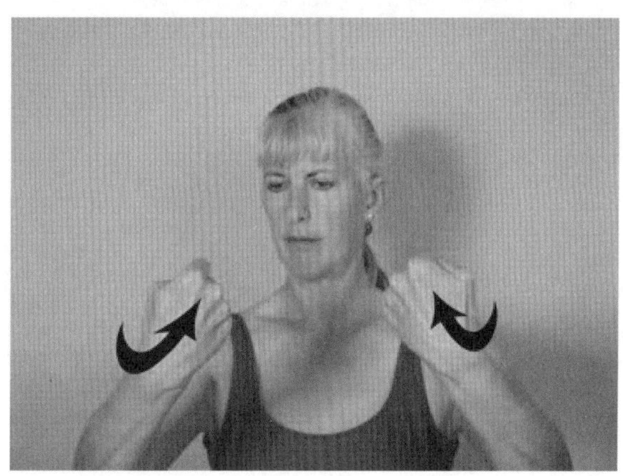

손가락 털기 운동(Finger Flutter Exercise)

이 운동에 관해서는 제27장을 참고하라.

더 보기(Also See)

- **위팔세갈래근, 팔꿈치근**(제19장)
- **위팔두갈래근**(제23장)
- **손뒤침근**(제25장)
- **위팔근**(제28장)
- **목갈비근**(제20장)
- **위뒤톱니근**(제15장)
- **가시위근**(제13장)
- **위팔노근**(제24장)
- **긴노쪽손목폄근**(제24장)
- **손가락폄근**(제24장)

결론(Conclusion)

카이로프랙터나 정골의학의사에게 손목뼈의 손바닥 쪽 아탈구나 먼쪽노자관절 기능장애 검사를 받아 보아야 할 수도 있다.

당신의 건강관리 제공자가 고려해 볼 수 있는 다른 증상의 목록이 있는 책은 "참고 자료"에서 찾을 수 있다.

제 25 장

손뒤침근
(Supinator)

손뒤침근 통증유발점이 일으키는 통증은 흔히 테니스팔꿈치 진단을 받기 일쑤지만 통증유발점이 원인이 될 수 있다는 것을 제대로 인지하지 못하고 있는 시술자들이 많다. 손목폄근과 손가락폄근 역시 흔히 관련된다. 수술은 아마도 불필요할 것이므로 우선 통증유발점 자가치료 기법을 시도해 보라.

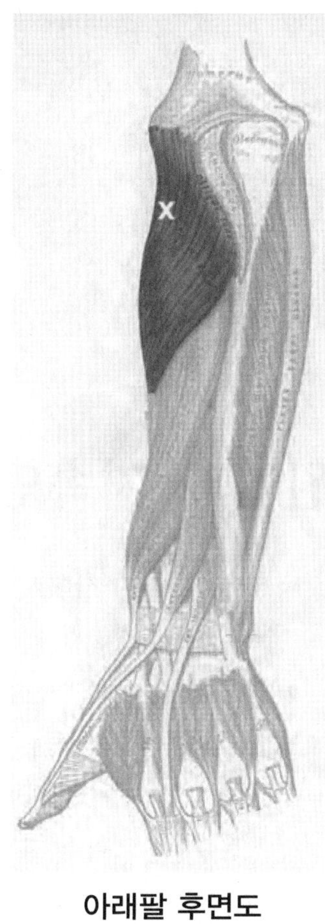

아래팔 후면도

흔한 증상(Common Symptoms)

- 통증유발점이 팔꿉 가쪽과 엄지손가락의 손샅, 그리고 아래팔 뒤쪽까지도 욱신거리는 연관통증을 일으킨다. 팔꿉 가쪽을 두드리면 압통이 있을 수도 있다.
- 증상을 악화시키는 활동이 끝나고 나서도 통증이 계속되기도 한다.
- 통증유발점은 노신경 포착을 유발할 수도 있는데, 이는 손을 펼 때의 힘의 약화, 손목과 아래팔 뒤쪽에 불편한 감각을 일으킬 수 있다.

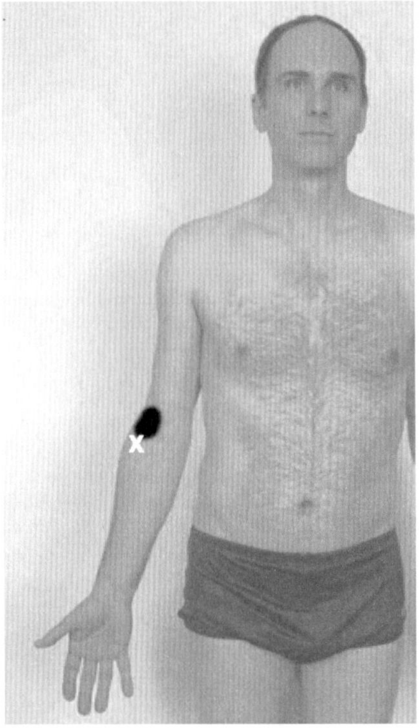

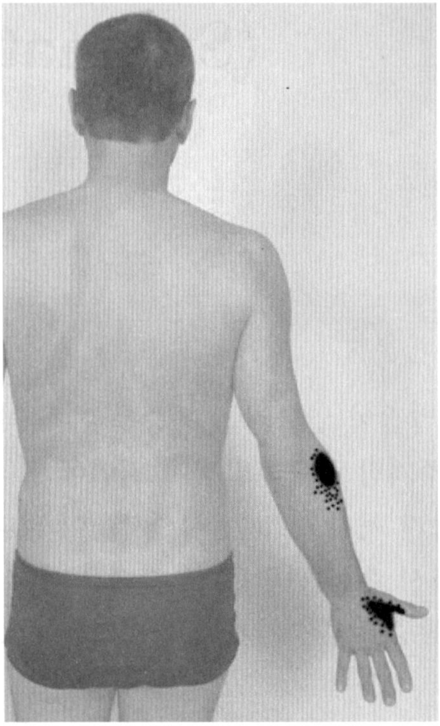

원인과 지속인자(Possible Causes and Perpetuators)

- 팔을 곧게 편 상태로 무거운 서류 가방 들고 다니기, 서류 가방을 곧바로 열 수 있는 상태로 책상 위에 올려놓기
- 근육에 갑자기 과도한 긴장을 주기
- 목줄을 묶은 개 산책시키기, 세탁한 옷 짜기, 다림질, 빡빡한 손잡이 돌리기, 빡빡한 병뚜껑 돌려서 열기, 반복적 악수, 벽 닦기, 낙엽 긁어모으기, 자동차 왁스칠, 마사지해 주기, 특히 팔을 곧게 뻗은 채로 테니스 치기와 같은 활동

도움말(Helpful Hints)

상자는 손바닥을 위로 해서 들고 다녀라. 서류 가방은 한 손에 들지 말고 몸통에 가로질러 맬 수 있는 어깨 끈이 달린 것을 구하라. 가방을 탁자에 올릴 때에는 한 손으로 휘두르듯이 하지 말고 양손으로 올려라.

테니스를 친다면 팔꿉을 살짝 굽히고 테니스채의 머리는 살짝 위로 올려라. 더 가볍고 손잡이가 작은 채도 도움이 된다. 근육이 회복할 수 있도록 매일 테니스를 치지 않도록 하라.

악수를 할 때에는 손을 번갈아 가면서 하고 손바닥이 위로 향한 채 손을 내민다. 개가 목줄을 잡아당기지 않도록 훈련시키거나 손을 바꿔 가며 잡아라. 개가 너무 잡아당길 수 없도록 머리 고삐를 구하라. 낙엽을 긁어모으지 마라.

손뒤침근을 악화시키는 활동을 하는 동안에는 팔꿉에만 구멍이 있는 탄력 지지대를 착용하는 것도 괜찮지만, 근육에 혈액 순환이 줄어들기 때문에 단기간만 착용해야 한다.

자가치료 기법(Self-Help Techniques)

압박하기(Applying Pressure)

손뒤침근 압박(Supinator Pressure)

손바닥을 아래로 향하고 아래팔을 무릎 위에 가로로 얹어라.(가슴이 크다면 탁자에 팔을 얹어야 할 수도 있다.) '반대쪽 팔꿉으로 아래팔의 위쪽 1/3, 특히 팔오금과 가까운 쪽, 그리고 아래팔의 중간에서 가쪽까지를 압박하라.'

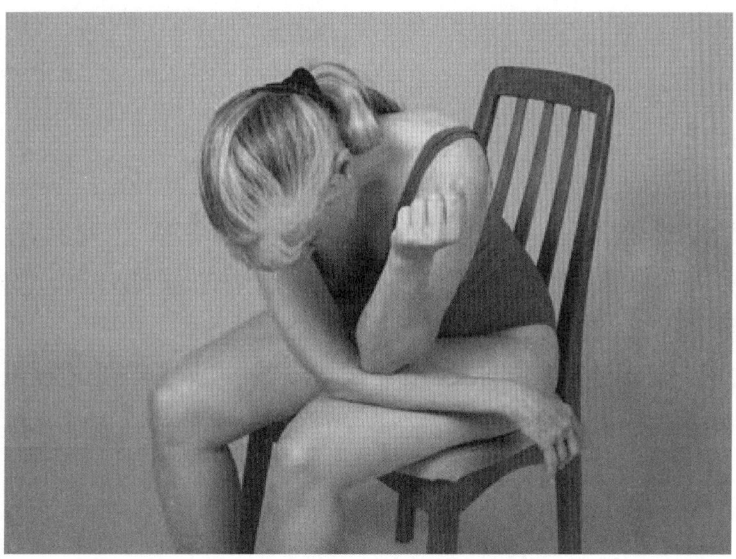

다른 방법으로는 골프공을 손바닥으로 감싸고 아픈 팔을 치료하기 위해 '사용하는' 쪽 아래팔이 압박을 받지 않도록 공을 잡은 쪽 팔꿈을 돌려서 몸 앞쪽에 둔다. 그런 다음, 골프공을 압통이 있는 부위에 누른다.

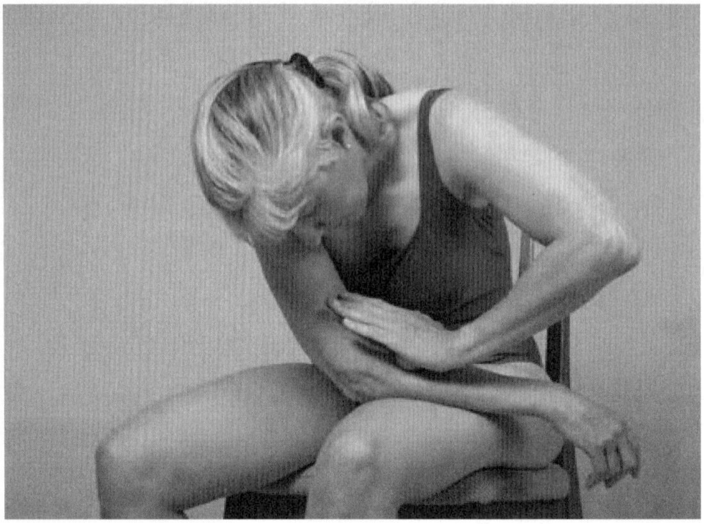

더 보기(Also See)

- **위팔세갈래근**(제19장)
- **손목폄근, 위팔노근, 손가락폄근**(제24장)
- **위팔근**(제28장)
- **위팔두갈래근**(제23장)
- **긴손바닥근**(제26장)

결론(Conclusion)

통증유발점은 흔히 위팔세갈래근(제19장)과 손가락폄근과 위팔노근(제24장)에서도 동시에 발견되므로 이 근육들에서도 통증유발점을 찾아보는 것이 좋다. 위팔근(제28장), 위팔두갈래근(제23장), 그리고 때로는 긴손바닥근(제26장)도 개입되었을 수 있다.

카이로프랙터나 정골의학의사에게 먼쪽노자관절의 기능장애 평가를 받아 보아야 할 수도 있다.

당신의 건강관리 제공자가 고려해 볼 수 있는 다른 증상의 목록이 있는 책은 "참고 자료"에서 찾을 수 있다.

제 **26** 장

긴손바닥근
(Palmaris Longus)

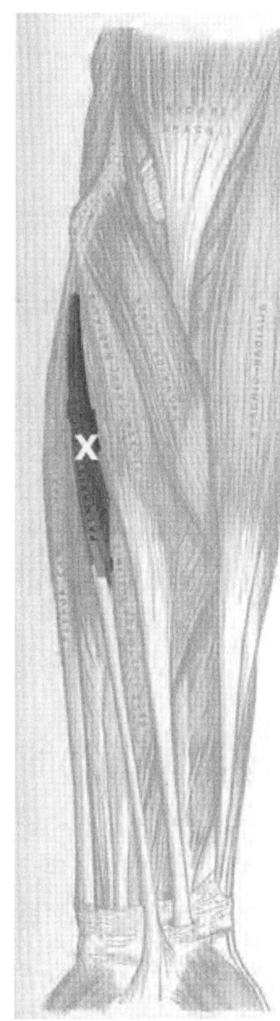

아래팔 앞면

긴손바닥근은 아예 없는 사람도 있고 아래팔을 따라 다양한 위치에서 나타나기도 한다. 긴손바닥근의 통증유발점과 연관된 손목과 손의 통증 및 압통 때문에 이 증상들은 흔히 손목굴증후군으로 오인되기도 한다. 이런 경우 통증유발점 자가치료 기법이 증상을 완화시킬 수 있다. 그러나 사람마다 이 근육의 위치가 다르기 때문에 이 근육이 손목 인대 아래로 뻗어 있다면 '**진짜**' 손목굴증후군을 일으킬 수도 있다. 이 근육의 통증유발점은 힘줄의 긴장을 증가시키고 손목굴증후군의 증상을 악화시키므로 자가치료 기법은 증상을 부분적으로만 호전시킬 수도 있다.

중증인 경우, 이 근육과 손바닥 피부 조직에 대한 근육의 작용은 결절, 섬유띠, 뒤퓌트랑구축의 발생 요인이 될 수 있다. 이 증상에 대해서는 제4장을 참고하라.

흔한 증상(Common Symptoms)

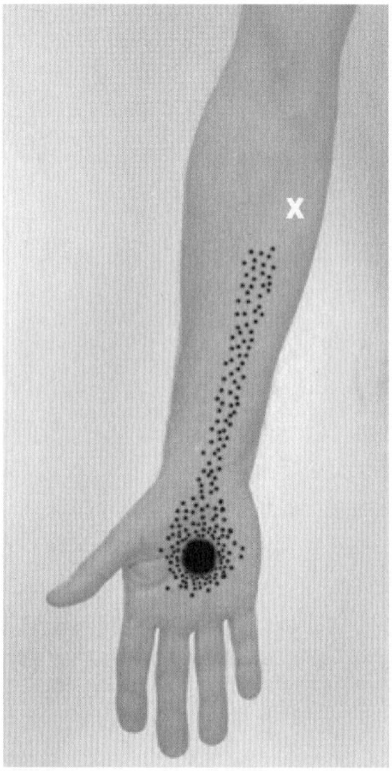

- 통증유발점은 손바닥과 아래팔 앞쪽에도 느껴지는 연관통증을 일으키며, 바늘로 찌르는 것과 비슷한 얕은 통증이 느껴진다.
- 손바닥의 압통 때문에 도구를 다루기가 힘들 수 있다.
- 긴손바닥근의 구조와 붙는곳이 다양하기 때문에 아래팔 뒤쪽 통증, 압박신경병증, 아래팔에서 '감각이 사라진 느낌'을 일으킬 수 있다.
- 뒤퓌트랑구축이 진행된 경우 손바닥이 수축되면서 바닥에 손바닥을 평평하게 대지 못하게 될 수도 있다.

원인과 지속인자(Possible Causes and Perpetuators)

- 팔꿉 근처의 위팔세갈래근 안쪽갈래의 연관통증이 긴손바닥근에 위성 통증유발점을 야기할 수 있다.
- 손을 뻗은 상태로 떨어지는 것과 같은 직접적 외상 경험
- 공구나 라켓을 잘못 잡아서 손바닥에 너무 깊이 파고드는 경우

도움말(Helpful Hints)

손바닥으로 계속 파고드는 공구나 운동 장비를 사용하지 마라.

통증유발점 자가치료 기법과 침술, 특히 결절에 하는 매화침 기법과 긴손바닥근, 손목굽힘근 및 손가락굽힘근(제27장)에 침을 놓는 방법이 뒤퓌트랑구축의 진행을 막아 주는 데에 도움이 될 수 있다. 더 자세한 사항은 제4장을 참고하라.

자가치료 기법(Self-Help Techniques)

압박하기(Applying Pressure)

긴손바닥근 압박(Palmaris Longus Pressure)

아래팔을 무릎 위에 가로로 얹어라.(가슴이 크다면 탁자에 팔을 얹어야 할 수도 있다.) 반대쪽 팔꿉으로 아래팔 앞쪽, 특히 팔오금과 가까운 쪽을 압박하라. 다른 방법으로는 골프공을 손바닥으로 감싸고 아픈 팔을 치료하기 위해 사용하는 쪽 아래팔이 압박을 받지 않도록 공을 잡은 쪽 팔꿉을 돌려서 몸 앞쪽에 둔다. 그런 다음, 골프공을 압통이 있는 부위에 누른다.

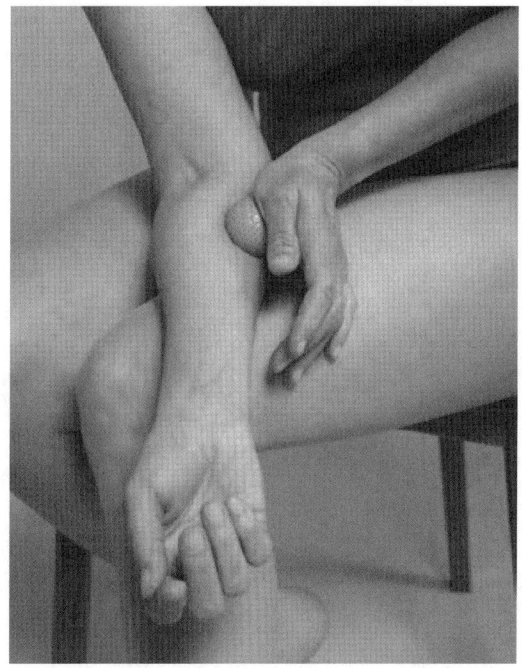

스트레칭(Stretches)

아래팔 앞쪽 스트레칭(Anterior Forearm Stretch)

이 스트레칭에 관해서는 제27장을 참고하라.

더 보기(Also See)

- **손목굽힘근과 손가락굽힘근**(제27장)

결론(Conclusion)

위팔세갈래근이 긴손바닥근 부위에 연관통증을 일으키고 통증유발점을 지속시키므로 반드시 위팔세갈래근을 먼저 치료하라.

제 27 장

손목굽힘근과 손가락굽힘근

(노쪽손목굽힘근, 자쪽손목굽힘근, 얕은손가락굽힘근, 깊은손가락굽힘근, 긴엄지굽힘근, 원엎침근)

Hand and Finger Flexors

(Flexor Carpi Radialis and Ulnaris, Flexores Digitorum Superficialis and Profundus, Flexor Pollicis Longus, and Pronator Teres)

손목폄근과 손가락폄근만큼은 아니지만 손목굽힘근과 손가락굽힘근에도 통증유발점이 흔하게 나타난다. 양쪽 아래팔을 모두 치료하는 것이 좋다.

흔히 손목굽힘근과 손가락굽힘근 통증유발점은 위성 통증유발점으로 나타나기 때문에 우선 일차 통증유발점에 대해 작업하는 것이 중요하다. 확인해야 할 근육 목록은 아래를 참고하라.

왼팔 전면도 왼팔 전면도(심층) 왼팔 후면도

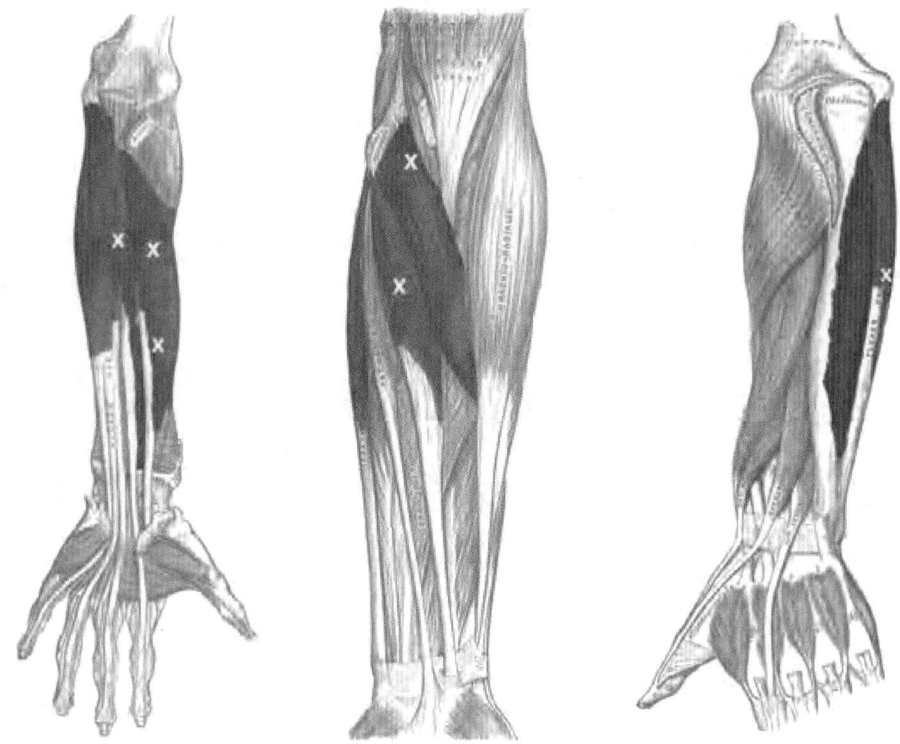

흔한 증상(Common Symptoms)

- 연관통증은 아래팔 앞면 전체, 손목 앞면, 손바닥, 엄지손가락 및 나머지 손가락에 다양한 패턴으로 나타난다. 다양한 통증 연관 패턴에 관해서는 그림을 참고하라.
- 통증은 엄지손가락과 손가락끝에서부터 '번개'를 맞은 것처럼 뻗어 나가는 느낌이 들 수 있다.
- 손가락의 뻣뻣함과 통증이 동반되는 경련, 가위 및 한손용 정원 가위, 양철 절단기 사용이 힘들거나, 머리에 컬러, 머리핀, 클립을 끼우기 힘든 경험을 할 수 있다. 식탁에서 부스러기 같은 것들을 쓸어서 손에 담을 때처럼 손바닥이 위를 향한 채 오목하게 굽히는 동작을 못하게 될 수도 있다.
- 스트레스, 찬 외풍, 큰 소음에 증상이 악화될 수 있다.
- 손가락이 주먹을 쥔 상태로 '움직일 수 없는' '방아쇠손가락'은 손바닥과 손가락 사이 주름에서 대략 엄지손가락 너비에 있는 손바닥 힘줄의 조임 때문에 일어난다.
- 팔꿈에서의 자신경 포착은 불편한 느낌, 작열통, 무감각, 반지손가락과 새끼손가락의 감각 소실, 어설픈 손동작과 악력 약화를 일으킬 수 있다.

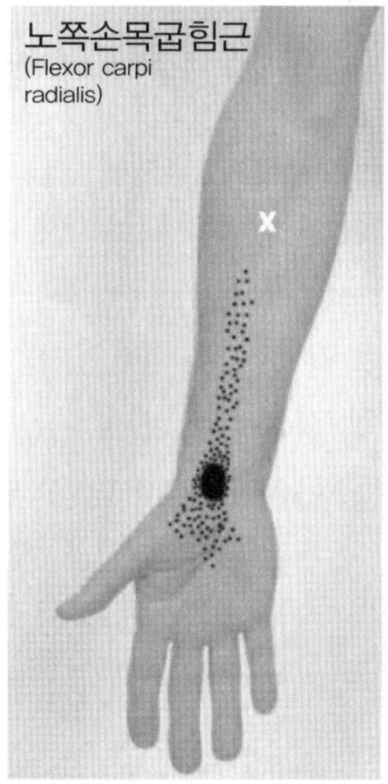
노쪽손목굽힘근
(Flexor carpi radialis)

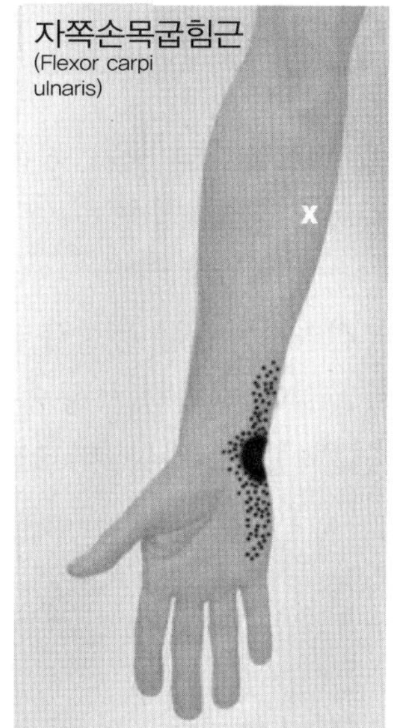
자쪽손목굽힘근
(Flexor carpi ulnaris)

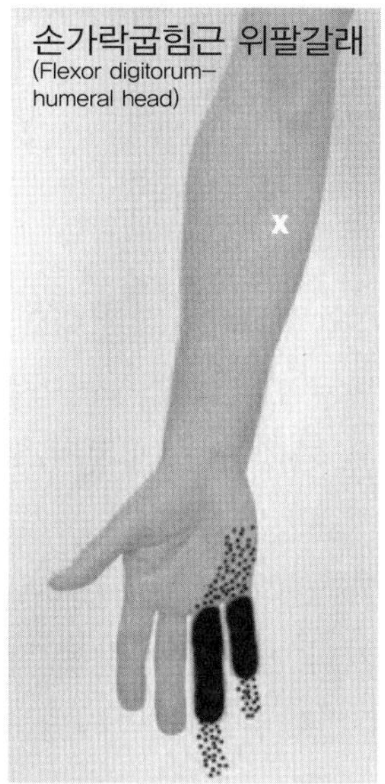
손가락굽힘근 위팔갈래
(Flexor digitorum–humeral head)

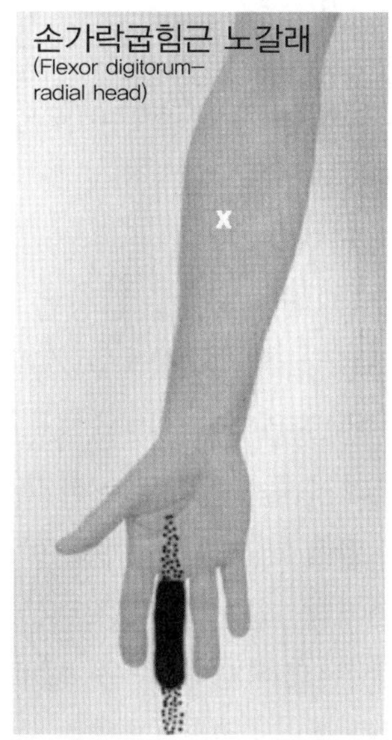
손가락굽힘근 노갈래
(Flexor digitorum–radial head)

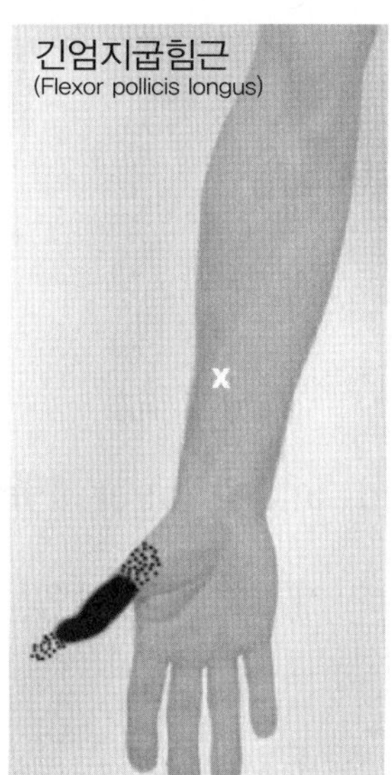
긴엄지굽힘근
(Flexor pollicis longus)

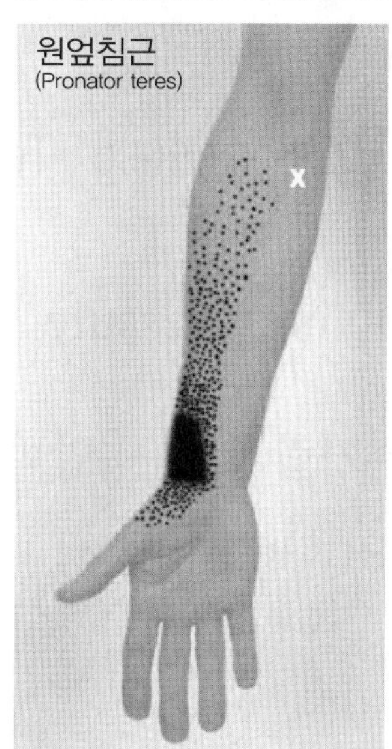
원엎침근
(Pronator teres)

원인과 지속인자(Possible Causes and Perpetuators)

- 손잡이가 작은 공구를 반복적으로 잡기, 운전대나 스키 폴을 너무 꽉 쥐기, 마사지해 주기, 공연이나 가게 입구에서 표나 영수증을 구멍 뚫을 때처럼 한 손용 펀치기로 반복적으로 구멍 뚫기
- 카약이나 카누 타기
- 정원의 잡초 뽑기가 긴엄지굽힘근 통증유발점 형성 원인이 될 수 있다.
- 손목 골절이나 팔꿉 골절이 원엎침근 통증유발점 형성 원인이 될 수 있다.
- 방아쇠손가락의 원인은 불분명하나 비교적 뾰족한 물체로 손바닥을 반복적으로 누르는 것이 원인이 될 수도 있다.

도움말(Helpful Hints)

손바닥이 반복적으로 눌리는 활동을 피하라. 손잡이가 작은 공구를 사용할 때에는 자주 쉬면서 스트레칭하고, 가급적이면 활동을 자주 바꿔라. 한 손용 펀치를 사용할 때에는 손을 자주 바꾸고, 가능하면 다른 직원과 자주 교대하라.

운전하거나 스키를 탈 때에는 손에 긴장을 푸는 법을 배우고 운전대의 양 옆을 잡도록 하라. 노를 젓고 있다면 노가 되돌아올 때에는 손가락의 힘을 풀도록 하라. 카약을 탈 때에는 노를 '페더링(feathering)'하는 기술이 도움이 될 수 있다. 손가락을 자주 스트레칭하라. 라켓은 가급적 아래로 늘어뜨리지 말고 약간 올려서 들고 있도록 하라.

앉을 때에는 손과 아래팔을 계속 어딘가에 받치고 있도록 하라.

'방아쇠손가락'은 (침술이나 피부밑바늘처럼) 침을 맞거나 아픈 손가락에 가까운 손바닥에서 압통이 있는 부분, 대략적으로 손을 옆에서 보았을 때 주먹결절 반대편을 압박하면 호전될 수도 있다.

자가치료 기법(Self-Help Techniques)

압박하기(Applying Pressure)

손목굽힘근과 손가락굽힘근 압박(Hand and Finger Flexors Pressure)

아래팔을 무릎 위에 가로로 얹어라. 가슴이 크다면 탁자에 팔을 얹어야 할 수도 있다. 반대쪽 팔꿉으로 아래팔 앞쪽 위 2/3 지점을 압박하라.

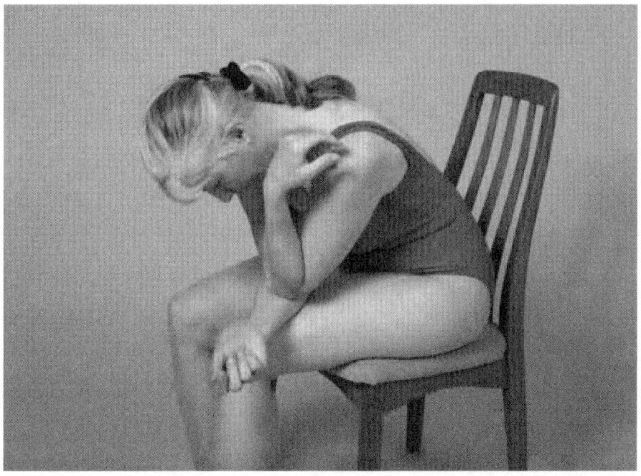

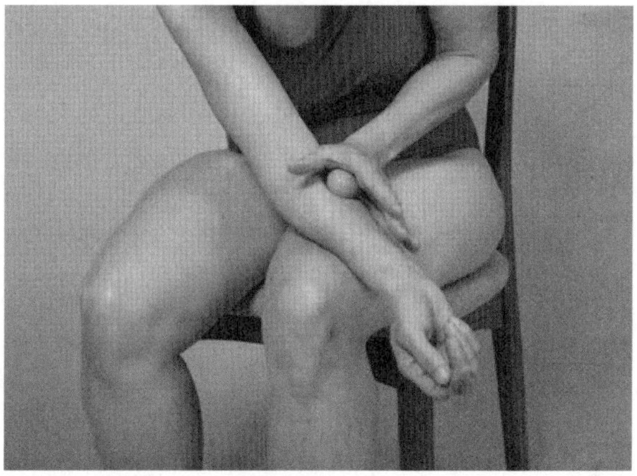

다른 방법으로는, 골프공을 손바닥으로 감싸고 골프공을 압통이 있는 부위에 누른다.

스트레칭(Stretches)

다음 스트레칭을 자주 실시하라.

아래팔 앞쪽 스트레칭 (Anterior Forearm Stretch)

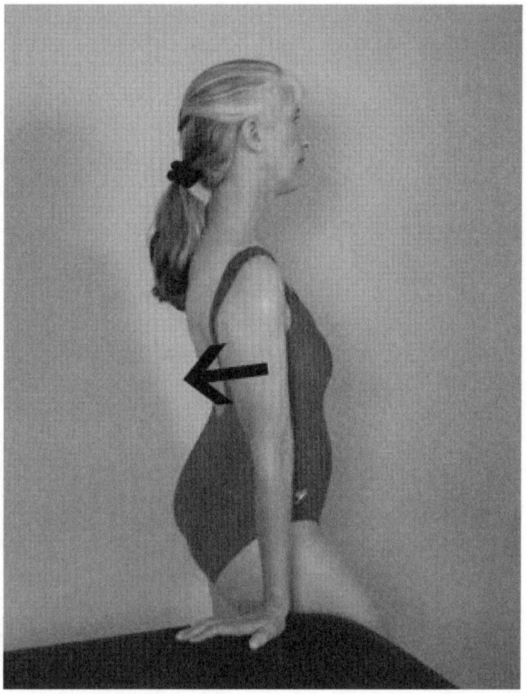

양팔을 옆구리에 붙이고 손바닥 높이 정도되는 면을 찾아라. 손가락은 뒤를 향하고 팔은 곧게 뻗은 상태에서 손바닥으로 면을 눌러서 아래팔 앞면이 늘어나도록 하라.

손가락 폄 스트레칭(Finger Extension Stretch)

스트레칭하는 쪽 팔꿉을 지지대로 지지하라. 손가락, 손바닥, 아래팔이 스트레칭되는 느낌이 날 때까지 반대쪽 손바닥으로 손가락을 뒤로 스트레칭하라.

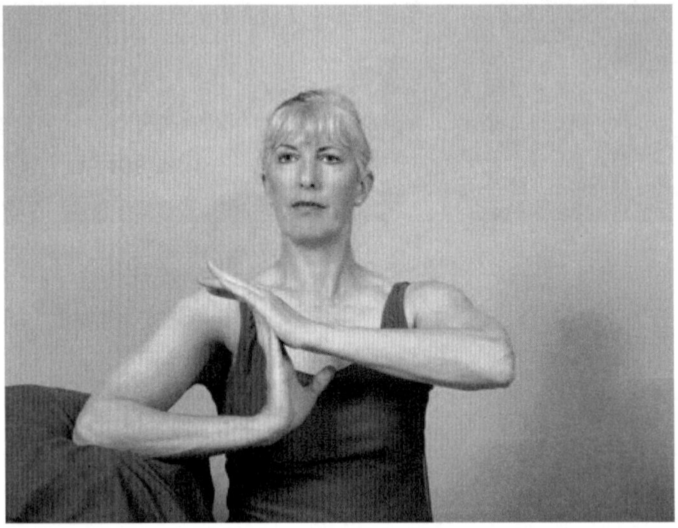

손가락 털기(Finger Flutter)

양팔을 옆으로 놓고 손을 털어라. 아래팔도 효과가 있도록 손목과 손가락의 긴장을 푼 상태를 유지하라.

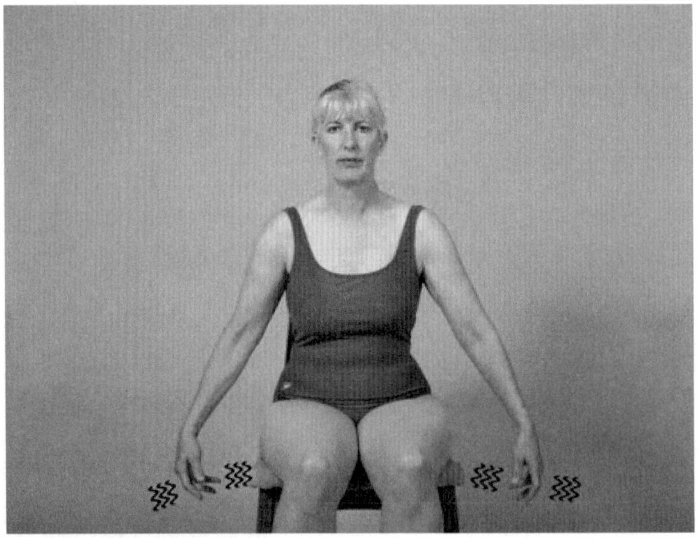

장인 스트레칭(Artisan' s Stretch)

이 스트레칭에 대해서는 제24장을 참고하라.

뼈사이근 스트레칭(Interossei Stretch)

이 스트레칭에 대해서는 제30장을 참고하라.

더 보기(Also See)

- **목갈비근**(제20장)
- **작은가슴근**(제21장)
- **큰가슴근과 빗장밑근**(제11장)
- **앞톱니근**(제12장)
- **가시위근**(제13장)
- **가시아래근**(제14장)
- **넓은등근**(제17장)
- **위뒤톱니근**(제15장)
- **위팔세갈래근**(제19장)
- **손목폄근과 위팔노근**(제24장)
- **긴손바닥근**(제26장)
- **엄지모음근과 엄지맞섬근**(제29장)

결론(Conclusion)

아래팔 앞쪽과 뒤쪽(손목폄근과 손가락폄근–제24장)을 동시에 작업하는 것도 좋다. 앞쪽 통증유발점을 해소하면 뒤쪽 통증유발점이 재활성화될 수도 있기 때문이다.

목갈비근(제20장), 작은가슴근(제21장), 큰가슴근과 빗장밑근(제11장), 앞톱니근(제12장), 가시위근(제13장), 가시아래근(제14장), 넓은등근(제17장), 위뒤톱니근(제15장), 위팔세갈래근(제19장), 손목폄근과 위팔노근(제24장), 긴손바닥근(제26장), 엄지모음근과 엄지맞섬근(제29장)은 손목굽힘근과 손가락굽힘근에 위성 통증유발점을 일으킬 수 있으므로 이 근육들도 치료할 필요가 있다.

손목굽힘근과 손가락굽힘근의 통증유발점 연관통증은 가슴문증후군(제3장 참고)으로 오진될 수도 있다. 카이로프랙터나 정골의학의사에게 손목관절의 기능장애와 손등 쪽 손목뼈의 부정렬 평가를 받아 보아야 할 수도 있다.

당신의 건강관리 제공자가 고려해 볼 수 있는 다른 증상의 목록이 있는 책은 “참고 자료”에서 찾을 수 있다.

제 28 장

위팔근
(Brachialis)

위팔근 통증유발점은 꽤 흔하며 일차 연관 패턴 때문에 관절염이나 손목 문제의 일종으로 오진될 수 있다.

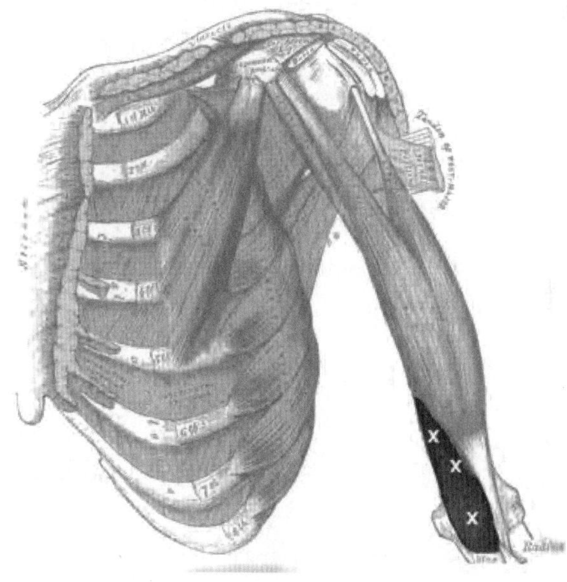

몸 전면도

흔한 증상(Common Symptoms)

- 통증유발점은 엄지손가락 기저와 엄지두덩 주변에 연관통증이나 압통을 일으킨다. 때로 통증이 팔오금이나 위팔 앞쪽 전체에 나타나기도 한다.
- 노신경이 위팔근의 통증유발점 때문에 포착되면 엄지손가락 뒤쪽에 감각 소실, 저림, 무감각을 경험할 수 있다.

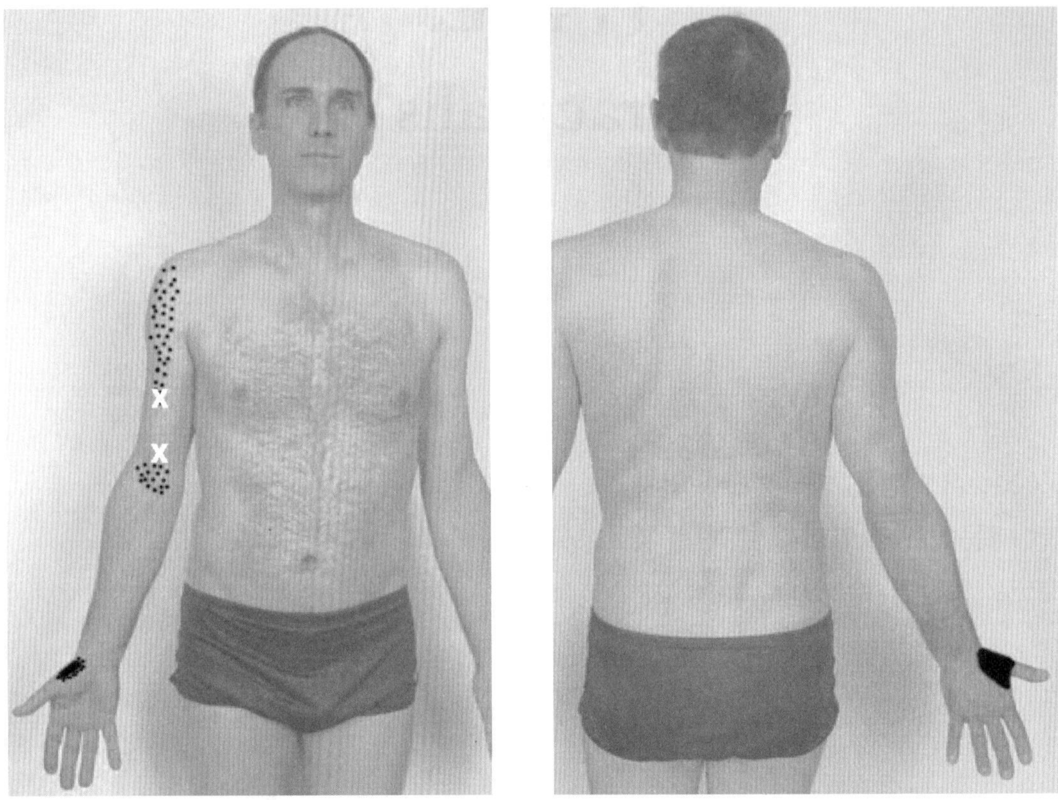

원인과 지속인자(Possible Causes and Perpetuators)

- 무거운 물건 들기, 전동공구 들기, 장바구니 들고 다니기
- 기타나 바이올린 연주
- 꼼꼼한 다림질
- 목발 사용
- 손뒤침근(제25장) 통증유발점이 위팔근과 위팔두갈래근에 위성 통증유발점을 일으킬 수 있다.

도움말(Helpful Hints)

무거운 물건을 드는 일을 피하고, 가벼운 물건을 들 때에도 손바닥이 위를 향하게 하라. 지갑은 손에 들고 다니는 것보다는 긴 어깨끈이 있어서 몸에 대각선으로 맬 수 있는 것을 구하라.

악기 연주를 할 때에는 수시로 팔을 뻗어 스트레칭하라. 통화를 할 때에는 헤드셋이나 스피커폰을 사용하거나 반대쪽 팔로 귀에 전화를 갖다 대고 있도록 하라.

잠자리에서는 팔을 몸에 너무 딱 붙이지 않도록 하라. 대신 팔꿉을 몸에서 멀리 떼어놓고 있어라. 이를 위해 팔오금에 베개를 끼워 보는 것도 도움이 된다.

자가치료 기법(Self-Help Techniques)

압박하기(Applying Pressure)

위팔근 압박(Brachialis Pressure)

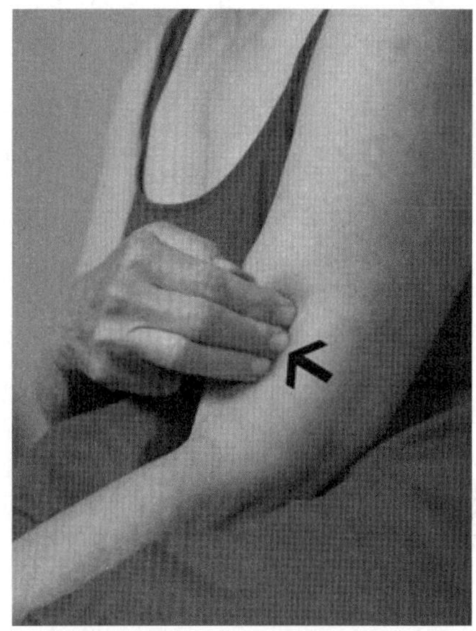

반대쪽 손 엄지손가락으로 위팔 안쪽을 걸고 손가락으로 위팔두갈래근을 엄지손가락과 몸통 쪽으로 밀어내면서 그 아래에 있는 근육(위팔근)을 누른다. 이 부위는 위팔 가운데부터 시작해서 아래로는 거의 팔오금까지 뻗어 있다.

스트레칭(Stretches)

위팔근 스트레칭(Brachialis Stretch)

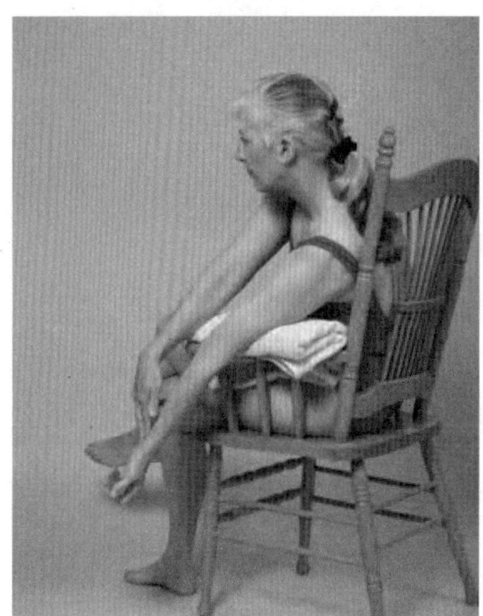

팔꿉 바로 위쪽부터 위팔을 의자나 소파 팔걸이에 기대고 손바닥은 위로 향한 상태에서 반대쪽 손으로 손목 앞면을 지그시 내리누른다.

더 보기(Also See)

- **위팔두갈래근**(제23장)
- **위팔노근**(제24장)
- **손뒤침근**(제25장)
- **엄지모음근과 엄지맞섬근**(제29장)

결론(Conclusion)

당신의 건강관리 제공자가 고려해 볼 수 있는 다른 상태의 목록이 있는 책은 “참고 자료”에서 찾을 수 있다.

제 **29** 장

엄지모음근, 엄지맞섬근 (Adductor Pollicis; Opponens Pollicis)

엄지모음근과 엄지맞섬근 통증유발점의 연관통증은 관절 문제에 원인이 있는 것으로 착각할 수 있으며 환자들 역시 스스로 **'관절염'**으로 진단하는 일이 빈번하다. 이 통증유발점은 비교적 흔하게 나타난다.

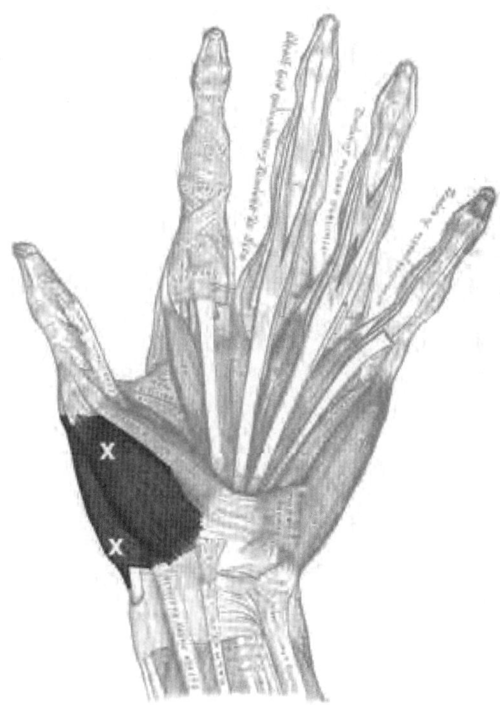

흔한 증상(Common Symptoms)

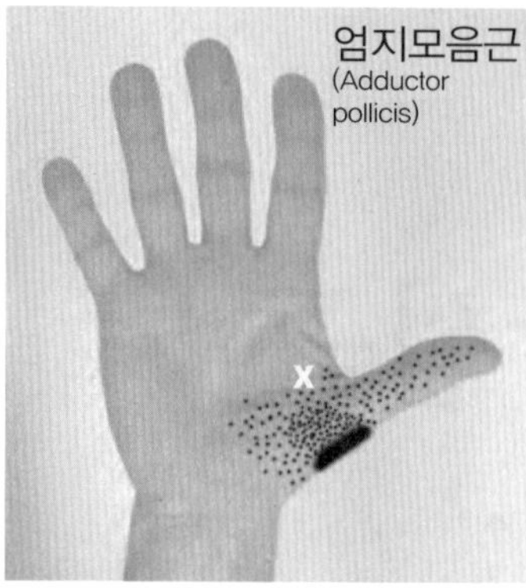

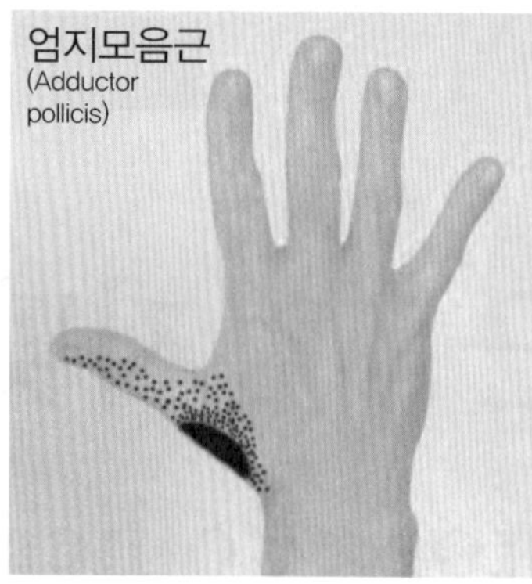

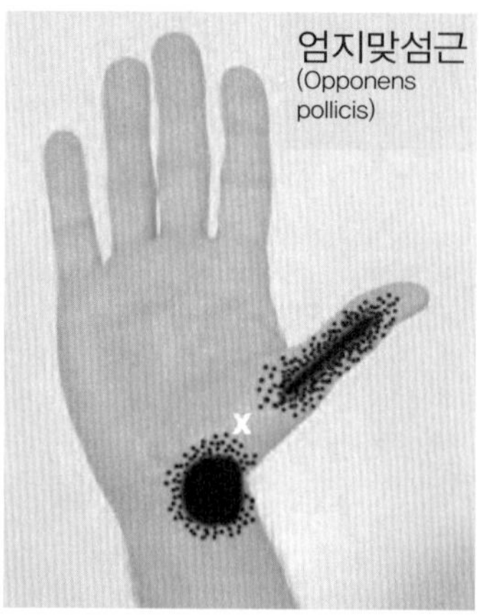

- 통증유발점은 엄지두덩, 엄지손가락, 손목 일부에 이르기까지 욱신거리는 연관통증을 일으킨다.
- 바느질, 셔츠 단추 잠그기, 글쓰기, 물건 붙잡고 있기와 같이 엄지손가락이 물건을 잡고 있어야 하는 작은 동작에 힘이 떨어지거나 어려움을 경험할 수 있다.
- 엄지손가락이 굽힌 상태로 움직일 수 없는 '방아쇠엄지'가 엄지두덩이나 엄지손가락과 집게손가락 사이의 손샅에 있는 굽힘근힘줄 중 하나 또는 그 근처의 압통 부위 때문에 발생할 수 있다.

원인과 지속인자(Possible Causes and Perpetuators)

- 정원 잡초 뽑기(특히 뽑기 힘든 잡초 뽑기), 바느질, 코바늘 뜨개질, 뜨개질, 글쓰기와 같이 작은 동작이 필요한 활동
- 미술 활동에서 작은 붓 사용
- 마사지해 주기
- 골절 후 남은 통증

도움말(Helpful Hints)

바느질, 코바늘 뜨개질, 뜨개질, 글쓰기, 그림 그리기 등을 할 때 자주 휴식을 취하라. 잡초 뽑기를 할 때에는 삽으로 흙을 먼저 헤쳐 놓고 잡초 뽑기는 짧은 시간 동안 손을 바꿔 가며 하라.

자가치료 기법(Self-Help Techniques)

압박하기(Applying Pressure)

엄지모음근과 엄지맞섬근 압박(Adductor and Opponens Pollicis Pressure)

반대쪽 엄지손가락에는 증상이 없다면 그 엄지손가락으로 아픈 쪽 엄지두덩과 주변을 압박하라. 양쪽 엄지손가락이 다 아프다면 연필 끝의 지우개를 사용하여 압박하라. 일부 마사지 가게에서는 손바닥으로 쉽게 잡을 수 있는 압박 기구를 판매한다. 다만 압박을 가하는 끝부분(pressure tip)이 연필 끝에 달려 있는 지우개보다 너무 크지 않은 것을 사용하도록 하라. 그렇지 않으면 통증유발점에 충분히 집중해서 압박을 가하지 못하게 된다.

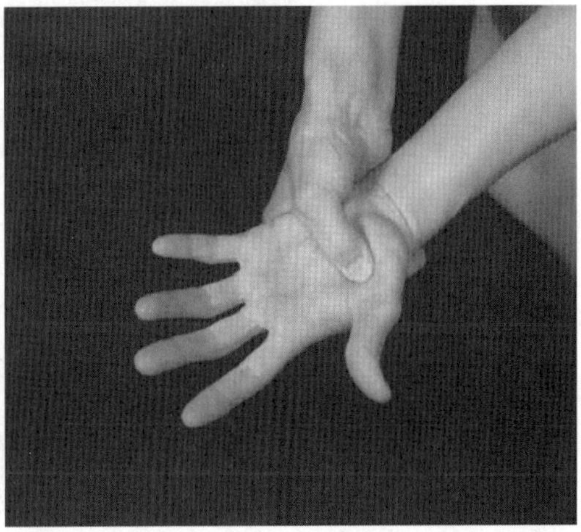

스트레칭(Stretches)

엄지모음근 스트레칭(Adductor Pollicis Stretch)

양손의 집게손가락은 집게손가락끼리, 엄지손가락은 엄지손가락끼리 맞댄 채로 양손을 앞쪽 바닥에 놓는다. 엄지손가락은 몸을 향하고 손바닥은 바닥에 평평하게 댄다. 따뜻한 물에서 해도 된다.

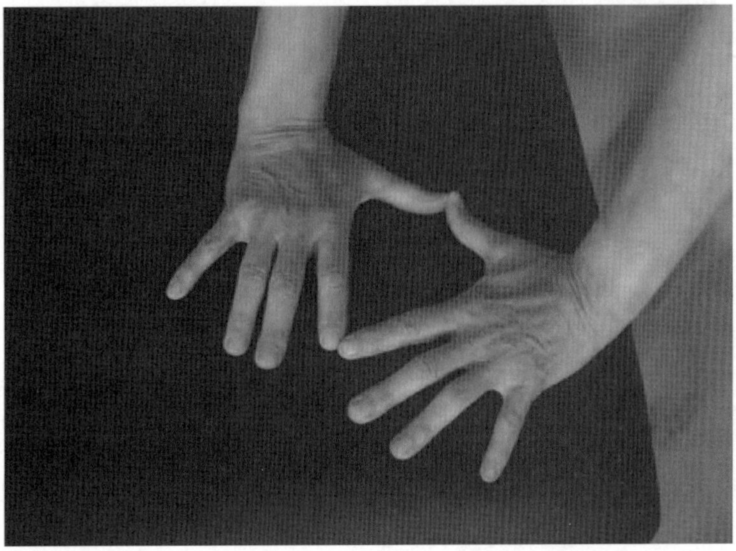

엄지맞섬근 스트레칭(Opponens Pollicis Stretch)

손바닥이 위를 향한 상태에서 반대쪽 손을 치료해야 하는 손 아래로 뻗은 다음 엄지손가락을 지그시 아래로 잡아당긴다.

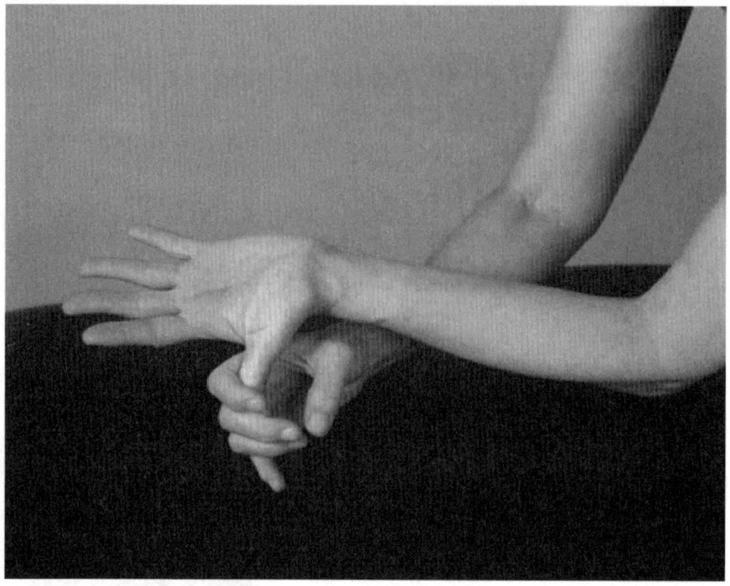

장인 스트레칭(Artisan's Stretch)

이 스트레칭에 관해서는 제24장을 참고하라.

손가락 털기 운동(Finger Flutter Exercise)

이 스트레칭에 관해서는 제27장을 참고하라.

뼈사이근 스트레칭(Interossei Stretch)

이 스트레칭에 관해서는 제30장을 참고하라.

아래팔 앞쪽 스트레칭(Anterior Forearm Stretch)

이 스트레칭에 관해서는 제27장을 참고하라.

더 보기(Also See)

- **목갈비근**(제20장)
- **위팔근**(제28장)
- **손뒤침근**(제25장)
- **손목폄근**(**긴노쪽손목폄근**), **위팔노근**, **손가락폄근**(제24장)
- **뼈사이근**(제30장)

결론(Conclusion)

목갈비근(제20장), 위팔근(제28장), 손뒤침근(제25장), 손목폄근(긴노쪽손목폄근)과 위팔노근(제24장) 통증유발점이 이 부위로 연관통증을 일으킬 수 있으므로 살펴보아야 하며 엄지손가락 근육에 앞서 치료해야 한다. 엄지손가락과 집게손가락 사이의 뼈사이근(제30장)에서도 활성 통증유발점이 거의 항상 발견된다.

카이로프랙터나 정골의학의사에게 손허리뼈나 손목뼈, 특히 엄지손가락의 손목손허리관절 부정렬 검사를 받아 보아야 할 수도 있다.

당신의 건강관리 제공자가 고려해 볼 수 있는 다른 증상의 목록이 있는 책은 "참고 자료"에서 찾을 수 있다.

제 30 장

뼈사이근, 새끼벌림근 (Hand Interossei ; Abductor Digiti Minimi)

뼈사이근 통증유발점이 있는 사람은 손가락 관절 주변 연관통증 때문에 스스로 관절염 진단을 내리기가 십상이다. 흥미롭게도 뼈사이근 통증유발점을 비활성화시키고 모든 지속인자를 해결하면 뼈관절염 중 일부의 진행을 지연시키거나 중단시키는 데에 실제로 도움이 될 수 있다.

뼈사이근 통증유발점은 손가락끝에 가까운관절(먼쪽손가락뼈사이관절)의 한쪽에 콩알만 한 크기의 단단한 (처음에는 압통이 있는) 혹이 생기는 헤베르덴결절 형성에도 일조할 수 있다. 더 자세한 사항은 제4장을 참고하라.

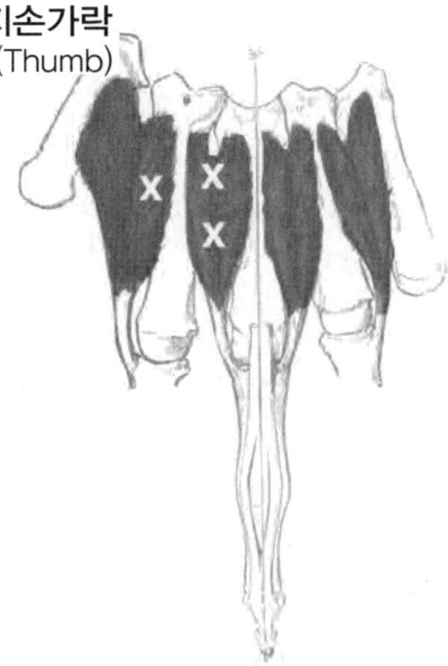

손등

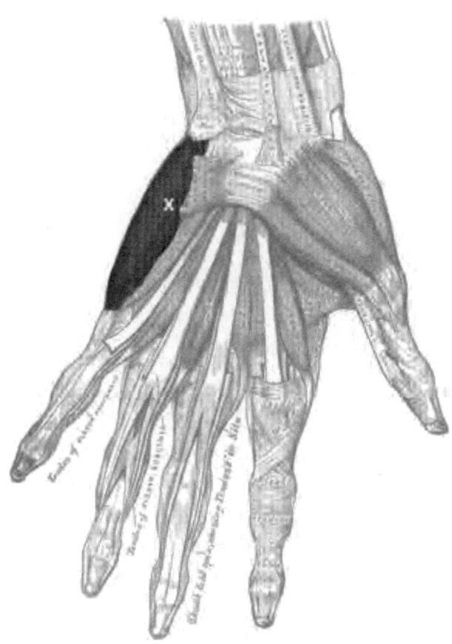
손등

흔한 증상(Common Symptoms)

첫째등쪽뼈사이근
(First dorsal interosseous)

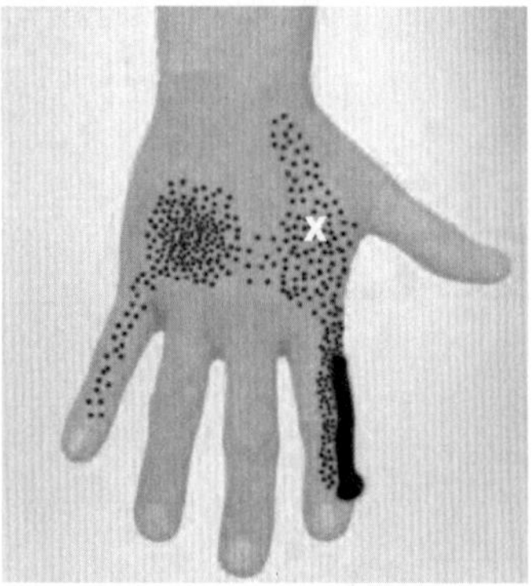

첫째등쪽뼈사이근
(First dorsal interosseous)

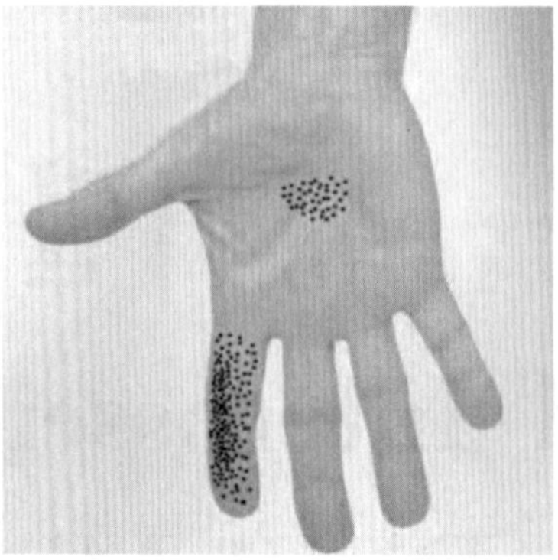

둘째등쪽뼈사이근
(Second dorsal interosseous)

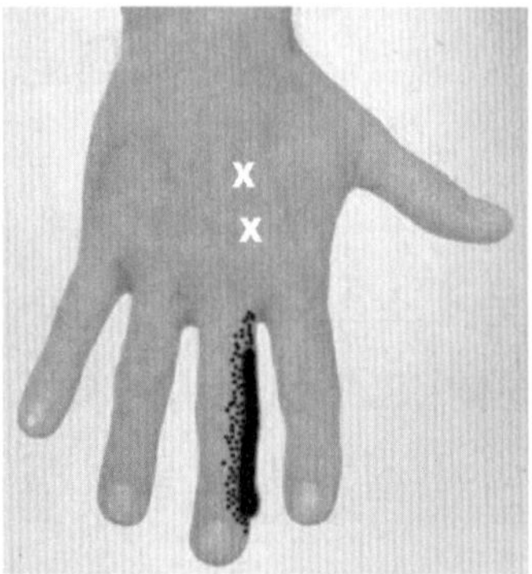

새끼벌림근
(Abductor digiti minimi)

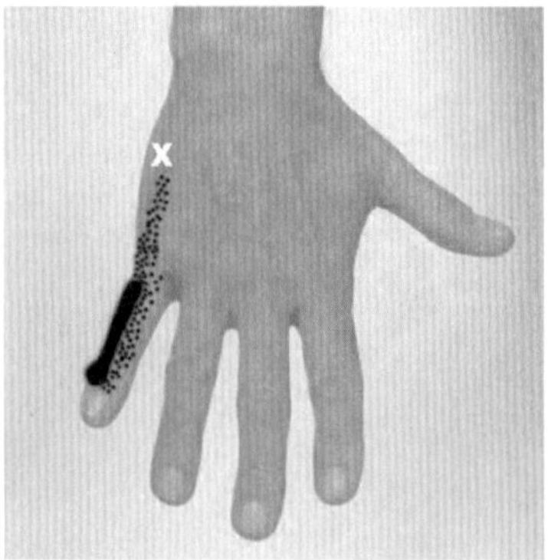

- 통증유발점은 하나 이상의 손가락을 따라서, 그리고 손등과 손바닥에 연관통증을 일으킨다. 통증은 손가락끝에 가까운 관절(먼쪽손가락뼈사이관절) 중 한쪽에서 더 심하다. 그림은 연관 패턴의 예시를 보여주지만 통증유발점은 이 작은 근육들(뼈사이근) 중 어디에도 나타날 수 있으며 결과적으로 어떤 손가락의 어떤 쪽에도 연관통증이 나타날 수 있음을 명심하라.
- 손가락을 모으거나 주먹을 쥐기 어려울 수 있으며 단추 잠그기, 글쓰기, 물건 잡기와 같은 작은 동작에 방해가 되는 손가락 뻣뻣함을 경험할 수도 있다.
- 뼈사이근이 손가락 신경을 포착하여 손가락 한쪽에 얕은 무감각을 야기할 수 있다.

원인과 지속인자(Possible Causes and Perpetuators)

- 반복적으로 손가락을 모아 물건을 잡는 동작. 예를 들면, 잡초 뽑기, 골프채 꽉 잡기, 마사지해주기, 작은 공구나 붓, 바늘 사용

도움말(Helpful Hints)

물건을 너무 꽉 잡지 않는 법을 배우고 자주 휴식을 취하라. 어떤 활동이든 시간제한을 두고 하라.

헤베르덴결절이 있다면 뼈사이근 통증유발점을 찾아라. 통증유발점이 비활성화되면 압통이 즉시 사라지고 시간이 지나면서 결절 자체가 사라질 수도 있다.

자가치료 기법(Self-Help Techniques)

압박하기(Applying Pressure)

뼈사이근 압박(Interossei Pressure)

연필 끝에 맞는 연필 지우개를 사라. 지우개 끝으로 손의 뼈 사이(손허리뼈와 손허리뼈 사이)를 손바닥과 손등 양쪽 모두 눌러라.

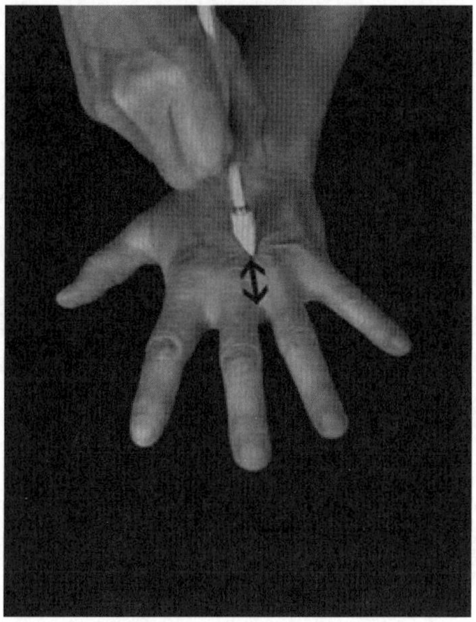

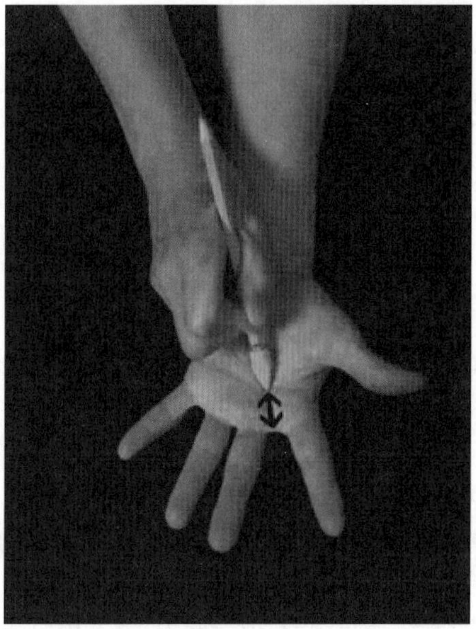

새끼벌림근 압박(Abductor Digiti Minimi Pressure)

반대쪽 엄지손가락으로 아픈 손의 손날을 압박하거나 반대쪽 엄지손가락과 손가락으로 새끼벌림근을 꼭 집어라.

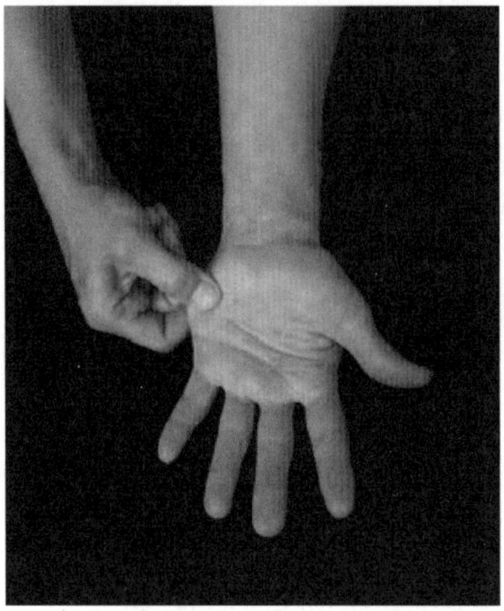

스트레칭(Stretches)

뼈사이근 스트레칭(Interosseous Stretch)

아래팔을 가슴 앞으로 모아 양 손바닥과 손가락을 맞붙인다. 손가락 사이는 벌리고 손가락이 위를 향한 상태로 손바닥을 서로 밀면서 손가락과 아래팔 앞쪽이 잘 스트레칭되도록 한다.

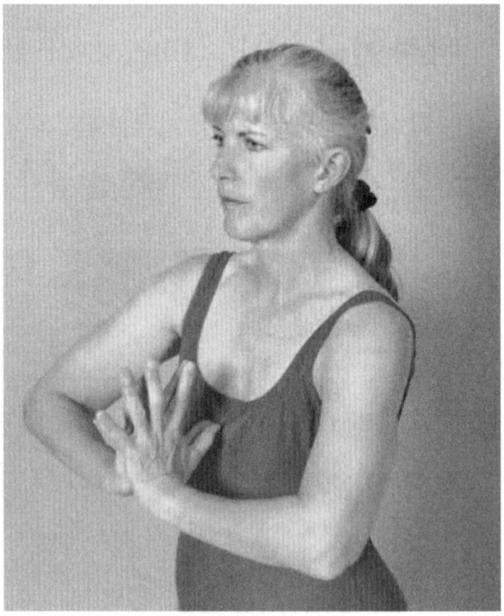

엄지모음근 스트레칭 (Adductor Pollicis Stretch)

이 스트레칭에 관해서는 제29장을 참고하라.

장인 스트레칭(Artisan's Stretch)

이 스트레칭에 관해서는 제24장을 참고하라.

손가락 털기 운동(Finger Flutter Exercise)

이 스트레칭에 관해서는 제27장을 참고하라.

아래팔 앞쪽 스트레칭(Anterior Forearm Stretch)

이 스트레칭에 관해서는 제27장을 참고하라.

더 보기(Also See)

- **엄지모음근과 엄지맞섬근**(제29장)
- **손목굽힘근과 손가락굽힘근**(제27장)
- **손목폄근과 위팔노근**(제24장)
- **넓은등근**(제17장)
- **큰가슴근**(제11장)
- **작은가슴근**(제21장)
- **목갈비근**(제20장)
- **위팔세갈래근**(제19장)

결론(Conclusion)

엄지모음근과 엄지맞섬근(제29장), 손목굽힘근과 손가락굽힘근(제27장), 손목폄근과 위팔노근(제24장), 넓은등근(제17장), 큰가슴근(제11장), 작은가슴근(제21장), 목갈비근(제20장), 위팔세갈래근(제19장)의 통증유발점도 검토해 보라.

카이로프랙터나 정골의학의사에게 손에 있는 뼈들의 부정렬 검사를 받아 보아야 할 수도 있다.

당신의 건강관리 제공자가 고려해 볼 수 있는 다른 증상의 목록이 있는 책은 "참고 자료"에서 찾을 수 있다.

참고자료
(Resources)

책(Books)

다음 책들에는 당신의 건강관리 제공자가 고려해 볼 수 있는 여러 증상의 목록이 있다.

DeLaune, Valerie. 2004. *Pain Relief with Trigger Point Self–Help*. Juneau, AK: Alaskan Natural Care, Inc.

Simons, D. G., J. G. Travell, and L. S. Simons. 1999. *Myofascial Pain and Dysfunction: The Trigger Point Manual*. Vol. 1, *The Upper Half of the Body*, 2nd ed. Baltimore, MD: Lippincott Williams & Wilkins.

Travell, J. G., and D. G. Simons. 1983. *Myofascial Pain and Dysfunction: The Trigger Point Manual*, 1st ed. Baltimore, MD: Lippincott Williams & Wilkins.

Travell, J. G., and D. G. Simons. 1999. *Myofascial Pain and Dysfunction: The Trigger Point Manual*, 2nd ed. Baltimore, MD: Lippincott Williams & Wilkins.

기타 참고 자료(Other Resources)

뉴하빈저출판사(New Harbinger Publications). 뉴하빈저출판사는 다양하고 유익한 자가 치료 방법에 관한 책을 출판하고 있다. 800-748-6273. newharbinger.com.

프레셔포지티브컴퍼니(The Pressure Positive Company). 이 회사는 자가 압박 기구와 마사지 도구를 판매한다. 이 회사 웹사이트에는 각종 글과 유익한 웹사이트 링크가 소개된 정보 센터가 있다. 800-603-5107. pressurepositive.com.

수퍼피트(Superfeet). 이 회사는 비교정 안창을 판매하며 웹사이트에서 맞춤형 안창을 제작할 수 있는 대리점을 찾을 수 있다. 800-634-6618. superfeet.com.

TriggerPointRelief.com. 필자의 웹사이트이다. 여기서 도움이 되는 추가적인 자료, 글, 웹사이트 링크를 찾을 수 있다.

참고문헌
(References)

Audette, J. F., F. Wang, and H. Smith. 2004. Bilateral activation of motor unit potentials with unilateral needle stimulation of active myofascial trigger points. *American Journal of Physical Medicine and Rehabilitation* 83 (5):368–74.

Balch, J. F., and P. A. Balch. 2000. *Prescription for Nutritional Healing: A Practical A–Z Reference to Drug-Free Remedies Using Vitamins, Minerals, Herbs, and Food Supplements.* New York: Avery.

Borg-Stein, J., and D. G. Simons. 2002. Myofascial pain. *Archives of Physical Medicine and Rehabilitation* 83 (Suppl 1):S40–47.

Chen Q., S. Bensamoun, J. R. Basford, J. M. Thompson, and K. N. An. 2007. Identification of myofascial taut bands with magnetic resonance elastography. *Archives of Physical Medicine and Rehabilitation* 88:1658–1661.

Edwards, J., and N. Knowles. 2003. Superficial dry needling and active stretching in the treatment of myofascial pain: A randomised controlled trial. *Acupuncture in Medicine* 21 (3):80–86.

Heath, K. M., and E. P. Elovic. Vitamin D deficiency: Implications in the rehabilitation setting. *American Journal of Physical Medicine and Rehabilitation* 85:916–923.

Issbener, U., P. Reeh, and K. Steen. 1996. Pain due to tissue acidosis: A mechanism for inflammatory and ischemic myalgia? *Neuroscience Letters* 208 (1996):191–194.

Latremoliere, A., and C. J. Woolf. 2009. Central sensitization: A generator of pain hypersensitivity by central neural plasticity. *The Journal of Pain* 10 (9):895–926.

Marcus, D. A., L. Scharff, S. Mercer, and D. C. Turk. 1999. Musculoskeletal abnormalities in chronic headache: A controlled comparison of headache diagnostic groups. *Headache: The Journal of Head and Face Pain* 39 (1):21–27.

Niddam, D. M. 2009. Brain manifestation and modulation of pain from myofascial trigger points. *Current Pain and Headache Reports* 13:370–375.

Partanen, J., T. A. Ojala, and J. P. A. Arokoski. 2009. Myofascial syndrome and pain: A neurophysiologic approach. *Pathophysiology*, doi:10.10266/j.pathophus.2009.05.001.

Shah, J. P., J. V. Danoff, M. J. Desai, S. Parikh, L. Y. Nakamura, T. M. Phillips, and L. H. Gerber. 2008. Biochemicals associated with pain and inflammation are elevated in sites near to and remote from active myofascial trigger points. *Archives of Physical Medicine and Rehabilitation* 89:16–23.

Simons, D. G. 2003. Enigmatic trigger points often cause enigmatic musculoskeletal pain. Presentation at the STAR Symposium, Columbus, Ohio, May 22. Available at http://ergonomics.osu.edu/pdfs/2003%20STAR%20Symposium/Simons%20Trigger.pdf.

———. 2004. Review of enigmatic MTrPs as a common cause of enigmatic musculoskeletal pain and dysfunction. *Journal of Electromyography and Kinesiology* 14 (1):95–107.

Simons, D. G., J. G. Travell, and L. S. Simons. 1999. *Myofascial Pain and Dysfunction: The Trigger Point Manual*. Vol. 1, *The Upper Half of the Body*, 2nd ed. Baltimore, MD: Lippincott Williams & Wilkins.

Travell, J. G., and D. G. Simons. 1983. *Myofascial Pain and Dysfunction: The Trigger Point Manual.* Baltimore, MD: Lippincott Williams & Wilkins.

———. 1992. *Myofascial Pain and Dysfunction: The Trigger Point Manual.* Vol. 2, *The Lower Extremities.* Baltimore, MD: Lippincott Williams & Wilkins.

발레리 들론(Valerie DeLaune)은 침술사이자 공인 신경근육치료사이다. 노스웨스트 침술·동양의학 대학에서 침술 석사 학위를 받았다. 통증유발점, 침술, 건강, 환경을 주제로 다양한 책과 논문을 집필했다. 현재 알래스카주 앵커리지에 살고 있다.
www.triggerpointrelief.com

서문을 집필한 **르네 글라디외 프레시프**(Renee Gladieux Principe)는 치료적 마사지 및 보디워크 분야에서 공인 받았으며(NCTMB) 미 육군 퇴역 대위로 현재 마사지요법사로 활동하고 있으며, 또한 가족 기업이며 마사지 도구 제조 회사인 프레셔포지티브컴퍼니(Pressure Positive Company)의 영업 이사이다. 펜실베이니아주 길버츠빌에 살고 있다.

찾아보기
(Index)

ㄴ

ㄷ

ㄹ

ㅁ

ㅂ

ㅅ

ㅇ

ㅈ

ㅊ

ㅋ

ㅌ

ㅍ

ㅎ